Dα 隣接医学シリーズ

がんと歯科治療

臼渕公敏 編・著
(宮城県立がんセンター 歯科)

刊行にあたって

　現在2人に1人が罹患するがんは「よくある疾患」となった。
　ゆえに、がん患者の口腔管理は「よくある診療」となった。

　1981年に悪性腫瘍がわが国における死亡原因の第一位になって以降も、悪性腫瘍による死亡者数は増加を続け、死亡原因の1/3を占めています。がんは日本人の半数近くが一生に一度は罹患するcommon disease（ありふれた疾患）となりました。医師にとっては必須の研修領域となり、どの専門領域であってもがん患者にかかわらずに済むことは不可能といわれています。これは歯科医師も同様と言えましょう。

　がん罹患率の増加の背景には、高齢化社会の到来とがんの診断・治療技術の革新による生存率の向上があります。遠隔転移例でも新規薬剤により長期生存が期待できる症例も出てきております。「がんは全身病としてのアプローチが大切」というのが現在の概念です。しかし、有効な治療法が増えるにつれ、さまざまな有害事象・副作用も出現してくることから、治療効果に加えてより安全であること、苦痛をできるだけ緩和し、治療中から治療後も含めて患者のQOLを可能な限り良好に維持していくという支持療法が重要となってきています。そのためには多職種チーム医療が必須であり、より高度な知識と技術が各職種に求められています。

　このがん患者に対する支持療法において、歯科医療従事者が提供する口腔ケアや歯科治療が重要であることは、故大田洋二郎先生の報告をその発端とし、がんに携わる医療従事者の誰しもが知るところとなりました。それを受け2010年から国立がん研究センターと日本歯科医会の医科歯科連携事業が始まり、厚生労働省もその必要性を認め、平成24年4月から、「周術期口腔機能管理」としてがん患者の口腔ケア・医科歯科連携が保険収載されました。また、2012年6月に改定された、わが国のがん対策の中核となる「がん対策推進基本計画」においても、がん治療における医科歯科連携による口腔ケアの推進が、取り組むべき施策として新たに記載されました。

　しかし、「がんは全身病としてのアプローチが大切」という概念に基づいた多職種チーム医療に歯科医療従事者が関わるとき、知っておくべき全身的事項や各がんの病態・治療に関する詳細な解説書はわずかしかありませんでした。

　そこで本書は、「がん治療中（いわゆる周術期口腔機能管理の期間）の患

者さんに臨むとき、歯科医療従事者に何を知っておいていただきたいか、何をしていただきたいか」について、『がん治療医からの視点』で編纂しました。「がん治療医の視点」というコンセプトの歯科医療従事者向けの書籍は本書がはじめてかと思います。そして、各分野での第一線でご活躍されている医師、歯科医師の先生方に執筆していただきました。

　前半の内容は「基礎編　臨床腫瘍学のミニマム・エッセンス」と称して、主治医が最も依頼するであろう5大がん（肺がん・胃がん・大腸がん・乳がん・食道がん）を含めた各種がんの最新の標準治療の解説と、それに関連する事項について大きくページを割きました。

　後半は「歯科編　がん患者の口腔機能管理」と称し、がんと診断される前からがん治療中、そして終末期までのさまざまな場面における口腔管理について解説しました。

　具体的には、皆さんのクリニックに診療情報提供書を持って患者さんが来院したとき、診療情報提供書に記載されているがんについての内容把握の手引として使っていただくことを「基礎編」の目標としました。その後、どのようにアプローチしたらよいのか、その大筋を示すことを「歯科編」の目標としました。

　紙面の都合や日々アップグレードされている内容もあるため、不十分な項目も多々あると思います。随時皆さんのご意見・ご要望をいただき、改善していきたいと考えております。どうかよろしくお願い申し上げます。

　最後になりましたが、本書の執筆開始から発刊まで3年以上を要してしまったことは、ひとえに私の力不足、遅筆によるものです。ご迷惑をおかけいたしましたことを、関係者の皆様にお詫び申し上げます。また、分担執筆に際して多大なるお力添え賜りました先生方に、深く感謝申し上げます。

　そして、何よりも本書の刊行が遅れたことにより、口腔合併症で苦しむこととなったがん患者さんの皆様に、深くお詫び申し上げます。本書の刊行を機に、初心に立ち返り、皆さんと共に学び、励まし助け合いないがら、一人でも多くのがん患者さんを支え癒していきたいと思っております。

2015年6月

臼渕公敏

がんと歯科治療

contents

刊行にあたって …………………………………… 002

基礎編　臨床腫瘍学のミニマム・エッセンス

1. がんとは ………………………………………… 010
2. チーム医療とは ………………………………… 015
3. がんの治療法
    ①外科療法 …………………………………… 020
    ②放射線療法 ………………………………… 023
    ③化学療法 …………………………………… 028
    ④標準治療と臨床試験 ……………………… 032
    ⑤がん薬物療法における副作用・有害事象 … 037
    ⑥集学的治療 ………………………………… 047
4. 精神腫瘍学（サイコオンコロジー） …………… 050
5. がん患者の全身状態の評価 …………………… 053

6. おもながんの標準治療

①肺がん ……………………………………………… 066
②胃がん ……………………………………………… 075
③肝がん ……………………………………………… 079
④大腸がん …………………………………………… 084
⑤乳がん ……………………………………………… 088
⑥泌尿器がん（前立腺がん）………………………… 092
⑦泌尿器がん（膀胱がん）…………………………… 097
⑧泌尿器がん（腎細胞がん）………………………… 101
⑨食道癌 ……………………………………………… 105
⑩卵巣がん …………………………………………… 113
⑪白血病 ……………………………………………… 119
⑫悪性リンパ腫 ……………………………………… 124
⑬頭頸部がん ………………………………………… 128

7. 緩和医療 …………………………………………… 133

8. がん患者を診る前に知っておきたい基礎知識

①臨床検査値 ………………………………………… 143
②看護で用いられる口腔アセスメント ……………… 147

9. がん治療で汎用される薬剤 ……………………… 151

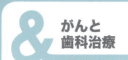

歯科編　がん患者の口腔機能管理

1. がん治療における口腔ケア・口腔機能管理の必要性
   口腔ケアのエビデンス ……………………………………… 178

2. がん治療で起こる口腔トラブル ……………………………… 184

3. がん全身麻酔手術患者の口腔管理・口腔ケア … 192

4. がん化学療法患者の口腔管理・口腔ケア
   ①がん化学療法による口腔粘膜炎 ……………………… 197
   ②口腔粘膜炎以外の口腔有害事象 ……………………… 201
   ③がん化学療法中の患者の口腔管理の考え方 ……… 204
   ④がん患者の歯科治療 …………………………………… 207

5. 頭頸部がん放射線治療患者の口腔管理・口腔ケア
   ①放射線治療による口腔合併症 ………………………… 212
   ②放射線治療患者への口腔管理と歯科治療 ………… 219

6. 薬剤関連顎骨壊死（MRONJ） …… 226

7. 緩和医療・終末期における口腔ケア …… 232

8. 口腔がんと口腔に転移した腫瘍 …… 236

9. 周術期口腔機能管理
　①周術期口腔機能管理新設の背景 …… 244
　②周術期口腔機能管理の内容 …… 248
　③周術期口腔機能管理算定時の注意点 …… 252
　④医療連携 …… 256

あとがき …… 259

索引 …… 260

執筆者一覧 (五十音順)

青木久美子(奈良県立医科大学 口腔外科学講座)
天貝賢二(茨城県立中央病院・茨城県地域がんセンター 消化器内科)
石川 徹(四国がんセンター 歯科)
石黒愼吾(茨城県立中央病院・茨城県地域がんセンター 腫瘍内科)
石田 卓(福島県立医科大学附属病院 臨床腫瘍センター)
伊藤薫樹(岩手医科大学 腫瘍内科学科)
上田倫弘(札幌病院 歯科口腔外科)
上野尚雄(独立行政法人 国立がん研究センター 中央病院 歯科)
臼渕公敏(宮城県立がんセンター 歯科)
大鶴 洋(東京医療センター 歯科口腔外科)
大野友久(国立長寿医療研究センター 歯科口腔外科)
片山寛次(福井大学医学部附属病院 がん診療推進センター)
勝良剛詞(新潟大学医歯学総合病院 歯科放射線科)
加藤健吾(宮城県立がんセンター 頭頸部外科)
桐田忠昭(奈良県立医科大学 口腔外科学講座)
小西哲仁(独立行政法人 国立がん研究センター 東病院 総合内科・歯科)
西條康夫(新潟大学医歯学総合病院 腫瘍内科)
坂井謙介(愛知県・坂井歯科医院)
鈴木雄造(岩手医科大学 内科学講座 血液・腫瘍内科分野)
曽我賢彦(岡山大学病院 中央診療施設 医療支援歯科治療部)
栃木達夫(宮城県立がんセンター 泌尿器科)
長島文夫(杏林大学医学部 腫瘍内科学教室)
中澤潤一(鹿児島市立病院 消化器内科)
成毛大輔(杏林大学医学部 腫瘍内科学教室)
西本武史(北見赤十字病院 緩和ケア内科・腫瘍精神科)
西森久和(岡山大学大学院医歯薬学総合研究科 血液・腫瘍・呼吸器内科学)
野口哲也(宮城県立がんセンター 消化器科)
長谷川 博(福島県立医科大学附属病院 歯科口腔外科)
古瀬純司(杏林大学医学部 腫瘍内科学教室)
秦 浩信(北海道大学大学院 歯学研究科 口腔診断内科学)
山田秀和(宮城県立がんセンター 婦人科)

基礎編

臨床腫瘍学のミニマム・エッセンス

1 がんとは

宮城県立がんセンター 歯科　**臼渕公敏**

　細胞が生体による制御を逸脱し、自律的に増殖し続けることによって生じる腫瘍・病変を腫瘍といいます。悪性腫瘍は細胞が生体による制御を逸脱し、自律的に異常増殖することによって生じる腫瘍、もしくは病変を意味します。

　ここでは、悪性腫瘍発生についての基本的事項について確認していきたいと思います。

がん発生の基本的プロセス

　われわれの身体は約60兆個の細胞より構成されており、それぞれの細胞には寿命があり、絶えず新しい細胞と入れ替わっています。細胞増殖時には核の分裂が必要で、細胞分裂の際は核の中のDNAが複製されて2つの細胞に受け継がれます。そのときに、ウイルス、化学物質、紫外線、放射線といった環境因子によるDNA損傷やDNA複製時のエラーによってDNAが傷つく場合があります。DNAの傷は、修復酵素によって多くは修復されますが、なかには傷ついたまま分裂してしまう細胞もあります。

　DNAに傷がついた異常な細胞は通常、アポトーシスで自然死をしますが、稀に異常なまま生き残って増え続ける細胞があります。それらは、細胞の増殖を促進するがん遺伝子、増殖抑制シグナルを制御するがん抑制遺伝子、アポトーシスを調節する遺伝子等に変化をもたらします。このような遺伝子異常が蓄積して、過剰増殖、浸潤、転移形成等、数多くの発現型を獲得しながら多段階的に悪性化がんが発生、進展していきます（多段階発がん：図❶）。このように、がんの発生と進展はがん遺伝子の活性化とがん抑制遺伝子の不活性化が重要な役割を示し、細胞の増

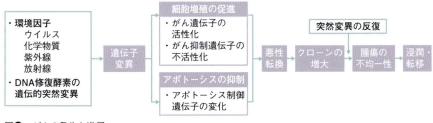

図❶　がんの発生と進展

殖と細胞死のバランスの制御が破綻した状態で生じます。

■ がん発生の要因
① 生物学的因子：ウイルス（DNAウイルス、RNAウイルス）
② 化学的因子：タール、アゾ色素、アスベスト、ホルモン、免疫抑制剤等
③ 物理的因子：機械的刺激、放射線、紫外線等
④ その他：食物（食習慣）、生活習慣（喫煙・飲酒等）等
⑤ がん遺伝子、がん抑制遺伝子

[がん遺伝子] 正常細胞の増殖・分化・生存を制御する正常な遺伝子の変異型で、その発現上昇によって悪性の形質変換を引き起こす遺伝子です。がん遺伝子は、おもに以下の機構によって質的、量的に活性化します。
① 点突然変異：遺伝子を構成する1核酸の置換
② 遺伝子増幅：特定の遺伝子のコピー数が増加
③ 染色体転座：染色体の一部が他の染色体に移動

[がん抑制遺伝子] 細胞増殖を抑制する働きをする正常な遺伝子で、機能喪失性の変異による不活性化によって抑制が解除され、無秩序な細胞増殖を起こします。がん抑制遺伝子の機能は、細胞周期やアポトーシスの制御など多岐にわたります。

がん細胞の遺伝子型、表現型は多様ですが、以下の共通する生物学的特徴を有します。
① 増殖シグナルの自発的な発信
② 増殖抑制シグナルへの不応答性
③ アポトーシスの回避
④ 無限の自己複製能（不死化）
⑤ 持続する血管新生能
⑥ 周囲組織への浸潤能と転移性

■ がん幹細胞

近年、注目されているものに「がん幹細胞」というものがありますので、これについて簡単に説明します。

幹細胞とは、複数系統の細胞に分化できる能力（多分化能）と、細胞分裂を経ても多分化能を維持できる能力（自己複製能）を併せもつ細胞です。受精卵がその一例で、これが細胞分裂を繰り返しさまざまな機能をもつ体細胞へと分化します。正常細胞の分裂回数には限界があり、やがて増殖能を失って老化の状態に入り、アポトーシスに陥り除去されます。同様に、がんにも同様の幹細胞が存在し、がん幹細胞（cancer stem cell）を頂点とする階層性のある不均一な集団を形成しています。

がん細胞には、正常な体細胞と比較すると、①高い増殖能、②細胞の不死化（細胞分裂の回数に制限がない）、③周囲組織への浸潤や遠隔臓器への転移、という大きな3つの特徴があります。これらの特徴は、すべてのがん細胞がもつものではなく、一部のがん細

表❶　上皮性腫瘍と非上皮性腫瘍の比較

	良性	悪性
上皮性	乳頭腫 管状腺腫 嚢胞腺腫 肝細胞腺腫　など	がん腫 　扁平上皮がん 　管状腺がん 　嚢胞腺がん 　肝細胞がん　など
非上皮性	平滑筋腫 軟骨腫 血管腫 脂肪腫	肉腫 　平滑筋肉腫 　軟骨肉腫 　血管肉腫 　脂肪肉腫　など （白血病・リンパ腫 など）

表❷　がん腫と肉腫の主な特性

	がん腫	肉腫
由来	上皮性	非上皮性
発育速度	速い	さらに速い
発症年齢	高齢で多い	若年で多い
構造	胞巣状	混合
主な 転移経路	リンパ行性 血行性 播種性	血行性

表❸　良性腫瘍と悪性腫瘍の主な違い

	良性	悪性
増殖速度	遅い	速い
細胞分裂	少ない	多い
核 クロマチン	正常	増殖
分化	よい	よい～悪い
局所発育	膨張性～圧排性	浸潤性
皮膜形成	あり	なし
組織破壊	ほとんどなし	顕著
脈管浸潤	なし	しばしば
転移	なし	しばしば
個体への 影響	しばしば・軽度	重篤

胞のみがすべての特徴を併せもち、がんのもととなるという仮説があり、これを「がん幹細胞仮説」といいます。

　がん幹細胞を特定でき、それを除去することができれば、抗がん剤・放射線治療の有効性が増し、がんの再発、転移を抑えることが可能になると期待されています。

上皮性腫瘍と
非上皮性腫瘍との違い

　腫瘍は腫瘍の母細胞が何かによって分類され、上皮細胞とそれ以外の非上皮細胞とに大きく分けられます（**表❶**）。悪性上皮腫瘍（＝がん腫）と非上皮性腫瘍（＝肉腫）には、それぞれに特徴ある共通性がみられます（**表❷**）。

臨床的悪性度による分類

　一般的に増殖が緩徐で遠隔転移もせず、個体に重篤な影響を及ぼしにくい良性腫瘍と、その反対に増殖が早く、発生臓器を破壊し、しばしば遠隔転移を示し、やがて個体を死に至らしめる悪性腫瘍に分けられます（**表❸**）。

　腫瘍の悪性度の高さは、蓄積された臨床病理学的症例解析に基づき、分化度や組織・細胞の異型性（構造異型、細胞異型）、核分化像の多寡やその病理学的所見により推定評価され、これが生物学的悪性度の高さによってグレード分類されています。

　がんに類似した、あるいは正常とがんとの中間的な異型細胞が本来の上皮内のみに留まるものを「異形成（dysplasia）」、もしくは「上皮内がん」と呼びます。

腫瘍の分化度と異型性・多形性

　腫瘍は本来的に母地となる組織・細胞の形態や機能を模倣します。腫瘍の悪性度評価は、腫瘍の母地と想定される正常対応組織からのかけ離れ具合を評価することとなります。

　評価方法として病理組織形態の類似性などを指標とし、分化度という概念を用いて表現することが一般的です。正常組織とのかけ離れ具合が少ないもの（正常組織に近いもの）を「分化度が高い」といい、大きくかけ離れているものを「分化度が低い」と表現します。一般的に良性経過を辿る（悪性度が低い）腫瘍は高分化であり、悪性経過を辿る（悪性度が高い）腫瘍は低分化であることが多いとされています。

　分化度が主に形態類似性を基準に考えているのに対して、形態変化について着目して表現する指標として「異型性（atypia）」があります。細胞の大きさや形、核の大きさや形態異常（核異型）、核/細胞質（N/C）比、組織構築の異常などが指標として用いられます（表❹）。

浸潤と転移

　浸潤とは、がん細胞が基底膜を越えて上皮下の結合組織に進展することをいい、転移とは腫瘍細胞が血管やリンパ管、体腔内の移動を経て、多くは遠隔臓器に原発巣とは非連続性の腫瘍を形成することをいいます。がんのこの性質が悪性として捉えられている理由は、がんによる死亡の大部分は浸潤・転移による症状や障害が原因となっているからです。

　がん細胞の浸潤・転移の機序は、①がん細胞の原発巣での増殖、②原発巣からがん細胞の遊離と血管・リンパ管への浸潤、③脈管内での移動、④転移周辺臓器の血管内皮への接着、⑤転移臓器への浸潤、⑥転移臓器内での増殖という過程のすべてが、連続的に起こった場合に生じます。脈管内からの侵入から転移先臓器の血管内皮細胞への接着は、数時間から数日の間に起きることから、いかに転移腫瘍の増大を阻止する治療法を開発するかが、転移治療の鍵になります。

　転移の成り立ちはその経路により、①血行性転移、②リンパ行性転移、③播種に分けられます。

1．血行性転移

　原発巣周囲の組織に浸潤した腫瘍細胞は、壁の薄い毛細血管や静脈内に浸潤し、血流に乗って遠隔臓器に運ばれます。血行性転移は、がん腫に基づ

表❹　腫瘍の悪性度と分化度、異型性の関係の概略

悪性度	低	⇔	高
分化度	高	⇔	低
異型性	弱	⇔	強

た特徴的な転移臓器のパターンが知られており、転移の臓器特異性と呼ばれています。たとえば、肺がんの場合は脳、骨、肝臓、副腎などに転移が起こりやすいです。

2．リンパ行性転移

多くのがんで初期に最も認められる転移経路です。毛細リンパ管は基底膜が欠如しているため、がん細胞にとっては血管よりも侵入しやすいためです。リンパ管に入ったがん細胞の拡がりは、多くは通常のリンパ液の流れに従い、局所のリンパ節から徐々に中枢側に移動します。

3．播種

体腔内臓器に生じた悪性腫瘍が臓器壁の全層を浸潤して漿膜（体腔表面）に達し、あたかも種をばらまいたように体腔内に散布され、体腔表面に多数の転移結節を生じることをいいます。組織破壊と反応性炎症が生じ、腹水や胸水が貯留し、がん性腹膜炎やがん性胸膜炎と呼ばれる状況に陥ることもあります。この場合、タンパク質を失うことでの消耗状態や肺の圧迫による呼吸障害を来すことがあります。

血管新生

がんが大きくなると、既存血管からの栄養・酸素供給では間に合わず自らの血管を作ります。新しい血管が増生することを「血管新生」といいます。この新生血管を通り道にして、がん細胞が身体のあちこちに分散していきます。

血管新生は以下のプロセスを経ており、血管新生因子である血管内皮細胞増殖因子（VGEF）や線維芽細胞増殖因子（FGF）などが必要です。

① がん細胞は血管内皮細胞増殖因子というタンパクを分泌して、近くの血管の内皮細胞の増殖を刺激する。
② 周囲の結合組織を分解する酵素を出して、増殖した血管内皮細胞をがん組織のほうへ導く。
③ 血管の内腔を形成する因子を使って新しい血管を作る。

これらの段階のいずれかを阻害することで、がん増殖を抑制できるという考え方から、ベバシズマブ（アバスチン®）などの抗VEGF抗体を始めとした種々の血管新生標的治療薬が開発・使用されています。

【参考文献】
1）独立行政法人国立がん研究センターがん対策情報センターがん情報サービス
http://ganjoho.jp/public/statistics/pub/statistics01.html
2）佐々木常雄（編）：がん診療パーフェクト．羊土社，東京，2011．
3）臨床腫瘍学会（監修）：入門臨床腫瘍内科学．篠原出版社，東京，2009．
4）がん診療UP TO DATE編集委員会編著：がん診療 UP TO DATE．日経BP社，東京，2013．
5）国立がん研究センター内科レジデント（編）：がん診療レジデントマニュアル第6版．医学書院，東京，2013．
6）岡元るみ子，佐々木常雄（編）：がん化学療法副作用対策ハンドブック．羊土社，東京，2010．

2 チーム医療とは

宮城県立がんセンター 歯科　臼渕公敏

　従来、がん治療は1人の医師（主治医）を中心として行われることが多かったのですが、近年は患者一人ひとりの状態に合わせて、さまざまな専門の医療関連職種や患者と家族、その周囲の人々が連携し合って治療や支援を進めていく"チーム医療"が広まっています。

チーム医療とは

　チームとは、ある共通の使命・価値観・信念（ミッション）をもち、望ましい将来像・実現したい世界観（ビジョン）を共有した集団を意味します。

　厚生労働省チーム医療の推進に関する検討会によるチーム医療の定義は「医療に従事する多種多様な医療スタッフが、各々の高い専門性を前提に、目的と情報を共有し、業務を分担しつつも互いに連携・補完し合い、患者の状況に的確に対応した医療を提供すること」です。

　質が高く、安心・安全な医療を求める患者・家族の声が高まる一方で、医療の高度化・複雑化に伴う業務の増大により、医療現場の疲弊が指摘されるなど、医療の在り方が根本的に問われる今日、「チーム医療」は、わが国の医療の在り方を変え得るキーワードとして注目を集めています。また、各医療スタッフの知識・技術の高度化への取り組みや、ガイドライン・プロトコール等を活用した治療の標準化の浸透等が、チーム医療を進めるうえでの基盤となり、さまざまな医療現場でチーム医療の実践が始まっています。患者・家族とともにより質の高い医療を実現するためには、一人ひとりの医療スタッフの専門性を高め、その専門性に委ねつつも、これをチーム医療を通して再統合していく、といった発想の転換が必要です。

　チーム医療がもたらす具体的な効果としては、①疾病の早期発見・回復促進・重症化予防等による医療・生活の質の向上、②医療の効率性の向上による医療従事者の負担の軽減、③医療の標準化・組織化を通じた医療安全の向上、等が期待されます。

　チーム医療には、さまざまな在り方があります。

　以前から医師間において、集学的治療や緩和療法への移行を必要とする一部の症例の治療方針を相談する検討会

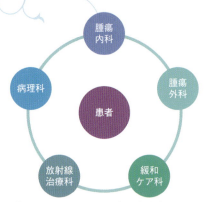

図❶　チーム医療の形式①。多診療科によるmultidisciplinary care。必要に応じて医師以外の職種も参加する

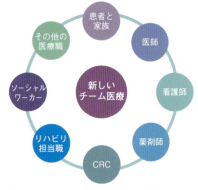

図❷　チーム医療の形式②。患者と家族を同列においた連携チーム

（カンファレンスとよく呼ばれます）が行われてきました。最近では、がん治療に関係する腫瘍内科医、外科医、放射線診断医、放射線治療医、細胞や組織などの検査診断を行う病理医、リハビリテーション（リハビリ）医、緩和医療担当医などが集まり、さらには他の医療従事者も加わった「キャンサーボード」と呼ばれる検討会を、できるだけ多くの症例において実施する流れとなってきています（図❶）。

さらに、手術や抗がん剤治療、放射線治療といった直接の治療行為のみならず、日常生活や退院後あるいは転院後の医療・療養、そして心のケアを充実させるために、多職種の連携（情報共有、意見交換）が積極的に行われています。患者のみならず、家族への心理的ケアや医療資源の情報提供も重要な目的となります。関係する職種は医師、看護師、薬剤師、歯科衛生士、栄養士、臨床試験コーディネーター（C

RC）、ソーシャルワーカー、リハビリ専門職（理学療法士、作業療法士、言語聴覚士）など多岐にわたります。多職種が集まる会議（多職種カンファレンスとも呼ばれます）が行われますが、連携は会議だけでなくさまざまな連絡ツールを使用して行います。また、手足症候群予防のスキンケアなどセルフケアにおいては、患者と家族の積極的な理解と能動的な関与が必要です。したがって、よりよいケアを実践するうえでは患者もチームの一員と考えることができます。これは広い概念のチーム医療であり、近年、非常に重要視されています（図❷）。

チーム医療を進めるにあたっては、①チーム全体の調整役を誰が担うかを明確にすること（多くの場合は主治医ですが、医師でなくてもかまいません）、②他の職種のかかわり方や説明した内容をよく理解したうえで各自が専門性を発揮すること、③問題点があれば平

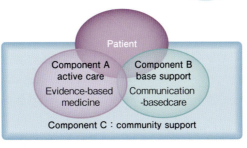

図❸ チーム医療のABC

表❶ チーム医療のABC

team A active care	team B base support	team C community support
直接患者の診療にあたる	効果的に治療を受けられるようにサポートする	診療を支える基盤となる
医師	看護師	家族、友人
看護師	臨床心理士	研究者
薬剤師	ソーシャルワーカー	製薬メーカー
放射線技師	音楽療法士	医療機器メーカー
臨床試験コーディネーター	家族、友人	患者団体
栄養士	絵画療法	マスメディア
リハビリ療法士	アロマセラピー など	財界
病理技師 など		政府 など

等な立場で意見を出して解決を図る雰囲気が重要です。

さらに、医療従事者のみならず、家族や行政、製薬企業を含めた大局的なチーム医療の概念も提唱されています。チーム医療のABCとして、直接患者の診療にあたる職種（team A：active care）、患者が効果的に治療を受けられるようにサポートする職種(team B：base support)、患者の診療を支える基盤となる職種（team C：community support）があり、これらのチームが協働して患者を支えます（図❸、表❶）。

各職種の役割

がんの治療や療養には、医師、看護師、薬剤師、管理栄養士といった、よく知られた医療職以外にも、さまざまな職種がチームの一員としてかかわっています。そのごく一部を紹介します。

1．看護師の役割

高度化・専門化が進む医療現場における看護ケアの拡大と質の向上を目的に、日本看護協会が定めた資格認定制度で、専門看護師と認定看護師の2つの資格に大きく分けられます。

そのなかで、がんの専門的知識や技術、経験に基づく的確な臨床判断力を用いて患者のQOLやニーズを考えたケアを行う専門家として、がん看護専門看護師とがん看護にかかわる認定看護師が生まれました。

がん看護専門看護師の活動は、がんの予防から診断期、治療期、終末期、遺族ケアまで広範囲にわたり、各専門看護師が「化学療法看護」、「緩和ケア」などのサブスペシャリティをもっています。期待されている役割は、実践・相談・教育・調整・倫理調整・研究です。

がん看護にかかわる認定看護師には、がん化学療法看護認定看護師、がん性疼痛看護認定看護師、乳がん看護認定看護師、がん放射線療法認定看護師などがあります。いずれも患者や家族の治療方針決定過程から治療中、治療後のフォローにおいてその専門性を発揮します。訪問看護認定看護師、摂食・嚥下障害看護認定看護師等が、患者ケアにおいて重要な役割を担うこともしばしばあります。

2．薬剤師の役割

化学療法に携わる薬剤師の役割は「安全、確実に調剤する」、「がん薬物療法に関する専門知識を医療従事者、患者へ適切に情報提供する」ことです。がん薬物療法に精通した薬剤師を育成する必要が求められ、がん専門分野にかかる一定水準の知識と技能を有する「がん薬物療法認定薬剤師」と「がん専門薬剤師」制度があります。さらに、「緩和薬物療法認定薬剤師」制度も発足しています。

3．リハビリ専門職の役割

医療機関によっては、理学療法士、作業療法士、言語聴覚士といったリハビリ専門職も、がん治療にかかわっています。たとえば、「体力が落ちているときに、体に負担をかけないで、楽に姿勢を変えたり動かしたりする」、「治療後の腕や足の機能の低下を予防・改善する」、「発音や食事の飲み込みの状態を改善する」等のとき、本人の意志によって運動や装具等を用いた機能回復や維持のための訓練を行っています。

4．臨床心理士の役割

がんと向き合うなかで、精神的な疲労や苦痛を感じることが少なくありません。その多くは、原因が思っているよりも複雑で、それが身体的な痛みを増強させていることもあるようです。専門的な治療やカウンセリングを行うことで、心や体のつらさを軽減するための支援を行っています。

5．医療ソーシャルワーカーの役割

がん患者は、がんによる身体的な問題だけではなく、心理・社会的な問題も抱えていることが多く、全人的なケアが重要となります。とくに心理・社会的な問題に対応するのが医療ソーシャルワーカーです。医療ソーシャルワーカーの業務は、がん治療にまつわる心理・社会的問題の解決・調整・援助、受診・受療援助、経済的問題の解決・調整・援助、社会資源の活用、開発です。たとえば、外来化学療法において

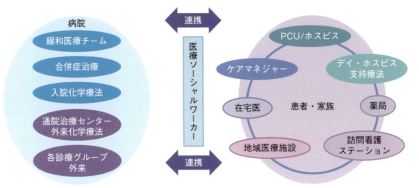

図❹ 医療ソーシャルワーカーの業務

は、地域医療機関への依頼、介護保険、高額療養費制度などのサービスの紹介といった重要な業務を担うこととなります（図❹）。

おわりに

前述のとおり、従来の医療は医師を頂点とした指示体制に基づく診療活動でした。チーム医療では各職種が平等な関係にあります。また、それぞれの職種がもつ専門的な意見をもとに患者とともに議論し、そこで得られたチームのコンセンサスに基づき、協働しながら行う医療です。それゆえ、各職種がプロフェッショナルとしての意識をもち、責任と誇りをもつこと、そして他職種の専門性を理解し、職種間で情報を共有して議論することが重要になってきます。さらにチーム医療では状況に応じ、それぞれの職種が専門性を発揮しつつ、相互に尊重したコミュニケーションを常に取り合うことが求められることもあります。

今後、チーム医療を推進するためには、①各医療スタッフの専門性の向上、②各医療スタッフの役割の拡大、③医療スタッフ間の連携・補完の推進、といった方向性を基本として、関係者がそれぞれの立場でさまざまな取り組みを進め、これを全国に普及させていく必要があります。

【参考文献】
1）チーム医療の推進に関する検討会　報告書　2010　厚生労働省
http://www.mhlw.go.jp/shingi/2010/03/dl/s0319-9a.pdf
2）Ueno, N. T. et al. : ABC conceptual model of effective multidisciplinary cancer careNat. Rev. Clin. Oncol. doi:10.1038, 2010.
3）独立行政法人国立がん研究センターがん対策情報センターがん情報サービス
http://ganjoho.jp/public/statistics/pub/statistics01.html
4）佐々木常雄（編）：がん診療パーフェクト. 羊土社, 東京, 2011.
5）臨床腫瘍学会（監修）：入門臨床腫瘍内科学. 篠原出版社, 東京, 2009.
6）がん診療UP TO DATE編集委員会編著：がん診療 UP TO DATE. 日経BP社, 2013.
7）国立がん研究センター内科レジデント（編）：がん診療レジデントマニュアル第6版. 医学書院, 東京, 2013.
8）岡元るみ子, 佐々木常雄（編）：がん化学療法 副作用対策ハンドブック. 羊土社, 東京, 2010.

3 がんの治療法
①外科療法

宮城県立がんセンター 歯科　**臼渕公敏**
福島県立医科大学附属病院 臨床腫瘍センター　**石田 卓**

　手術療法とは、メスなどの外科器具を用いて病変組織などを切り取る局所治療法です。また、治療のみならず、病理診断や進行度の確認のために行う手術もあります（**表❶**）。

■ 切除範囲とリンパ節郭清

　治療目的の手術は切除できた腫瘍の程度により、悪性細胞の遺残がない根治切除（R0と記載する）と悪性細胞が遺残している姑息切除（R1：顕微鏡的に遺残、R2：肉眼的に遺残）に大きく分けられます。腫瘍の治癒目的には根治切除が当然望まれます。

　がん腫においては、顕微鏡的な浸潤した腫瘍の確認が肉眼的にできる範囲を超えることがしばしばありますので、腫瘍は肉眼的病変から一定以上の距離をおいた周辺組織ごと切除します。この距離を断端距離といいますが、推奨される距離は、臓器や腫瘍の組織型、分化度などにより異なります。一方、良性腫瘍は浸潤しないので、病変のみを切除する核出術が行われます。

　手術に際して、周囲のリンパ節を一緒に切除することをリンパ節郭清といいます。リンパ節郭清では、一定範囲のリンパ節を血管や脂肪など周囲組織と一緒に摘出します。リンパ節転移の頻度が高い腫瘍では、手術時に明らかなリンパ節転移がなくても、予防的リンパ節郭清が行われます。理論的にはリンパ管により原発巣とリンパ節は連続していると考えられますので、近接するリンパ節と原発巣は一括切除すること（en block）が推奨されています。かつては、手術時に可能な限り広い範囲に存在するリンパ節を同時に郭清すれば根治性を上げることができ、治療成績が向上すると考えられてきました。しかし、2000年代に行われたいくつかの臨床試験において、拡大リンパ節郭清の有効性を示すことはできませんで

表❶　手術の分類

分類	目的	種類
診断	生検	腫瘍、リンパ節、センチネルリンパ節
	進行度診断	診断的腹腔鏡（Staging laparoscopy）
治療	切除	根治切除（臓器再建、リンパ節郭清、臓器移植、予防的切除）、姑息切除、減量手術、救済手術
	非切除	バイパス手術、止血術、ステント挿入術

した。さらに、拡大郭清を行ったほうが予後不良となる結果も一部では示されました。これは、過大な手術侵襲のために免疫機能が低下することと、術後化学療法の完遂率が低下することが原因として考えられています。現在は、多くのがん腫でリンパ節郭清の意義が明確になっており、深達度とリンパ節転移の広がりを詳細に検討されてきた胃がん、大腸がん、乳がん等では、進行度別に適正な郭清範囲がガイドラインで示されています。

手術の合理化

拡大手術で根治を追求する一方で、根治性を損なうことなく、腫瘍の進展に応じて臓器の切除範囲やリンパ節郭清の範囲を縮小する試みが行われてきました。

術後の機能障害を最小限に止めるための臓器温存手術はその代表で、さまざまながん腫で施行されています。直腸がんに対する神経温存術や肛門機能温存術（超低位前方切除術）等がそうです。

また、病期に合わせてリンパ節郭清範囲を標準的なものよりも縮小できるか、その可能性について現在研究がなされています。

低侵襲手術

近年は、切開創を小さくして手術侵襲を軽減することが模索されるようになってきました。低侵襲手術の代表が内視鏡外科手術です。手術機器の発達と技術の向上により、開腹手術と遜色のない手術操作ができるようになり、急速に普及しています。

内視鏡手術の利点は、手術創が小さく疼痛が軽いこと、美容的に優れていること、術後の回復が早く在院日数が短縮されること等があります。欠点は、視野が狭く立体的把握が難しいこと、完全内視鏡外科手術では触覚が使えないこと、技術的に難易度が高く手術時間が長くなる傾向にあること等が挙げられます。小さな切開から片手を挿入して行う内視鏡外科手術は別にして、これらの欠点を補うために、術者の用手的操作が可能な、手を挿入できる小さな切開を併用する内視鏡手術が行われることもあります。

姑息手術

治癒を目指した根治手術のほかに、症状緩和を目的とした姑息手術が行われることがあります。胃がんや大腸がんなどによる消化管通過障害を解除するための吻合術や人工肛門造設術等です。また、病変から出血がある場合は、出血源の組織だけを切除することがあります。

合併症対策とリスク評価

腫瘍手術の術後合併症は予防が第一です。糖尿病、心疾患、喘息などの併存疾患は、術前に十分なコントロールを行っておくべきです。周術期の口腔

ケアも合併症予防に有効です。

　手術のリスクは、患者の全身状態によるところが大きいです。総合的な手術のリスク評価には、術後合併症の発生頻度と高い相関のあるアメリカ麻酔学会（ASA）の分類が広く用いられています。主に高齢者で問題になる心機能や呼吸機能の評価には、NYHA分類やHugh-Jones分類などが用いられます。

■ 術後・術前補助化学療法

　拡大リンパ節郭清や臓器合併切除は、局所制御を向上させても遠隔転移は改善せず、最終的な予後も改善しませんでした。根治切除後の再発の主たる原因は、手術時には明らかではない全身微小転移であることがわかってきました。そこで、微小転移を消滅させるために、抗がん剤による術後補助化学療法が盛んに行われるようになりました。現在、多くのがん腫で術後補助化学療法の有効性が証明されています。

　さらに近年、一部のがん腫では術前補助化学療法が有効であるという報告もあります（P. 47：「⑥集学的治療」参照）。術前補助化学療法の利点として、以下の4点等が考えられます。

1）十分な量の抗がん剤が投与できる（術後は体力低下により薬物療法の副作用が出やすい）。
2）薬剤の移行がよい（手術は組織の線維化や血管系の破壊を招き、薬剤が病変に浸透しにくい）。
3）切除組織の検討により、術前に投与した抗がん剤の効果判定が組織学的に可能で、治療継続や再発後治療の参考になる。
4）根治切除率が向上する。

　欠点としては、以下の2点等が考えられます。

1）手術の合併症が増える。
2）効果のない症例では腫瘍の増悪を招く。

■ サルベージ手術

　食道がん・頭頸部がん等の化学放射線治療にて根治する可能性のあるがん腫において、根治しなかった場合にやむを得ず行う手術をサルベージ手術（救済手術）といいます。また、消化管表在がんの内視鏡切除後の遺残病変手術もこの範疇に含まれます。現在、根治を目指した非外科療法は増加しており、サルベージ手術が実施される症例が増加すると思われます。

【参考文献】

1）独立行政法人国立がん研究センターがん対策情報センターがん情報サービス最新がん統計 http://ganjoho.jp/public/statistics/pub/statistics01.html
2）佐々木常雄（編）：がん診療パーフェクト. 羊土社, 東京, 2011.
3）臨床腫瘍学会（監修）：入門臨床腫瘍内科学. 篠原出版新社, 東京, 2009.
4）がん診療UP TO DATE編集委員会, 編著：がん診療 UP TO DATE. 日経BP社, 東京, 2013.
5）国立がん研究センター内科レジデント（編）：がん診療レジデントマニュアル第6版. 医学書院, 東京, 2013.
6）畠 清彦, 他：がんを薬で治す2013年版. 朝日新聞出版, 東京, 2013.

3 がんの治療法
②放射線療法

新潟大学医歯学総合病院 歯科放射線科　勝良剛詞

放射線治療とは

　放射線はDNAを傷害する作用をもち、傷害された細胞は細胞分裂が遅くなったり、止まったりして最終的には死に至ります。この作用は細胞分裂の盛んな細胞ほど大きく、がん細胞は正常細胞よりも細胞分裂が盛んであることから、放射線が照射されると正常細胞は傷害されつつ生存し、がん細胞は死に至ります。放射線治療はこの現象を利用してがんを治療します。また、がん病巣に放射線を集中的に照射することにより、照射される正常細胞を少なくし、がん細胞を死に至らせることも可能です。

放射線治療の特徴

　放射線治療には以下の利点があります。
1）放射線により死に至ったがん細胞だけが細かく分断されマクロファージにより貪食されるので、正常細胞はそのまま残り形態と機能の温存ができる。
2）放射線治療は局所療法なので、放射線が当たった部位のみに影響があり、それ以外の部位には影響が及ばない。
3）麻酔等の前処置が不要で、数十分の間、診療台に横になるだけでよいので、基礎疾患等で手術ができない患者や高齢者でも治療可能である。

　一方で以下の欠点もあります。
1）繰り返し行えない。
2）副作用は治療中だけでなく治療後にも起きる。
3）副作用による治療期間の延長により治療成績が低下する。
4）治療後の歯科治療が制限される。
5）正常細胞に多少のダメージがある。

放射線治療の種類

　放射線治療の種類を**表❶**に示します。

表❶　放射線治療の種類

がん病巣と放射線源との位置関係による分類	
外部照射	体外からがん病巣を照射
内部照射	がん病巣の中に線源を刺入し、がん病巣内部から照射
内照射	放射性物質の内服または注射を行い、全身のがん病巣に照射
手術や化学療法との関係による分類	
単独照射	放射線治療のみ
術前照射	手術前に照射
術後照射	手術後に照射
化学放射線治療	化学療法を併用して照射
治療目的による分類	
根治照射	がんを消滅させる
姑息照射	がんの進行を抑える
緩和照射	痛み等の症状を取る

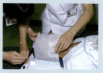
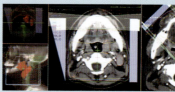
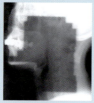
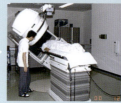
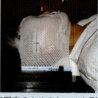

図❶　外部照射の流れ

頭頸部放射線治療には、がん病巣と放射線源との位置関係から外部照射（体外照射・外部放射線治療）、内部照射（組織内照射・密封小線源治療）、内照射（内服療法）に分類されます。頭頸部がんでは、内部照射はリンパ節転移のない早期口腔がん、内照射は分化型甲状腺がんがそれぞれ適応になり、その他の頭頸部がんは外部照射の適応になります。また、手術や化学療法との関係から単独照射、術前照射、術後照射、化学放射線治療に分類され、さらに治療目的から根治照射、姑息照射、緩和照射に分類されます。

■ 外部照射

外部照射の流れを図❶に示します。
外部照射の照射野は、明らかにがん病巣が存在する部位と転移の可能性の高いリンパ節領域に0.5～2cmの安全域を加えて設定されます。

総線量は、50～70Gy、25～35回に分割し、1日に1～2回、1週間に4～5回照射されますので、治療期間は約1ヵ月半～2ヵ月となります（図❷）。また、正確に照射するためには頭部の固定が重要になります。

分割して照射する理由は、がん細胞に対する放射線の影響を大きくし正常細胞への影響を少なくするためです。これを分割照射といい、生物学的根拠は回復(Repair)、再酸素化(Reoxygenation)、再分布(Redistribution)、再増殖(Regeneration)であり、まとめて「4R」と呼ばれています。

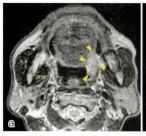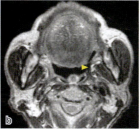

図❷　化学放射線治療（70Gy/35分割）が行われた左中咽頭がん（病理：中分化浸潤型扁平上皮がん）の造影T1 MR画像
a：治療前。左側の咽頭側壁から舌根にかけて造影されるがん病巣が認められる（矢頭）
b：治療後3ヵ月。造影されるがん病巣は消失し瘢痕化した（矢頭）。両側耳下腺は萎縮している

表❷　外部照射に使用される代表的な線源

線源	特徴
X線	凡庸性が高く、広く普及
電子線	比較的浅い部位のがんに有効
陽子線	線量分布がよい
中性子線	生物学的効果がX線の5〜20倍
重粒子線	線量分布がよく、生物学的効果がX線の3倍

　線源はX線を利用している治療装置が多く、X線と比較して殺がん効果が高く、よりがん病巣に線量を集中できる重粒子線や陽子線を利用した治療もあります（表❷）。
　近年、強度変調放射線治療（IMRT）や三次元原体照射と呼ばれる、確実にがん病巣に放射線を照射して正常組織への影響を最小限とする治療法が開発され、より精度が高く副作用が少ない治療が広がりつつあります。

■ 内部照射

　内部照射の流れを、図❸に示します。
　内部照射の照射野はがん病巣＋安全域5mm程度に設定されます。総線量は線源の種類により若干異なりますが、70〜75Gyに設定されます（図❹）。
　線源は低線量率線源と高線量率線源に分類され（表❸）、前者は照射期間中分割せずに7〜10日間照射し続け、後者は1日2回5日間、10回に分割して照射します。低線量率線源を使用する場合、周囲の被曝を避けるために治療期間中はアイソトープ室に隔離されます。また、刺入した線源を治療後に除去する一時装着法と除去しない永久刺入法があります。

■ 内照射

　内照射はヨードが甲状腺濾胞上皮に取り込まれるという特徴を利用した照射法であり、術後に残存したがん病巣や遠隔転移病巣に対し行われます。
　線源はI-131が使用され、総線量は術後照射で30〜100mCi、転移病巣への姑息照射で100〜150mCiが設定されます。患者はI-131が封入されたカプセルを内服し、周囲の被曝を避けるために、体表面から検出される放射線量が法令基準以下になるまでアイソトープ室に隔離されます。

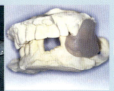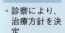

- 診察により、治療方針を決定
  - 診察
  - 臨床所見
  - 画像所見
  - 手術所見
  - 病理所見
- 病変や歯の参考模型を作り、線源固定や顎骨線量軽減のためのスペーサーを作製し、治療計画を立案

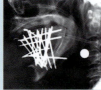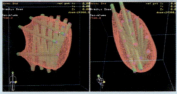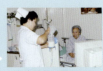

- 線源の刺入
- コンピュータ上で、線量分布の確認
- 予定線量に至るまで、線源を刺入したままアイソトープ室に隔離され治療が行われる

図❸　内部照射の流れ

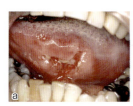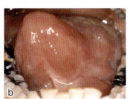

図❹　Cs-173による内部照射（75 Gy/7日間）が行われた左舌がん（病理：高分化型扁平上皮がん）
a：治療前。左舌縁の中心部に潰瘍を伴うがん病巣が認められる
b：治療後3ヵ月。左舌縁のがん病巣は消失している

表❸　内部照射に使用される代表的な線源

線源	特徴
Cs-137	一時装着法、低線量率、生産中止
低線量率 Ir-192	一時装着法、低線量率
Au-198	永久刺入法、低線量率
I-125	永久刺入法、低線量率
高線量率 Ir-192	一時装着法、高線量率
Co-60	一時装着法、高線量率

治療成績

　放射線治療の成績は、がんの発生部位、大きさや広がり、発育様式、病理組織学的特徴等により変化します。一般に、①大きさが小さい、②限局型、③外向性、④浸潤傾向が少ない、⑤リンパ節転移がないものが予後良好とされています。

　具体的には、T1は80〜90％、T2は70〜80％と比較的良好な局所制御率を示し、5年原病生存率も良好です。ただし、歯肉がんの歯槽骨や下顎管へ浸潤している症例やリンパ節転移が認められる症例では、5年原病生存率は45〜60％と低下します。すなわち、

治療法として、リンパ節転移のないT1、T2の頭頸部がんは、内部照射や化学放射線治療が選択されることが多く、リンパ節転移のある場合やT3以上の進行頭頸部がんは、術後照射が選択されることが多いです。しかし、上咽頭がんは解剖学的に手術困難であり、放射線感受性が良好なので、がん病巣の大きさやリンパ節転移にかかわらず、化学放射線治療が第一選択になります。

合併症

放射線治療による合併症は発症時期により、急性合併症（治療開始直後から終了後6ヵ月以内に出現）と晩期合併症（治療終了後6ヵ月以降に出現）に分けられ、前者は可逆性であり、後者は非可逆性とされていますが、実際の臨床において明確ではありません。

急性口腔合併症は予後に関係します。なぜなら、急性合併症が重篤になると、放射線治療を継続することが困難になり、根治線量が照射できなくなるので、がん病巣の制御は期待できなくなります。また、治療の中断は残存がん病巣が急激に増殖する加速再増殖という現象を引き起こし、通常の根治線量ではがん病巣の制御ができなくなるからです。実際、放射線治療の中断により局所制御率が低下することが報告されています[1]。

晩期口腔合併症は咀嚼や嚥下等の機能不全を引き起こし、QOLを低下させます。

これらの合併症の予防・緩和において歯科医師、歯科衛生士が重要な役割を担います。なぜならば、口腔管理・口腔ケアはこれらの口腔合併症を効果的に予防・緩和することができるからです。

◆

放射線治療は、がんの種類や部位、病巣の広がり、併用療法の種類と有無、基礎疾患等によって、治療法、照射野、線量が異なってきます。また、照射野の内外で合併症のリスクや可能な歯科処置が異なってくるので、歯科管理・口腔ケアを行うにあたって放射線腫瘍医と連携し、照射野と線量を確認する必要があります。

【参考文献】
1) Allal AS, et al.: Avoidance of treatment interruption: an unrecognized benefit of accelerated radiotherapy in oropharyngeal carcinomas?. Int J Radiat Oncol Biol Phys, 45 : 41, 1999.
2) 日本放射線科専門医会・医会、日本放射線腫瘍学会、(社)日本医学放射線学会(編)：放射線治療計画ガイドライン2008. メディカル教育研究社, 東京, 2008.
3) 大西 洋, 唐澤久美子, 唐澤克之(編)：がん・放射線療法 2010. 篠原出版新社, 東京, 2010.
4) 勝良剛詞, 他：舌及び口底癌の術後放射線治療患者に対する口腔衛生管理－急性放射線粘膜炎に対する有効性－. 日本放射線腫瘍学会誌, 12:229, 2000.
5) 勝良剛詞, 他：頭頸部放射線治療後の歯科的健康状態維持における歯科管理の効果. 頭頸部癌, 35:262, 2009.

3 がんの治療法
③化学療法

岡山大学大学院医歯薬学総合研究科 血液腫瘍呼吸器内科学　西森久和

　抗がん剤とその他の薬剤との決定的な違いは、抗がん剤は治療濃度域と有害事象出現濃度域とが非常に近接していることです（**図❶**）。これが、がん化学療法における最重要ポイントだと言っても過言ではありません。抗がん剤治療においては、起こり得る有害事象を最小限、もしくは許容できる程度の出現にとどめながら、最大限の抗腫瘍効果をねらうことが要求されます。本稿では、がん化学療法における基本的な考え方や、抗がん剤の臨床薬理など、安全で確実な化学療法施行に必要な事項を概説します。

抗がん剤治療のゴールと適切な投与量設定

　化学療法において重要なことは、施行する化学療法が完全寛解や治癒をめざすものか、延命・症状緩和をめざすのかによって有害事象の許容範囲が異なるので、治療のゴールを明確にしたうえで、適切な投与量を設定しなければなりません。

■ 完全寛解、治癒を積極的にめざす

　白血病、悪性リンパ腫をはじめとする血液腫瘍や胚細胞腫瘍等は、化学療法により腫瘍細胞を根絶することで治癒を期待できるがん腫です。よって、投与量は、最大の抗腫瘍効果が得られるように、可能な限り減量しないことが重要です。その状況では必然的にGrade 3～4 の有害事象出現が前提での治療となります（**図❷a**）。しかし、治療関連死は避けなければならないので、抗がん剤投与後は非常に慎重な経

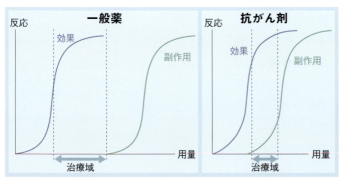

図❶　一般薬と抗がん剤との違い。抗がん剤投与量における「治療域」は、一般薬と比べて非常に狭い。ゆえに抗がん剤投与に際しては、厳密な投与量設定が必要である

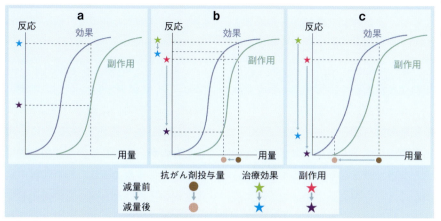

図❷ 抗がん剤の治療効果と副作用の関係
a：完全寛解や治癒がゴールの場合、許容できる副作用（★）は想定内として最大限の治療効果を目指す（★）
b：延命効果・疼痛緩和がゴールの場合、副作用が強く出現する状況（★）においては、投与量減量を考慮する。一般的に20％以内の減量（●→●）であれば、抗腫瘍効果（★）を保ちつつ、副作用を減少（★→★）させることができる
c：20％を超える投与量減量（●→●）は、副作用減少（★→★）だけでなく、抗腫瘍効果も大きく減少（★→★）する

過観察と、有害事象出現時には早期の対応が必要です。

■ 治癒は不可能であるが、延命効果や疼痛・症状緩和をめざす

　化学療法が適応となる症例の多くは、この範疇に入ります。ゴールが治癒ではないため、治療関連死はもちろん、有害事象による著しいQOL低下も極力避けなければなりません。Grade 3〜4の有害事象が出現した場合には、次コース以降での投与量減量もしくはレジメン変更・中止などを考慮する必要があります（図❷b）。しかし、投与量減量において、一般的には最大投与量の20％を超えて減量することは、図❷cに示すように、有害事象は減少しますが、抗腫瘍効果までも大きく減少してしまう状況がありえます。したがって、治療効果を期待するのであれば、投与量減量に際しても一定のdose intensityを保たなければなりません。

◆

　以上より、安全でかつ効果的に目的にかなった化学療法を施行するためには、厳密な投与量設定が必要です。

　なお、頭頸部がんにおける化学療法の多くは、進行例での集学的治療の一部であり、化学療法単独で治癒に至らしめることは一般的に不可能です。

抗がん剤の臨床薬理

　歯科・頭頸部領域でのkey drugとしては、プラチナ系薬剤、フッ化ピリ

ミジン、タキサン系薬剤などがあります。これら薬剤の臨床薬理学的見地からの体内動態に、薬剤の投与順や併用薬剤などが大きく影響することを認識しておく必要があります。

■ 薬剤の投与順

化学療法による効果をエビデンスの元となる文献どおりに期待するには、少なくともその文献とまったく同じ投与方法でなければなりません。シスプラチン（CDDP）ベースの2剤併用療法においては2剤の投与順番が違うだけで、その併用薬剤の血中濃度やクリアランスが異なってしまいます。たとえば、CDDPとパクリタキセル（PAC）の2剤併用療法において、PAC→CDDPとPACを先行投与するのに比べ、CDDP→PACとCDDPを先行投与することにより、PACのクリアランスが約25％低下し、結果として好中球減少がCDDP先行投与で遷延する傾向があったと報告されています[1]。

■ 併用薬剤・健康食品などの影響

抗けいれん薬を常用している症例においては、酵素誘導の結果、PACの血中濃度が著明に低下することが知られています。たとえば、前治療歴のない神経膠腫に対するPAC 200mg/m^{2}単剤3週毎投与の第Ⅱ相試験（n=17）において、好中球減少はGrade 3がわずか1例で、Grade 4の出現はなく、Grade 3～4の好中球減少出現率は5.9％であったのに比べ[2]、前治療歴のない悪性胸膜中皮腫に対して同様にPACを投与した第Ⅱ相試験（n=23）では、好中球減少Grade 3が2例、Grade 4が3例に出現し、Grade 3～4の好中球減少出現率は21.7％にのぼりました[3]。この2つの第Ⅱ相試験における有害事象の差は、神経膠腫の全17症例が抗けいれん薬を常時併用していたことが原因であると推察されます。

健康食品やサプリメントの類においても、たとえばセントジョーンズワート（セイヨウオトギリソウ）は、ペインコントロールで用いるオキシコドンと併用していると、酵素誘導により著明にオキシコドンの血中濃度を減少させ、痛みに対する効果も減弱してしまったという報告があります[4]。さらに、慢性骨髄性白血病などの治療に用いられるBCR-ABL・c-kitのチロシンキナーゼ阻害剤であるイマチニブ（グリベック®）とセントジョーンズワートの併用においても、イマチニブの血中濃度が有意に低下したという報告もあります[5]。

以上より、化学療法施行時には併用薬剤だけでなく、健康食品、サプリメントなどの服用の有無についても詳細に聴取する必要があります。そして薬剤師と連携し、併用により血中濃度に影響を及ぼすかを確認する必要があります。

化学療法における
チーム医療の重要性

　歯科、頭頸部領域の化学療法においては、CDDPを中心とした治療が主体であるため、大量補液が必要であるゆえに細やかな体液管理が要求されます。また、CDDPはNational Comprehensive Cancer Network（NCCN）やその他のガイドラインにおいて、高度催吐性リスクの抗がん剤に分類されるため、嘔気・嘔吐に対する支持療法も必須です。さらに、放射線照射との併用による口腔粘膜障害や口腔内乾燥なども相俟って、経口摂取が困難となる場合もあるため、内科的な全身管理が必要となる可能性があります。

　したがって、実際の化学療法施行に際しては、がん薬物療法・副作用の管理に精通した腫瘍内科医や、がん専門薬剤師、病棟薬剤師などとチームを組んで治療を進めていくことが望ましいでしょう。とくに新規薬剤導入の際には、歯科主治医はもちろん、治療に関わるすべてのメディカルスタッフ間での新たな知識の共有が必要なので、多職種による新規薬剤導入チームを編成するなどにより、患者説明文書、クリニカルパスなどの作成や、院内勉強会の開催など、院内全体での体制づくりが必要です。

　近年、歯科・頭頸部領域においてもCetuximabなどの分子標的薬の有用性が報告されてきています[6]。よって分子標的薬特有の副作用や合併症なども十分に理解する必要が生じます。そのなかでもとくにinfusion reactionについては、対応の遅れにより致死的となることもあるため、十分な注意が必要です。歯科主治医が単独で化学療法をマネジメントしていくことは、多忙を極める日常診療において大きな負担だと考えられます。ゆえに歯科主治医をリーダーとした、多職種の化学療法チームによる抗がん剤治療を展開していくことが理想的だと言えます。

【参考文献】

1) Rowinsky EK, Gilbert MR, McGuire WP, et al: Sequences of taxol and cisplatin: a phase I and pharmacologic study. J Clin Oncol. 1991; 9 (9): 1692-1703.
2) Postma TJ, Heimans JJ, Luykx SA, et al: A phase Ⅱ study of paclitaxel in chemonaive patients with recurrent high-grade glioma. Ann Oncol. 2000; 11 (4): 409-413.
3) van Meerbeeck J, Debruyne C, van Zandwijk N, et al: Paclitaxel for malignant pleural mesothelioma: a phase Ⅱ study of the EORTC Lung Cancer Cooperative Group. Br J Cancer. 1996; 74 (6): 961-963.
4) Nieminen TH, Hagelberg NM, Saari TI, et al: St John's wort greatly reduces the concentrations of oral oxycodone. Eur J Pain. 2010; 14 (8): 854-859.
5) Frye RF, Fitzgerald SM, Lagattuta TF, Hruska MW, Egorin MJ: Effect of St John's wort on imatinib mesylate pharmacokinetics. Clin Pharmacol Ther. 2004; 76 (4): 323-329.
6) Bonner JA, Harari PM, Giralt J, et al: Radiotherapy plus cetuximab for squamous-cell carcinoma of the head and neck. N Engl J Med. 2006; 354 (6): 567-578.

3 がんの治療法
④標準治療と臨床試験

宮城県立がんセンター 歯科　白渕公敏
茨城県立中央病院・茨城県地域がんセンター 消化器内科　天貝賢二

　かつての医療における治療の決定は、医師の知識と経験に基づいて行われてきました。しかし、医学の進歩によりその膨大となった知識のすべてを1人の医師が把握することは不可能となりました。

　また、生物には多様性があり、ある患者に有効であった治療法が、別な患者にも有効であるとは限りません。このような状況で最良の治療法を選択するための基準となるのが科学的根拠、すなわち「エビデンス」です。

　本稿では、現在のがん医療を進めるうえで基本となる概念「EBM (Evidence-based medicine)」、とそれを支える「ガイドライン」、「標準治療」、「臨床試験」について解説します。

EBMとガイドライン

　「最善の根拠」を基に、それに「臨床家の経験」、そして「患者の価値観」を考え合わせて、よりよい医療を目指すのが、EBM（evidence-based-medicine）で、「根拠に基づく医療」と呼ばれています。EBMで重視している「根拠」は、科学的な根拠、なかでも実際に多数の人間で有効性や安全性を確かめた研究の成果です。近年、「最善の根拠」、「臨床家の経験」、「患者の価値観」という3つの要素に「個々の患者の状態や置かれている環境」が追加されました。

　エビデンスレベルとは、そのエビデンスがどのような研究方法で検討された結果なのかを評価したレベルです。その基本的な考えとして以下の4つが挙げられます。

① 実験研究のほうが、観察研究よりも真実を反映する可能性が高い
② 実験研究のうち、ランダム化比較試験（randomized controlled trial：RCT）のほうが、非ランダム化比較試験よりも真実を反映する可能性が高い
③ 観察研究のうち、分析疫学的研究のほうが、記述研究よりも真実を反映する可能性が高い
④ 観察研究の結論のほうが、生物医学的原理に基づいた推測や専門家個人の意見、専門委員会の報告より真実を反映する可能性が高い

　エビデンスの妥当性の指標として用いられるもので、治療研究のエビデンスレベルでよく用いられているものに、日本ではMindsのエビデンス分類があ

表❶　エビデンスのレベル分類（質の高いもの順）

I	システマティック・レビュー/RCTによるメタアナリシス
II	1つ以上のランダム化比較試験による
III	非ランダム化比較試験
IVa	分析疫学的研究（コホート研究）
IVb	分析疫学的研究（症例対照研究、横断研究）
V	記述研究（症例報告やケース・シリーズ）
VI	患者データに基づかない、専門委員会や専門家個人の意見

表❷　Mindsの推奨グレード

推奨グレード	内容
A	強い科学的根拠があり、行うよう強く勧められる
B	科学的根拠があり、行うよう勧められる
C1	科学的根拠はないが、行うよう勧められる
C2	科学的根拠はなく、行わないよう勧められる
D	無効性あるいは害を示す科学的根拠があり、行わないよう勧められる

ります（表❶）。

　エビデンスレベルは、それぞれの学会が日常の診療に役立てることを目的とし、そこから現時点で最も妥当と考えられる標準治療法を推奨する治療ガイドラインを作成しています。そのなかにエビデンスレベルに基づいて各学会が認定し、勧告グレードが記載されており、日常臨床で使いやすいようになっています。

　ガイドラインの利用に際しては、「推奨」とされる診療内容がどのように選ばれているのかを十分に理解しておく必要があります。日本において汎用されるMindsの奨励グレードを表❷に示します。推奨の決定については、エビデンスのレベル、数や結論のばらつき、臨床的有効性の大きさ、臨床上の適用性、害やコストに関するエビデンスなどから総合的に判断されます。よって、同じテーマであってもガイドラインごとに内容が異なることがあります。

　EBMでは、「臨床的状況・環境」、「研究によるエビデンス」、「患者の価値観と行動」から意思決定をすることが「臨床家としての経験・熟練」と考えられています。また、それに基づく診療ガイドラインは、最良の研究によるエビデンスの集約ですが、それぞれの患者に決まった治療法といった医学的な介入を強制するものではありません。ガイドラインに則った治療ができるのは、全体の60〜95％との報告もあります。ガイドラインと大きく異なる診療行為をするときには、その理由を診療録に記載することが、医療の質の観点からも望ましいといわれています。

　EBMには2つの基本原則があります。エビデンスの重みづけに基づいて臨床判断をすることと、意思決定者が利益とリスク、デメリット、そして代わりとなる治療などの介入方法に関連するコストを常に比較することです。そして、その判断を導くのには、患者

表❸　ガイドライン策定に係るおもな機関

ESMO (欧州)	欧州癌治療学会(European Society For Medical Oncology) 学会誌はAnnals of Oncology。1975年に設立。 500の専門委員会と120ヵ国1万人以上の腫瘍内科医はじめ多職種が会員となっている。毎年、欧州癌学会(ECCO：The European Cancer Congress)と共同提携による総会および各種専門委員会により、独自の臨床実践ガイドラインを提供している。 臨床研究のみならず若手専門医の育成にも力を入れている。
ASCO (米国)	米国臨床癌学会(American Society of Clinical Oncology) 米国癌研究協会の少数の医師グループにより1964年設立された。その後、大きな発展を遂げ、年に一度の総会では、がんにかかわる世界中の医師が新たなエビデンスとなる研究発表を行い、それをもとに独自のがん治療ガイドラインを発信している。
NCCN (米国)	米国総合癌センターネットワーク(National Comprehensive Cancer Network) 世界の21の主要がんセンターによるNPO同盟であり、ASCO総会や各種癌学会のシンポジウム、パネルミーティングの結果をもとにして、1年に数回の頻度で、さまざまながん腫のガイドラインを策定・交付している。ガイドラインの内容はスクリーニング、診断、手術、術後補助療法、経過観察、再発の治療、緩和ケアなど多岐にわたり、それぞれの推奨度は、1、2A、2B、3のコンセンサスレベルに分けられる。ガイドラインはフローチャート式で明快、患者向けのものも用意され、インターネットを介して誰でもアクセスできる。
各がん腫の当該学会 (日本)	日本においては各がん腫の当該学会(日本肺癌学会など)がわが国独自のガイドラインを発行している。日本の治療は日本の保険制度に基づくため、あるいは臨床試験の結果には人種差が認められることもあるため、海外のガイドラインをそのまま転用することができないという事情もある。

の価値観に重きがおかれます。

　EBMのよりどころとなるエビデンスについても、近年はMinds2007基準から、国際的に普及しつつあるGrading of Recommendations Assessment, Development and Evaluation（GRADE）へと、エビデンスの質と推奨の強さを評価するための透明性の高い方法に変化してきています。

標準治療

　標準治療とは、「数々の臨床試験などによって構築されたエビデンスに基づき、現時点で最も効果的で安全と考えられる治療」のことです。最初に行うべき治療をファーストラインといいます。ASCO（American Society Clinical Oncology：米国臨床腫瘍学会）、NCCN（National Comprehensive Cancer Network）、そして日本における各学会から、標準治療を提示したガイドラインが作成されています。

　ガイドライン策定に係るおもな機関を表❸に示します。

　以上のことから、実際に患者の治療方針を決定する際は、エビデンスを当てはめてよいかどうか（社会的資源などを考慮した）を検討する必要があります。

　時間の経過とともに新たなエビデン

表❹　がん治療開発のPhaseの概要

	Phase Ⅰ	Phase Ⅱ	Phase Ⅲ	Phase Ⅳ
対象	少数の患者	少数の患者	多数の患者	多数の患者
施設	1〜2施設	数施設	多数の施設	すべての施設
目的	安全性 用法・容量 薬物動態	有効性 安全性	有効性 (標準治療との比較)	長期の安全性 有効性
方法	オープン	オープン もしくは 二重盲検	二重盲検	オープン

スが蓄積され、標準治療は改定されます。1年後に改定されることもしばしばです。

医療従事者は最新の知見を常に収集し、エビデンスに基づく治療を実践するよう心がける必要があります。それは、支持療法の一翼を担うわれわれ歯科医療従事者も同様です。

臨床試験

臨床試験とは、「患者を用いて行われ、かつ、ある特定の医学的条件に合致する将来の患者に対して最適な治療法を明らかにすべく企画された『計画的実験』」のことです。すなわち、新しい標準治療となるより優れた治療法を開発するために、計画的に段階を追って行われる前向き試験と言い換えることができます。

臨床試験には、製薬会社が主体となる新薬の承認や適応拡大を得るための「治験」と、研究者（医師）が主体となって行われる「研究者（医師）主導臨床試験」があります。新薬治療の各開発段階を相（Phase）と呼び、臨床試験は大きく第Ⅰ相から第Ⅳ相に分けられ、段階的に進められます（**表❹**）。開発の相（Phase）とそこで実施される試験の種類は、必ずしも一対一で結びつくものではありませんが、基本的には各相では以下のような試験が実施されます。

第Ⅰ相試験

毒性の種類・程度や容量規制毒性（Dose Limiting toxicity：DLT）の発現状況の把握、最大耐用量（Maximum Tolerated Dose：MTD）の推定、次相での推奨容量（recommended dose：RD）の決定などを目的として行われます。抗がん剤以外の薬剤では健康なボランティアを対象に行いますが、抗がん剤の場合には有害事象が避けられないため、第Ⅰ相試験から患者を対象に行うことが一般的です。

第Ⅱ相試験

有効性や安全性、さらに第Ⅲ相試験の候補としての妥当性を評価するための検索的試験です。

第Ⅲ相試験

標準治療を確定するために、新しい治療と現在の標準治療を比較する検証試験で、多施設共同研究の形で多数の患者を対象に行われます。エンドポイント（治療行為の意義を評価するための評価項目）は、全生存期間（overall survival：OS）が用いられますが、がんの種類によっては無増悪生存期間（progression free survival：PFS）がサロゲートエンドポイント（代用エンドポイント）とされることがあります。ランダム化比較試験として行われた第Ⅲ相試験が、最も信頼できるエビデンスとされます。

第Ⅳ相試験

薬剤の市販後、多数の患者を対象に主に安全性を評価するために行われます。薬事法により規定された市販後調査として、市販直後調査、使用成績調査、特別調査、製造販売後試験が行われています。

まとめ

近年、医療情報源としてwebベースのものが多くなっています。その情報は膨大で、怪しげなものもしばしば見受けられます。このような情報の洪水のなかからよいものを選択する「拠り所」がエビデンスとそのレベルです。

多くの専門医が携わり作成されたガイドラインの利点は、主に第Ⅲ相（無作為化比較試験）の結果を根拠にしているので、治療上の妥当性がある程度担保されていることです。これによって、少なくとも見当外れの治療や、患者の生命をいたずらに危険にさらすような治療法は回避することができます。

残念ながら、近年まで日本国内で治験を行う体制は不十分であり、海外で使える標準的治療薬が国内で何年も使えないという現象（ドラッグ・ラグ）がありました。これをできるだけ解消するために、近年は治験を海外と共同で行うことが推奨されています。これは、外来化学療法で行う事例もあるため、患者が一般歯科医院を受診することも考えられます。その場合、必要な医療情報を患者より収集し、主治医と連携することが、患者本人のためのみならず、多くのがん患者のためにもなることを心に留めておいてください。

【参考文献】

1) 独立行政法人国立がん研究センターがん対策情報センターがん情報サービス
http://ganjoho.jp/public/statistics/pub/statistics01.html
2) 佐々木常雄（編）：がん診療パーフェクト. 羊土社, 東京, 2011.
3) 臨床腫瘍学会（監修）：入門臨床腫瘍内科学. 篠原出版社, 東京, 2009.
4) がん診療UP TO DATE編集委員会編著：がん診療 UP TO DATE. 日経BP社, 2013.
5) 国立がん研究センター内科レジデント（編）：がん診療レジデントマニュアル第6版. 医学書院, 東京, 2013.
6) 岡元るみ子, 佐々木常雄（編）：がん化学療法副作用対策ハンドブック. 羊土社, 東京, 2010.
7) 福井次矢, 他（編）：Minds診療ガイドライン作成の手引き 2007. Minds. 2007.

3 がんの治療法
⑤ がん薬物療法における副作用・有害事象

宮城県立がんセンター　歯科　臼渕公敏
茨城県立中央病院・茨城県地域がんセンター　腫瘍内科　石黒愼吾

副作用と有害事象

　がん薬物療法において、「副作用」、「有害事象」という言葉がよく使われます。用語として、副作用は薬剤の主作用以外の作用を表し、そのうち好ましくないものを毒性といいます。有害事象（adverse event：AE）とは、治療や処置に際してみられるあらゆる好ましくない徴候・症状・疾患・検査値異常であり、治療や処置との因果関係は問いません。有害事象のうち、薬物の因果関係が否定できないものを薬物有害反応といいます。いわゆる副作用はこの薬物有害反応と同義に用いられていることが多いようです。

■ 副作用の評価（NCI-CTCAE v4.0）

　がん薬物療法の有効性は抗腫瘍効果と安全性によって決定されます。米国「National Cancer Institute（NCI）」による「Common Terminology Criteria for Adverse Events（CTCAE）v4.0」はがん薬物療法のみならず、すべての有害事象の記録や報告を標準化したものです。この基準は標準治療の有害事象の現状を把握し、治療継続と薬剤減量・中止を決定するために有用です。初回投与で出現した有害事象の種類、程度、出現時期等を把握することで、現在問題となる症状の軽減処置、次回治療での予防、対策が可能となります。

　有害事象のGradeの一般基準は**表❶**のように定義されています。器官別大分類、有害事象、そのGradeが記載されています。そして、Grade別にその症状や検査値が記載されています。Gradeは、正常を0、死亡を5と定義し、6段階に有害事象の重症度を分類します。有害事象のなかには、すべてのGradeが揃っておらず、Grade 3以上しかないものや、Grade 4以上が設定されていないものなどがあります。

　Grade 2以下では、一般的に軽度の

表❶　有害事象のGradeの一般基準

Grade 0	正常
Grade 1	軽症：症状がない、または軽度の症状がある。臨床所見または検査所見のみ。治療を要さない
Grade 2	中等度：最小限／局所的／非侵襲的治療を要する。年齢相応の身の回り以外の日常動作の制限
Grade 3	重症または医学的に重大であるが、ただちに生命を脅かすものではない。入院または入院期間の延長を要する活動不能／動作不能、身の回りの生活活動動作の制限
Grade 4	生命を脅かす、緊急処置を要する
Grade 5	有害事象による死亡

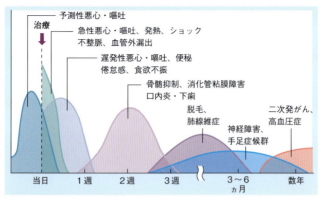

図❶　副作用の好発時期

毒性と判断され、該当する有害事象によって治療を中断する必要はないとされています。一方、Grade 3以上の有害事象は、高度の毒性と判断され、有害事象が回復するまでの治療中断と、以後の化学療法において投与量の削減が求められます。原則入院の可否は、Grade 3以上であるかどうかで判断することが多いですが、患者の置かれた状況や疾患ごとのレジメン・プロトコールに設定されている減量基準に則って行われます。

■ Grade判定の注意事項

"nearest match"の原則

NCI-CTCAEのGrade判定の基本原則として"nearest match"という考え方があります。すなわち、一部でも該当すれば、より高いGradeに入れるというのではなく、総合的に判断してより近いと思われるGradeに入れるということです。

"no modification of baseline"の原則

ベースライン（治療開始前の状態）との比較によって記載される有害事象もありますが、基本的にはGrade判定がベースラインの状態によって修正されるべきではないとされています。もちろん、ベースラインの状態を記載しておくことは重要です。

異なる有害事象では同じGradeであっても、その程度に一貫性はなく、それぞれのGradeを同等に扱わないこととしています。

薬剤による副作用

副作用は従来の抗がん剤と分子標的薬では、その作用や症状が異なります（図❶、表❷）。

■ 抗がん剤で生じる副作用

抗がん剤はDNAレベルでの化学的修飾作用や、細胞内での代謝や分裂に必要な仕組みの阻害作用をもっていま

表❷　副作用の分類

分類	主な副作用
骨髄抑制	感染症、貧血、出血など
アレルギー症状	アナフィラキシー・ショック、インフュージョン・リアクション
消化器症状	嘔気、嘔吐、下痢、便秘など
神経症状	しびれ、味覚障害
皮膚症状	皮疹、ニキビ（座瘡）、手足症候群など
呼吸器症状	咳、息切れ、呼吸困難（間質性肺炎）など
臓器障害	心不全、不整脈、高血圧、腎障害など
毛髪障害	脱毛
粘膜障害	口腔粘膜炎

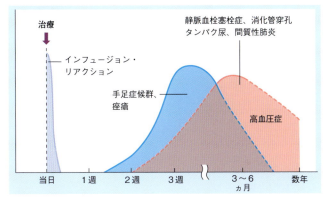

図❷　分子標的薬に多い症状

す。この性質は細胞にとって毒であることから「細胞毒性」といい、がん細胞だけではなく、正常な細胞にも影響がでます。そのために副作用が起こるわけです。

　抗がん剤の影響をとくに強く受けるのは、分裂・増殖が盛んな細胞です。骨髄の中にある造血幹細胞（骨髄抑制）、消化管の粘膜細胞（嘔気、嘔吐、下痢、便秘、口腔粘膜炎）、毛根の細胞（毛母細胞、脱毛）などがそうです。

■ **分子標的薬で生じる副作用（図❷）**

　分子標的薬は、細胞のがん化や増殖にかかわる特定の遺伝子のタンパク質を標的にして、そこだけに作用します。そのため、従来の抗がん剤に比べて副作用が少ないのでは、と考えられていました。しかし、標的となるタンパクはがん細胞だけでなく、正常細胞にも作用してしまい、問題が起きることがあります。分子標的薬の副作用には、インフュージョン・リアクションや座瘡様皮膚炎などがあります。

　分子標的薬の臨床試験では、副作用が強く出ていたグループの治療成績がよかったという解析も報告されており、

表❸ 代表的な有害事象のGrade分類の例

血液/骨髄					
有害事象	Grade 1	Grade 2	Grade 3	Grade 4	Grade 5
貧血	<LLN〜10.0 g/dL	<10.0〜8.0 g/dL	<8.0〜6.5 g/dL	<6.5 g/dL	死亡
白血球減少	<LLN〜3,000/㎣	<3,000〜2,000/㎣	<2,000〜1,000/㎣	<1,000/㎣	死亡
好中球数減少	<LLN〜1,500/㎣	<1,500〜1,000/㎣	<1,000〜500/㎣	<500/㎣	死亡
血小板数減少	<LLN〜75,000/㎣	<75,000〜50,000/㎣	<50,000〜25,000/㎣	<25,000/㎣	死亡

消化器官					
有害事象	Grade 1	Grade 2	Grade 3	Grade 4	Grade 5
食欲不振	食生活の変化を伴わない食欲低下	顕著な体重減少や栄養失調を伴わない摂食量の変化：経口栄養剤による補充を要する	顕著な体重減少または栄養失調を伴う（例：カロリーや水分の経口摂取が不十分）：静脈内輸液／経管栄養／TPNを要する	生命を脅かす：緊急処置を要する	死亡
下痢	ベースラインと比べて<4回／日の排便回数増加：ベースラインと比べて人工肛門からの排泄量が軽度に増加	ベースラインと比べて4〜6回／日の排便回数増加：ベースラインと比べて人工肛門からの排泄量が中等度に増加	ベースラインと比べて≧7回／日の排便回数増加：便失禁。入院を要する。ベースラインと比べて人工肛門からの排泄量が高度に増加。身の回りの日常生活動作の制限	生命を脅かす：緊急処置を要する	死亡
便秘	不定期または間欠的な症状：便軟化剤／緩下剤／食事の工夫／浣腸を不定期に使用	緩下剤または浣腸の定期的使用を要する持続的症状：身の回り以外の日常生活動作の制限	摘便を要する頑固な便秘：身の回りの日常生活動作の制限	生命を脅かす（例：腸閉塞、中毒性巨大結腸症）：緊急処置を要する	死亡
嘔吐	24時間に1〜2エピソードの嘔吐（5分以上間隔が開いたものをそれぞれ1エピソードとする）	24時間に3〜5エピソードの嘔吐	24時間に≧6エピソードの嘔吐：TPNまたは入院を要する	生命を脅かす：緊急処置を要する	死亡
悪心	摂食習慣に影響のない食欲低下	顕著な体重減少、脱水または栄養失調を伴わない経口摂食量の減少	カロリーや水分の経口摂取が不十分：経管管理／TPN／入院を要する	−	−

副作用によっては、休薬せずに副作用をコントロールしながら治療を続けたほうがよい場合もあります。

その他、代表的な有害事象のGrade分類を表❸に示します。

おもながん薬物療法副作用とその対策

■ 好中球減少症

発熱性好中球減少症（Febrile neutropenia：FN）は、好中球数が500/mL 未満、または1,000/mL 未満で48時間以内に500/mL 未満に減少すると予想される状態で、かつ腋窩温37.5℃以上（口腔温38℃以上）の発熱を生じた場合です（JSMOガイドライン）。発熱時、病歴、診察、血液検査、画像検査、培養など治療前評価を行うと同時に、患者が重症化する可能性を予測するため、MASCCスコアリングを行います（表❹）。図❹にFNに対する抗菌薬使用に関するガイドラインを示し

表❹ MASCCスコア

項目	スコア
臨床症状	
・無症状	5
・軽度の症状	5
・中等度の症状	3
血圧低下なし	5
慢性閉塞性肺疾患なし	4
固形がんである。あるいは造血器腫瘍で真菌感染症の既往がない	4
脱水症状なし	3
外来管理中に発熱した患者	3
60歳未満(16歳未満には適応しない)	2

＊スコアの合計は最大26点、21点以上を低リスク症例、20点以下を高リスク症例とする

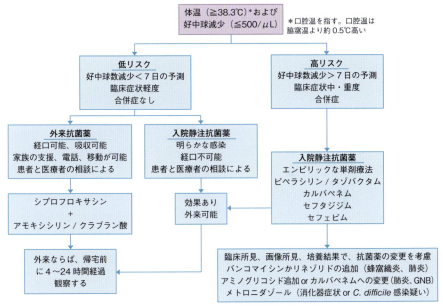

図❹ FNに対する抗菌薬使用に関するガイドライン

ます。敗血症ショックなど重症感染症を予防するため、菌の同定を待たずに抗菌薬投与が必要となる場合もしばしばあります。

好中球減少時、ASCOガイドラインではFNの可能性があり、高危険群に相当する危険因子が存在する場合、G-CSFの予防使用が考慮されます。

■ 貧血

がん化学療法や放射線治療のほかに、がんの骨髄浸潤、出血、播種性血管内凝固症候群（DIC）、鉄利用障害、エ

リスロポエチンの産生や骨髄反応性の低下などの原因が考えられます。厚生労働省の血液使用指針では、血液疾患ではHB7g/dLを赤血球輸血の目安としています。

■ 血小板減少症

血小板減少が容量規制因子となっている抗がん剤は、カルボプラチン、ネダプラチン、ゲムシタビン、マイトマイシンCなどがあります。抗凝固薬投与や観血的検査・手技などはできるだけ避けます。日本における血小板濃厚液適正使用の指針では、予防投与は血小板数1〜2万/μL、アメリカでは血小板数1万/μL以下です。血小板造血因子は一般臨床では用いられません。

■ 消化器症状

①急性悪心・嘔吐：抗がん剤投与後24時間以内に出現し、セロトニン受容体拮抗薬に感受性が高い時期の悪心・嘔吐です。

②遅延性悪心・嘔吐：抗がん剤投与24時間以降に出現する悪心・嘔吐です。

③予測性悪心・嘔吐：抗がん剤投与前から出現し、過去の化学療法時に経験した悪心・嘔吐に対する心因性反応。予測性悪心・嘔吐を予防するためにも、初回治療から急性、遅延性悪心・嘔吐を確実に予防することが重要です。

■ 下痢

抗がん剤投与直後に出現するコリン作動性による早期下痢と、抗がん剤投与後24時間以上経過して出現する腸管の粘膜障害による遅発性下痢に分類されます。

予防と対策としては、安静や食事療法、止瀉薬、整腸薬などの薬物療法、輸液療法、皮膚障害、感染予防のための肛門周囲の清潔化が必要になります。

■ 過敏反応とインフュージョン・リアクション

がん薬物療法で用いられる薬は、細胞を殺すほどの強力な異物であるため、抗がん剤、分子標的薬を問わず、症状や程度の差はあれ、よく過敏反応を経験します。

1．アレルギー反応

生体が以前に曝露したことがある、あるいは感作された特異アレルゲンに接触することによって生じる局所または全身の過剰な反応のことです。抗原抗体反応、感作リンパ球による免疫反応により、炎症や組織障害が生じます。その大半はⅠ型（即時型）アレルギー反応で、おもに点滴中やその直後に現れるのが特徴です。症状や現れるタイミングは薬剤によって異なります。とくにアレルギー症状で気をつけなければならないのは「アナフィラキシー・ショック」です。

アナフィラキシー・ショックはⅠ型過敏症の過剰な免疫反応、肥満細胞からのヒスタミンやヒスタミン様物質の

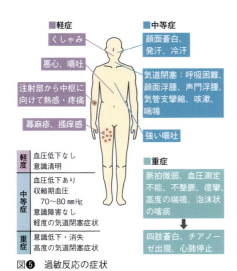

図❺　過敏反応の症状

表❺　過敏反応を注意すべき化学療法薬

出現頻度	薬剤
高頻度に出現（早期）	L-アスパラギナーゼ、パクリタキセル、ドセタキセル
高頻度に出現（晩期）	カルボプラチン、オキサリプラチン
時々出現	ドキソルビシン、ブレオマイシン、カペシタビン、クロラムブシル、シスプラチン、シクロホスファミド、シタラビン、ダカルバジン、エトポシド、フルダラビン、5-FU、ヒドロキシウレア、イホスファミド、インターフェロン、メルファラン、メルカプトプリン、メトトレキサート、マイトマイシン、ミトキサントロン、ペントスタチン、プロカルバジン、ビンクリスチンなど

放出による急性炎症反応が特徴です。薬の投与開始30分程度の間に起こる血圧低下や呼吸困難、気管支攣縮、不整脈など全身的な激しい症状で、生命にかかわることもある危険な状態です。点滴中に発疹やかゆみ、くしゃみ、咳などの予兆となる症状が現れたら、投与を中止して経過観察し、症状が発現した場合は、症状に応じた対症療法（昇圧薬・気管支拡張薬など）が行われます。

近年では、アレルギー反応が強く起こることがわかっているタキサン系抗がん剤のタクリパキセルを用いたときは、投与前に抗ヒスタミン薬やステロイド薬を投与し、アレルギーを予防する方法が必須となっています。

図❺に過敏反応の症状を示します。

表❺に原因となる薬剤を示します。

2．インフュージョン・リアクション（輸注症候群）

抗体治療薬に特徴的なアレルギー反応がインフュージョン・リアクションです。抗体製剤にはマウス由来の抗体も含まれており、それが体内に入ることで細胞からサイトカインが放出され、アレルギー反応が起こると考えられています。悪心、頭痛、頻脈、血圧低下、皮疹などの症状が現われ、稀に呼吸促迫が生じます。

発症頻度は40〜90％と非常に高く、薬剤点滴中またはその直後に発症し、点滴終了より24時間以内に回復します。概ね初回投与のときにみられ、2回目以降、投与回数の増加に伴い、発症頻度とGradeが低くなる傾向にあります。

表❻ 過敏反応、インフュージョン・リアクションの分類

CTCAE v4.0	Grade 1	Grade 2	Grade 3	Grade 4	Grade 5	備考
アレルギー反応 allergic reaction	一過性の潮紅または皮疹：<38℃の薬剤熱：治療を要さない	治療または点滴の中断が必要。ただし症状に対する治療（例；抗ヒスタミン薬、NSAIDs、麻薬性薬剤）には速やかに反応する：≦24時間の予防的投薬を要する	遷延（例；症状に対する治療および／または短時間の点滴中止に対して速やかに反応しない）：一度改善しても再発する：続発症（例；腎障害、肺浸潤）により入院を要する	生命を脅かす：緊急処置を要する	死亡	抗原物資への曝露により生じる局所あるいは全身の有害反応
アナフィラキシー anaphylaxis	ー	ー	蕁麻疹の有無によらず症状のある気管支痙攣：非経口的治療を要する：アレルギーによる浮腫/血管性浮腫：血圧低下	生命を脅かす：緊急処置を要する	死亡	肥満細胞からのヒスタミンやヒスタミン様物質の放出により引き起こされる急性炎症反応を特徴とする過剰な免疫反応。臨床的には、呼吸困難、めまい、血圧低下、チアノーゼ、意識消失を呈し、死に至ることもある
サイトカイン放出症候群 Cytokine release syndrome	軽度の反応：点滴の中断を要さない：治療を要さない	治療または点滴の中断が必要。ただし症状に対する治療（例；抗ヒスタミン薬、NSAIDs、麻薬性薬剤、静脈内輸液）には速やかに反応する：≦24時間の予防的投薬を要する	遷延（例；症状に対する治療および／または短時間の点滴中止に対して速やかに反応しない）：一度改善しても再発する：続発症（例；腎障害、肺浸潤）により入院を要する	生命を脅かす：陽圧呼吸または人工呼吸を要する	死亡	悪心、頭痛、頻脈、血圧低下、皮疹、呼吸促迫、細胞からのサイトカインの放出により、引き起こされる

　インフュージョン・リアクションも前投薬による予防が行われます。とくにリツキシマブ（約90%）やトラスツズマブ（約40%）、ベバシズマブ（約3%）は頻発するので、事前に抗ヒスタミン薬や非ステロイド性消炎鎮痛薬を投与し発症を防ぎます。

　過敏反応とインフュージョン・リアクションは、投与時反応の臨床症状は類似し、重複している部分があり、臨床的に判別することは難しいです。参考に「CTCAE v4.0」による分類を**表❻**に示します。

■ 呼吸器障害

　肺の上皮細胞に起こった炎症を放置しておくと、ガス交換している肺胞と肺胞の間の組織（間質）がむくんできます。この状態が続くと線維化し、呼吸機能が低下します。これが間質性肺炎で、発生頻度は低いものの、重症化すると入院、呼吸器内科医による呼吸管理が必要になる場合もある副作用の1つです。間質性肺炎が疑われた場合、化学療法は中止し、胸部単純写真では診断がつかないことも多く、CTの撮影や呼吸器内科医にコンサルテーションをして、状況によってはステロイド

表❼　代表的な分子標的薬の副作用

種類		一般名	主な副作用
抗体製剤		トラスツズマブ	インフュージョン・リアクション、心毒性など
		リツキシマブ	インフュージョン・リアクション、感染症、劇症肝炎（B型肝炎ウイルス感染者）など
		セツキシマブ	インフュージョン・リアクション、皮膚障害、間質性肺炎など
		パニツムマブ	インフュージョン・リアクション、皮膚障害、間質性肺炎など
		モガムリズマブ	インフュージョン・リアクション、感染症、劇症肝炎（B型肝炎ウイルス感染者）、皮膚障害など
シグナル伝達系阻害薬	チロシンキナーゼ阻害薬	ゲフィチニブ	皮膚障害、間質性肺炎など
		エルロチニブ	皮膚障害、間質性肺炎など
		イマチニブ	皮膚障害、心毒性など
		ダサチニブ	骨髄抑制、むくみ、感染症、間質性肺炎など
		ニロチニブ	骨髄抑制、心毒性など
		ラパチニブ	間質性肺炎、肝機能障害、心毒性など
		クリゾチニブ	間質性肺炎、肝機能障害、不整脈など
		アキシチニブ	高血圧、血栓症
	mTOR阻害薬	エベロリムス	間質性肺炎、感染症、腎障害、高血糖など
		テムシロリムス	インフュージョン・リアクション、血栓症、腎障害、間質性肺炎など
血管新生阻害薬		ベバシズマブ	インフュージョン・リアクション、高血圧、血栓症など
		ソラフェニブ	皮膚障害、高血圧、手足症候群など
		スニチニブ	骨髄抑制、高血圧、感染症
プロテアソーム阻害剤		ボルテゾミブ	皮膚障害、間質性肺炎など

の投与を行う場合もあります。

　早発性は抗がん剤投与後2ヵ月以内に出現し、炎症性間質性肺炎、肺気腫、気管攣縮、胸水が主たる病態です。遅発性は投与後2ヵ月以降に出現し、肺線維症が主たる病態です。

　分子標的薬のゲフィチニブやゲムシタビンなどの間質性肺炎を起こす薬剤は多数あり（表❼）、その発症時期は投与1〜2週間から数年後などさまざまです。その発生頻度は増加傾向にあり、常に注意しなければならない重要な病態です。

　薬剤性間質性肺炎は、抗がん剤のみならず種々の薬剤によって肺胞壁（間質）が傷害を受けて起こる病態であるため、重症の場合は予後不良です。

皮膚障害
1．脱毛

　ほとんどの抗がん剤が脱毛を来します。患者にとって精神的苦痛が大きい症状であるため、治療前に化学療法による脱毛は可逆的であること、脱毛の頻度や時期についても十分説明しておくことが重要です。

2．手足症候群（hand-foot syndrome）

　5-FU系薬剤や分子標的薬などの投与後に生じる四肢末端の皮膚炎であり、

持続投与、高用量投与時に発症することが多く、症状は知覚過敏、腫脹、有痛性紅斑、落屑、皮膚亀裂などがあります。確立した治療法はありませんが、抗がん剤を中止し、局所治療として保湿クリーム、ステロイド外用薬の塗布を行います。

3．血管外漏出

抗がん剤のなかには血管外漏出時に問題となる起壊死性薬剤があり、この薬剤を投与中に血管外漏出が起きた場合は、皮膚や皮下組織を傷害して、ときに重篤で不可逆的な皮膚障害に至ることがあります。

血管外漏出時は、①抗がん剤投与を中止、漏出残存している薬液を吸引して除去、②局所冷却もしくは保温、③必要に応じ形成外科処置となります。

■心不全

薬によっては心臓の筋肉（心筋）がダメージを受け、狭心症や心筋梗塞、うっ血性心不全、不整脈などのさまざまな副作用を起こすことがあります。これら「心毒性」による症状は、アンスラサイクリン系抗がん剤によくみられます。

■晩期障害

1．生殖障害

放射線治療を含めたがん治療は、一過性、あるいは永久的に妊孕能の低下を起こしますが、その程度はがん腫、治療時年齢、性腺機能、抗がん剤の種類、治療プロトコールに左右されます。

2．二次発がん

化学療法の二次発がんは、シクロホスファミドを代表とするアルキル化剤、エトポシドの総投与量が多く、長期生存者に認められます。ホジキンリンパ腫治療後、乳がん術後補助化学療法後に急性骨髄性白血病の発症、ホジキンリンパ腫や多発性骨髄腫治療後に非ホジキンリンパ腫の発症が報告されています。原疾患治療後も二次発がんの危険性について認識しておく必要があります。

【参考文献】
1）独立行政法人国立がん研究センターがん対策情報センターがん情報サービス. http://ganjoho.jp/public/statistics/pub/statistics01.html
2）佐々木常雄（編）：がん診療パーフェクト. 羊土社, 東京, 2011.
3）臨床腫瘍学会（監修）：入門臨床腫瘍内科学. 篠原出版社, 東京, 2009.
4）がん診療UP TO DATE編集委員会編著：がん診療 UP TO DATE. 日経BP社, 東京, 2013.
5）国立がん研究センター内科レジデント（編）：がん診療レジデントマニュアル第6版. 医学書院, 東京, 2013.
6）畠 清彦, 他：がんを薬で治す2013年版. 朝日新聞出版, 東京, 2013.
7）岡元るみ子, 佐々木常雄（編）：がん化学療法 副作用対策ハンドブック. 羊土社, 東京, 2010.

3 がんの治療法
⑥集学的治療

宮城県立がんセンター 歯科　臼渕公敏
福島県立医科大学附属病院 臨床腫瘍センター　石田 卓

がんに対する治療は、いわゆる三大治療とされている、
①外科療法
②化学療法
③放射線療法
が中心に行われています。

外科療法、放射線療法などは局所療法であり、化学療法、内分泌療法などは全身療法です。ほかにも内視鏡的治療、免疫療法、温熱療法などが用いられています。

治療には、がんの進行度、種類などに応じて各治療法が単独で選択されることもありますが、よりよい治療成績を上げることを目的として、種類の異なる複数の治療法を組み合わせて実施することも多く、これを「集学的治療」といいます。

局所にとどまる初期のがん以外は、多くのがんで程度の差はあるものの、周辺あるいは全身へ浸潤・進展していきます。

がんの根治を図るには、これら原発病変、周辺局所への浸潤病変、他領域への転移病変におけるすべてのがん細胞を除去することが必要です。

この場合、局所療法である外科療法や放射線治療単独では限界があるため、両者を組み合わせたり、これらに全身療法である薬物療法を組み合わせたりした治療を選択します。この選択には、がん腫の生物学的特性や発生・浸潤部位、薬物療法・放射線治療に対する感受性、患者の全身状態などを考慮して決定されます。

一般的に、集学的治療においては治療内容が高度で治療期間も長く、副作用の頻度や程度も高くなります。多くの診療科や部署にまたがる医療スタッフが関与することになるため、多職種間の円滑なコミュニケーションが重要です。

■ 手術療法と薬物療法との併用

手術療法と薬物療法の組み合わせには、手術の前に行われる術前化学療法（neoadjuvant chemotherapy：NAC）と手術の後に行われる術後化学療法（adjuvant chemotherapy）があります。

1．術前化学療法

術前化学療法は、以下を期待して実施されます。
1）切除不能進行がんに対するダウンステージングを図ることで、切除可能にする。

2）がんの大きさを小さくすることで切除範囲を少なくし（縮小手術）、患部周辺の形態・機能を温存する。
3）全身状態のよい時期に薬物療法を行うことで、検知できない微小転移を根絶する。
4）術前に行った薬物療法の原発病巣での抗腫瘍効果を切除標本によって確認することで、微小転移に対する効果を予測する。

　一方、術前化学療法のデメリットとして次の3点が挙げられます。
1）化学療法が無効であった場合、手術単独で治癒の可能性があった患者が、病変の進行などによって切除不能となってしまうおそれがある。
2）先行する薬物療法の影響により、切除組織による病理学的診断が難しくなることがある。
3）強力な術前化学療法が術後合併症の発症リスクを上げる。

2．術後化学療法

　術後化学療法は、原発巣が手術により切除された後に遺残していると想定されている微小転移に対して、その後の再発を防ぐことを目的に実施されており、術後に再発するリスクの高い腫瘍に用いられます。摘出したがんの病理診断により正確な組織型が確定され、それに合わせた有効な薬物療法レジメンも決められるという利点があります。

■ 放射線治療と薬物療法との併用

　放射線治療と薬物療法の併用は、局所療法である外科療法と薬物療法を併用する場合と同様に、治療時点で確認できない微小転移病巣を薬物療法で治療するために実施します。

　また、抗がん剤はがん細胞に対して放射線感受性を増加させる効果を示したり、細胞動態、細胞周期を変化させたりすることで放射線の局所効果が増強されるという相加・相乗効果が、期待できるといったことが知られています。

　放射線治療と薬物療法の併用順序については、
①照射前薬物療法
②同時化学放射線療法
③照射後薬物療法
に分けられますが、多くの場合は同時に併用します。両者の組み合わせにより、腫瘍に対する効果は強くなりますが、副作用も大きくなるため、適応となる症例の選択が重要です。

■ 手術と放射線療法との併用

　がん腫が放射線治療に対して十分な感受性をもつ場合には、放射線療法は外科療法の欠点を補完できます。放射線と手術の併用療法には、
・同一の病巣に対して実施される場合
・異なる病巣に対して実施される場合
があります。

　同一病巣に対して施行される場合に

は、手術前、術中、術後に放射線を照射する3通りの方法があります。

異なる病巣に対して施行される場合には、主病巣を手術で摘出し、転移病巣に対して放射線治療を施行するケースと、その逆に、主病巣に対して放射線治療を施行し、転移病巣を手術で摘出するケースもあります。

手術前に放射線療法を施行するものを術前照射といい、その目的は大きな腫瘍を縮小させて手術を容易にすることや、放射線により腫瘍の活性を弱めて手術操作による腫瘍の遠隔転移リスクや局所再発リスクを減弱させることなどです。

術後に施行される術後照射は、手術単独では再発リスクが高いがん腫や手術で完全に切除できなかった場合に行われます。

【参考文献】
1）独立行政法人国立がん研究センターがん対策情報センターがん情報サービス最新がん統計
　http://ganjoho.jp/public/statistics/pub/statistics01.html
2）佐々木常雄（編）：がん診療パーフェクト. 羊土社, 東京, 2011.
3）臨床腫瘍学会（監修）：入門臨床腫瘍内科学. 篠原出版新社, 東京, 2009.
4）がん診療UP TO DATE編集委員会編著：がん診療 UP TO DATE. 日経BP社, 東京, 2013.
5）国立がん研究センター内科レジデント（編）：がん診療レジデントマニュアル第6版. 医学書院, 東京, 2013.
6）畠 清彦, 他：がんを薬で治す2013年版. 朝日新聞出版, 東京, 2013.

4 精神腫瘍学（サイコオンコロジー）

北見赤十字病院 緩和ケア内科・腫瘍精神科　**西本武史**

サイコオンコロジーとは

■ サイコオンコロジーの背景

　現在、わが国では、毎年70万人ががんと診断されています。がんと向き合っている患者は248万人を数え、関わりをもつ家族、友人、同僚などを含めると、一生涯がんと無縁でいられる人は少なくなってきました。

　1960年代以降、がん医療を取り巻く社会環境には大きな変化が起こっています。がんの診断・治療の格段の進歩とその知識の普及、知る権利の台頭、リビングウィルなどがそれです。そのようななかで、担当医と看護師のチームのみでがん患者と家族の意向を十分に尊重した医療を実践することは限界に達してきました。こうした要請に応える形で、多職種専門家によるチーム医療、とりわけその基盤となるがんの心理社会的側面を扱う精神腫瘍学（サイコオンコロジー）の誕生が、次第に待ち望まれるようになりました。

　J.C.ホランド医師の手によって、世界初の精神腫瘍学部門が、ニューヨーク市にあるメモリアル・スローン・ケタリングがんセンター病院に誕生したのは1977年のことです。日本でも1995年、国立がんセンター（現がん研究センター）に精神腫瘍学研究部が発足し、以後、全国に精神腫瘍学の波は広がっています。

■ サイコオンコロジーの研究

　日本の精神腫瘍学の研究は、1994年にはじまる厚生省第二次がん克服戦略事業のQuality of Life（QOL）分野のなかで初めて制定されました。2004年の第三次がん戦略事業に引き継がれたおもな研究課題は、がん患者の抑うつ有病率研究、脳画像を用いた病態研究、心理社会的介入方法の開発、コミュニケーション技術、遺族ケア、サバイバーシップなど多岐にわたります。

■ サイコオンコロジーの臨床

　サイコオンコロジーには精神医学や心理学のマインド、心の医療の技術が広くとり入れられ、これからも活用されていくことが大いに期待されています。うつ病、適応障害、せん妄の介入に始まり、医療心理学、QOL、実存的苦痛、集団療法、医療コミュニケーション、チーム医療、在宅医療、デイケア、遺族ケア、地域医療、福祉・介護連携などはとくに精神腫瘍学がかか

わりをもっていくでしょう。精神保健の専門家が参画するがん医療は、わが国の豊かな精神風土が発信していく領域のひとつかもしれません。

サイコオンコロジーの今後

■ サイコオンコロジーと緩和ケアチーム

　サイコオンコロジーは社会の声に呼応して一気に広がったというよりは、ホスピスに続く先駆的医療としてまず迎えられました。ホスピス・緩和ケアチームをもつ病院を中心に、早期からの心のケアの必要性が認識され、終末期医療に従事する医師や看護師の声に後押しされて、徐々に広がっていったといえます。

　次に2002年、精神科医を必須とする緩和ケアチームが緩和ケア診療加算として報酬化されました。これはがん医療におけるリエゾン精神医学の参画が、経済的に評価された画期的なことです。現在では、患者のみならず家族ケアを含めた早期からの緩和ケアの提供、さらには患者が亡くなったあとも遺族ケアという形で継続的なケアを提供していくという理念に沿った緩和ケアチームを導入する総合病院が増えています。

■ サイコオンコロジーとコミュニケーション

　インフォームド・コンセントやQOLの概念の導入以降、患者の意向をまったく無視した延命治療が行われることは少なくなっているでしょう。しかし、医療者の多くは患者や家族の本来の目標や価値観、生活信条などを聞き出す精神療法の基本というべきコミュニケーション技術を学習しておらず、患者・家族のおかれた状況に応じて、意向を尊重した医療を実践しているとはいい難いのが現状です。

　2007年の『がん対策推進基本計画』では取り組むべき施策として、「がん医療における告知等の際には、がん患者に対する特段の配慮が必要であることから、医師のコミュニケーション技術の向上に努める」としています。

　わが国のがん患者が悪い知らせを伝えられる際に、医師に対して望むコミュニケーションは、「SHARE」としてまとめられ、緩和ケア研修会やコミュニケーション技術研修会等で学ぶことができます。

■ サイコオンコロジーと在宅医療

　がん患者の意向調査の結果を踏まえると、住み慣れた家庭や地域で療養しながら生活を送ることができるよう、在宅医療の充実を図ることが求められています。在宅医療では、多職種によるチーム医療や地域医療・福祉・介護モデルが必要不可欠です。在宅死は数％を占めるにすぎませんが、国民の63.3％は在宅療養を希望しています。

　在宅医療は患者の生活全体を見渡したケアが可能であり、自宅での生活は

痛みの閾値を下げ、社会的苦痛やスピリチュアルペインにも対応しやすいとされています。また、看護・介護する家族にとって、その行為自体が家族ケア・グリーフケアに繋がるといえるでしょう。

いつでも、どこでも、質の高い「切れ目ないケア」を提供するため、今後、多くの精神保健の専門家の参画が期待されています。

【参考文献】
1) 内富庸介, 小川朝生（編）：精神腫瘍学. 医学書院, 東京, 2011.
2) Fujimori M, et al: J Clin Oncol. 2014. Jul 10: 32(20): 2166-72.
3) 厚生労働省：終末医療に関する調査. 2008.

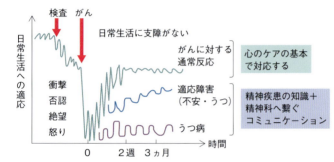

図❶ がん告知後の心の反応とその対応。通常は2週間程度で日常生活のレベルに戻る一方、専門医へ繋がなければいけないケースもある

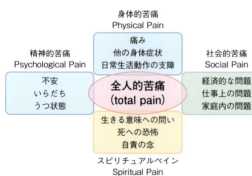

図❷ 全人的苦痛のモデル。身体的苦痛のみならず、精神的、社会的、さらにはスピリチュアルな苦痛までトータルケアが重要である

表❶ がん患者の適応障害・うつ病の有病率および危険因子（国立がんセンター）。病期や再発などの症状だけでなく、身体的機能（PS）やサポートの乏しさが、適応障害・うつ病の危険因子であることがわかる

がんの部位・病期	調査時期	症例数	精神症状（%） 適応障害	うつ病	適応障害・うつ病の危険因子
早期肺がん	術後1ヵ月	223	5	4	サポートに対する低い満足感
進行肺がん	がん診断後、初期治療前	129	14	5	若年(65歳未満)、痛み
頭頸部がん	がん診断後、初期治療前	107	13	4	病期(進行がん)、独居
早期乳がん	術後	148	18	5	悲観的なコーピング、健康に問題がある子どもの存在
再発乳がん	初回再発後3ヵ月	55	35	7	早期再発(24ヵ月未満)
進行肺がん	がん診断後6ヵ月	89	15	4	低い身体的機能
終末期がん	死亡前約3ヵ月	209	16	7	低いPS、他者への重荷になっているという懸念、サポートに対する低い満足感

5 がん患者の全身状態の評価

福井大学医学部附属病院 がん診療推進センター　片山寛次

　がん患者を診療する際には、まず全身状態を評価して把握することが大切です。がん患者といっても、がんと診断されて治療前の検査段階から、根治的治療が行われて経過観察中であったり、再発して緩和医療が中心となっている症例まで、いろいろな状態があります。がんの病期やそれぞれのがんの特殊性を理解したうえで、個々の患者の状態を把握しなければなりません。がん医療の発展に伴い、多くの患者ががんを克服していたり、在宅で治療しながら社会生活を送っていること、運悪く再発しても、QOLの維持を目的としたがん治療や緩和的医療が広く行われていることを知ってください。

　本稿では、がんの病期、全身状態の評価、栄養状態の評価について記述します。

がん患者とは

　よく誤解されることは、既往歴にがんの病名があったり現在治療中ということだけで、すぐに終末期にあると判断したり、特殊な対応が必要で対処が困難と考えたりすることです。表❶にがんの部位別臨床病期別5年生存率を示します。日本人で多い5大がんのうちで、胃がん、大腸がんの5年生存率は、早期がんではほぼ全例が治癒し、手術を行った症例で70％以上が克服しています。乳がんでは92％にもなります。予後の悪い肺がんでも手術を行った症例の半分近くは5年生存を得ていて、わが国の全がん症例の5年生存率は56.9％です[2]。したがって、現在がん治療後の経過観察中の多くの方々には、普通の人として対応するべきです。

表❶　全がん協による部位別臨床病期別5年相対生存率（2001〜2003年症例）
（参考文献[1]より引用改変）

部位	5年生存率(％)						手術率(％)	症例数
	Ⅰ	Ⅱ	Ⅲ	Ⅳ	全症例	手術例		
食道がん	75.4	43.2	23.6	11.6	38.4	53.4	50.3	1,843
胃がん	97.0	68.0	44.6	7.5	70.4	80.1	85.7	12,105
大腸がん	98.7	85.3	76.2	15.0	73.4	76.9	93.7	8,852
肝がん	55.9	41.7	16.4	7.1	32.1	50.7	29.4	1,117
膵がん	31.9	12.5	5.3	1.4	6.8	15.8	37.8	827
肺がん	80.4	41.4	21.4	4.9	40.6	70.4	46.4	6,300
乳がん(女)	98.9	93.9	74.8	35.0	90.0	92.2	5.1	11,569

治療中の症例では、治療法によっては出血傾向や易感染性があるため、必要があれば担当医に相談ください。

バイタルサイン

バイタルサインとは、人の生理的状態を客観的に示すもので、基本的に体温、呼吸、脈拍、血圧などの徴候から総合的に判断します。

■ 体温

一般的には腋下・口腔・直腸で測定します。臨床的には37℃を基準にしていますが、体温が高いかどうかの判断はその人の平熱を基準にします。ただし、多くの人は体温計を腋窩の前から後方にむけて測定しており、実際は測温部が背側に出ていて、自分を低体温症と信じていることが多いので、腋窩の血管方向に上方向に向けて正確な位置で測定することを指導します。

■ 呼吸

呼吸数、リズム、深さ、呼吸音の聴取、呼吸が努力様かどうか、顔色、口唇色、爪の色等も観察します。

■ 脈拍

指先でその背景にある心臓の状態を知るということです。基本的には橈骨動脈（手首にある動脈）で測定します。脈拍数、リズム不正の有無が重要です。できるだけ安静時に測定します。

■ 血圧

脈拍と同様に心臓の状態を知るために重要です。脈拍と血圧は、心不全を合併している患者ではとくに重要な指標です。

■ 経皮的動脈血酸素飽和度測定（SpO_2）

パルスオキシメーターの測定部で指先を挟むことで、痛みを伴わずに血中の酸素の量と脈拍を測定します。正常値は95～98％とされています。90～95％の場合は要注意、90％以下は何らかの対処が必要です。

■ 意識状態

名前を呼ばれて応答できるか。日中にもかかわらず「ウトウト」していないか、めまい、ふらつきがないかなどを評価します。

ADL

ADL（Activities of Daily Living）は、一般的には『日常生活動作』と訳され、日常生活を営むうえで普通に行う行為、行動のことです。具体的には、食事や排泄、整容、移動、入浴等の基本的な行動を指します。

■ 日常生活動作の問診と観察

1．経口摂取量と栄養

食事を規則正しく十分摂取できるかどうかは、全身状態の維持とともに、感染予防にも大切です。以下の問診、観察と記録が大切です。

①毎日の食事量の変化
②食欲、吐き気の有無とその期間
③嚥下困難、むせの有無

④水分の摂取量

⑤浮腫の有無

すね、側腹部、仙骨部などを5秒ほど指で押して、皮膚のへこみが残る。

⑥脱水徴候

皮膚をつまみあげて、そのしわがもどらない（ハンカチ徴候）、眼窩が落ち窪んでいる、など。

⑦皮下脂肪や筋肉量の低下

触診や上腕三頭筋皮下厚、上腕周囲長から計算、CT撮影像や超音波エコーから測定、握力測定、など。

⑧口内炎、歯肉炎、舌炎の有無

⑨体重の変化

最低でも月に1回は測定する。

⑩高年齢で残存歯が少なく義歯を使用している場合、義歯はあっているか

2．排便排尿

日常の排泄状態を観察し、異常の早期発見が重要です。

①排尿異常の有無

尿量（1日量と1回量）の変化、回数、色、浮遊物の有無、においの変化、残尿感、排尿困難、尿失禁、など。

②排便異常の有無

便量（1回量）、形状（普通便、軟便、泥状便、水様便）、回数、色、臭気の変化、血液混入（下血）、不消化便、腹部膨満、残便感、など。

3．睡眠

①本人の訴えから睡眠状態を知る

寝付きが悪い、睡眠時間が短い、眠

表❷　全身状態の評価：Performance Status（PS）
（参考文献[3]）より引用改変）

Grade	Performance Status
0	無症状で社会活動ができ、制限を受けることなく、発病前と同等にふるまえる
1	軽度の症状があり、肉体労働は制限を受けるが、歩行、軽労働や坐業はできる（例えば軽い家事、事務など）
2	歩行や身の周りのことはできるが、時に少し介助を要することもある。軽労働はできないが、日中の50％以上は起居している
3	身の周りのある程度のことはできるが、しばしば介助を要し、日中の50％以上は就床している
4	身の周りのこともできず、常に介助を要し、終日就床を必要としている

りが浅い、昼間ボーッとする、など。

②不安・悩み・孤独感・ストレスの有無

4．運動、作業

①可能な運動量の変化

X階まで歩いて上がれる、Yメートルなら休まず歩ける、1日の半分以上横になっている、など。

②作業可能内容の変化

肉体労働、事務仕事、家事、身の回りのことだけ、など。

ADLの評価指標

日常生活動作、ADLを評価し記録するには、目的に応じていくつかの指標があります。よく用いられる指標を以下に示します。

がん治療を開始、継続する際に耐用性の指標としてPerformance Status（PS）がもっとも用いられています（表❷）。また、全身状態のより詳しい評価としてKarnofsky Performance Scale（KPS）があります（表❸）。これは、患者本人のADLに加えて介助の必要度を評価するもので、緩和ケアの分野

表❸ Karnofsky Performance Scale(KPS)
(参考文献[4]より引用改変)

	症状	介助の要、不要
100%	正常、臨床症状なし	正常な活動可能、特別のケアを要していない
90%	軽い臨床症状あるが、正常の活動可能	
80%	かなり臨床症状あるが、努力して正常の活動可能	
70%	自分自身の世話はできるが、正常の活動・労働することは不可能	労働不可能、家庭での療養可能、日常の行動の大部分に病状に応じて介助が必要
60%	自分に必要なことはできるが、ときどき介助が必要	
50%	病状を考慮した看護および定期的な医療行為が必要	
40%	動けず、適切な医療および看護が必要	自分自身のことをすることが不可能。入院治療が必要で、疾患が急速に進行していく時期
30%	まったく動けず、入院が必要だが死はさしせまっていない	
20%	非常に重症、入院が必要で精力的な治療が必要	
10%	死期が切迫している	
0%	死	

表❹ ASA分類
(参考文献[4]より引用改変)

	症状
1度	手術対象となる疾患以外に、全身的に疾患がない。手術対象の疾患は局所的で、全身障害を起こさない
2度	軽度ないし中等度の全身疾患を有する
3度	重篤の全身疾患を有する
4度	重篤な全身疾患を有して、生命の危険な状態
5度	死に至る状態で、24時間以内の生存の可能性はほとんどないが手術を受ける

表❺ 機能的自立度評価表。1983年にGrangerらによって開発されたADL評価法(FIM:Functional Independence Measure)。とくに介護負担度の評価が可能であり、数あるADL評価法のなかでも、もっとも信頼性と妥当性があるといわれ、リハビリの分野などで幅広く活用されている。1週間以内にFIM得点が10以上低下するような状態を、"急性増悪"とみなす(参考文献[5]より引用改変)

運動項目 (13〜91)	セルフケア(42)	A) 食事(箸、スプーン)	1〜7
		B) 整容	1〜7
		C) 清拭	1〜7
		D) 更衣(上半身)	1〜7
		E) 更衣(下半身)	1〜7
		F) トイレ	1〜7
	排泄(14)	G) 排尿コントロール	1〜7
		H) 排便コントロール	1〜7
	移乗(14)	I) ベッド、椅子、車椅子	1〜7
		J) トイレ	1〜7
		K) 浴槽、シャワー	1〜7
	移動(14)	L) 歩行、車椅子	1〜7
		M) 階段	1〜7
認知項目 (5〜35)	コミュニケーション(14)	N) 理解(聴覚、視覚)	1〜7
		O) 表出(音声、非音声)	1〜7
	社会認識(21)	P) 社会的交流	1〜7
		Q) 問題解決	1〜7
		R) 記憶	1〜7
		合計	18〜126

自立	7:完全自立
	6:修正自立(補助具使用)
部分介助	5:監視
介助あり	4:最小介護(患者自身で75%以上)
	3:中等度介助(患者自身で50%以上)
完全介助	2:最大介助(患者自身で25%以上)
	1:全介助(患者自身で25%未満)

でよく使われ、生命予後判定の因子としても使われます。

表❹に、ASA(American Society of Anesthesiologists:アメリカ麻酔学会)の分類を示します。この分類は、手術を予定するにあたって評価される、術前の全身状態評価表です。4度では手術以外に救命できない状態でのみ十分な説明と同意のもとで行う、5度では手術は適応外となります。

表❺に、機能的自立度評価表(FIM:Functional Independence Measure)を示します。とくに介護負担度の評価が可能であり、数あるADL評価法のなかでももっとも信頼性と妥当性があるといわれ、リハビリの分野などで幅広く活用されています。リハビリの効果判定や在宅移行の指標として重要で、

表❻　機能的評価：バーセルインデックス（Barthel Index）。自立度に応じて点数を設定しており、完全に自立している場合は100点になる。目安として、総合点数が40点以下ならほぼすべての項目に介助が必要、60点以下では起居移動動作を中心に介助が必要だと推測することができる（参考文献[6]より引用改変）

	点数	質問内容	得点
1）食事	10	自立、自助具などの装着可、標準的時間内に食べ終える	
	5	部分介助（たとえば、おかずを切って細かくしてもらう）	
	0	全介助	
2）車椅子からベッドへの移動	15	自立、ブレーキ、フットレストの操作も含む（非行自立も含む）	
	10	軽度の部分介助または監視を要する	
	5	座ることは可能であるがほぼ全介助	
	0	全介助または不可能	
3）整容	5	自立（洗面、整髪、歯磨き、ひげ剃り）	
	0	部分介助または不可能	
4）トイレ動作	10	自立（衣服の操作、後始末を含む、ポータブル便器などを使用している場合はその洗浄も含む）	
	5	部分介助、体を支える、衣服、後始末に介助を要する	
	0	全介助または不可能	
5）入浴	5	自立	
	0	部分介助または不可能	
6）歩行	15	45m以上の歩行、補装具（車椅子、歩行器は除く）の使用の有無は問わず	
	10	45m以上の介助歩行、歩行器の使用を含む	
	5	歩行不能の場合、車椅子にて45m以上の操作可能	
	0	上記以外	
7）階段昇降	10	自立、手すりなどの使用の有無は問わない	
	5	介助または監視を要する	
	0	不能	
8）着替え	10	自立、靴、ファスナー、装具の着脱を含む	
	5	部分介助、標準的な時間内、半分以上は自分で行える	
	0	上記以外	
9）排便コントロール	10	失禁なし、浣腸、坐薬の取り扱いも可能	
	5	ときに失禁あり、浣腸、坐薬の取り扱いに介助を要する者も含む	
	0	上記以外	
10）排尿コントロール	10	失禁なし、収尿器の取り扱いも可能	
	5	ときに失禁あり、収尿器の取り扱いに介助を要する者も含む	
	0	上記以外	
		合計点	点

　1週間以内にFIM得点が10以上低下するような状態を、"急性増悪"とみなすことができます。

　他に機能的評価としては、やや簡便なバーセルインデックス（Barthel Index）が広く用いられています（**表❻**）。自立度に応じて点数を設定してあり、完全に自立している場合を100点とし、総合点数が40点以下ならほぼすべての項目に介助が必要、60点以下では起居移動動作を中心に介助が必要だと推測できます。

　身体機能的評価も重要ですが、リハビリや在宅移行などに重要な要素は患者本人の意欲です。**表❼**に、意欲の指標、Vitality Index[7]を示します。日常生活の自立に向けた意欲を10点満点で評価できます。

表❼　意欲の指標（Vitality Index）（参考文献[7]より引用改変）

	点数	質問内容	得点
1）起床	2	いつも定時に起床している	
	1	起こさないと起床しないことがある	
	0	自分から起床することはない	
2）意思疎通	2	自分から挨拶する、話し掛ける	
	1	挨拶、呼びかけに対して返答や笑顔が見られる	
	0	反応がない	
3）食事	2	自分から進んで食べようとする	
	1	促されると食べようとする	
	0	食事に関心がない、全く食べようとしない	
4）排泄	2	いつも自ら便意尿意を伝える、あるいは自分で排尿、排便を行う	
	1	時々、尿意、便意を伝える	
	0	排泄に全く関心がない	
5）リハビリ・活動	2	自らリハに向かう、リクレーションに積極的に参加することを求める	
	1	促されて向かう	
	0	拒否、無関心	

表❽　Mini-Mental State Examination（MMSE）。アルツハイマー型認知症などの疑いがある被験者のために作られた簡便な検査方法で、被験者に対する口頭による質問形式（各質問に点数があり、30点満点で判定）（参考文献[8]より引用改変）

設問	質問内容	得点
①（計5点）	今年は何年ですか（1点） 今の季節は何ですか（1点） 今日は何曜日ですか（1点） 今日は何月（1点）何日（1点）ですか	
②（計5点）	この病院の名前は何ですか（1点） ここは何県ですか（1点） ここは何市ですか（1点） ここは何階ですか（1点） ここは何地方ですか（例：関東地方）（1点）	
③（正答1個につき1点：計3点）	相互に無関係な物品3個の名前を、検者が1秒間に1個ずつ言い、その後、患者さんに繰り返してもらう。3例すべて言うまで繰り返してもらう（6回まで）	
④（正答1個につき1点：計5点）	100から順に7を引き答えさせる（5回まで） あるいは「フジノヤマ」を逆唱してもらう	
⑤（正答1個につき1点：計3点）	3で示した物品名を再度復唱してもらう	
⑥（計2点）	（時計を見せながら）これはなんですか（1点） （鉛筆を見せながら）これはなんですか（1点）	
⑦（計1点）	次の文章を繰り返し言ってもらいます 「みんなで力をあわせて綱を引きます」	
⑧（計3点）	（患者に3段階の指示をする） 「右手にこの紙を持ってください」（1点） 「それを半分に折りたたんでください」（1点） 「机の上に置いてください」（1点）	
⑨（計1点）	（次の文章を読んでその指示に従ってもらう） 「目を閉じてください」	
⑩（計1点）	（口頭で指示する） 「何か文章を書いてください」	
⑪（計1点）	「下の図形と同じものを書いてください」	

合計得点／30

表❾　主観的包括的評価(SGA)

A．病歴		
①体重の変化	過去6ヵ月の体重減少：	kg　（減少率：　　％）
	過去2週間の変化：□増加　　□無変化　　□減少	
②食物摂取の変化	□無変化	
	変化：期間（　　　）週　（　　　　　　　　　　　　　　　　）	
	タイプ：□不十分な固形食　□液体食　□絶食	
③消化器症状	□なし　　□悪心　　□嘔吐　　□下痢　　□食欲不振	
④生活機能状態	□機能不全なし	
	□機能不全：期間（　　）週　（　　　　　　　　　　　　　）	
	タイプ：□日常生活可能　　□歩行可能　　□寝たきり	
⑤疾患と栄養必要量の関係	初期診断：	
	代謝亢進に伴う必要量／ストレス：□なし　□軽度　□中等度　□高度	
B．身体(スコア表示：0＝正常、1＝軽度、2＝中等度、3＝高度)		
皮下脂肪の喪失(三頭筋部胸部)		
筋肉喪失(四頭筋、三角筋)		
浮腫		
C．主観的包括的評価		
栄養状態良好：A　中等度の栄養不良：B　高度の栄養不良：C		

また認知度の評価として、Mini-Mental State Examination（MMSE）がありますが、アルツハイマー型認知症などの疑いがある被験者のために作られた簡便な検査方法で、被験者に対して口頭による質問を行い、30点満点で評価します（**表❽**）。27点以上が正常、21点以下は認知症が疑われます。

栄養状態

栄養状態の維持・改善は、すべての医療の基本です。栄養の低下は免疫能、治癒力、体力すべての低下に繋がり、手術や薬物治療、放射線治療のいずれも副作用ばかりで効果は得られません。まず栄養状態のスクリーニングにより低栄養症例を抽出し、次に評価を正確に行い、必要なら栄養療法を施行して継続的に栄養評価を繰り返しながら、もっとも効果のある栄養法を選択することが求められます。以下に重要な栄養評価法について記載します。

SGA

SGA（Subjective Global Assessment：主観的包括的評価）は、問診と簡単な触診だけで栄養不良症例をスクリーニングする方法で、体重の長期的と短期的減少率、2週間以上続く消化器症状や食欲、食物の変化、筋肉や脂肪のつき具合、浮腫の有無から栄養状態を評価し、A（栄養良好）、B（軽度の栄養障害、今後の病態の推移や手術企図の場合は栄養管理）、C（ただちに栄養管理開始）に分類します（**表❾**）。精密さに欠けるようですが、評価を繰り返すことで評価者の精度は十分に向上します。**表❿**には、身体観察による栄養状態評価を示しました。

ODA

ODA（Objective Data Assessment：客観的データ栄養評価）は、身体計測、生化学的検査、免疫能検査など客観的

表⓾ 身体観察による栄養状態評価。注意深い観察を行うことにより、これほど多くの栄養素欠乏が評価できる

体格	骨格異常	ビタミンD欠乏（くる病、骨軟化症）、やせ・肥満
皮膚・頭髪・爪	皮膚異常	各種ビタミン・微量元素欠乏、脱水、必須脂肪酸欠乏、カロテン過剰（柑皮症）
	頭髪	タンパク質・ビタミンB12・銅欠乏（脱色）、タンパク・亜鉛欠乏（脱毛傾向）
	爪	タンパク欠乏（爪甲に横溝）、鉄欠乏性貧血（スプーン様の爪）
	褥瘡	タンパク・亜鉛欠乏
眼瞼・眼球	黄色腫	高脂血症
	眼球陥凹	高度の脱水・消耗性疾患
	結膜の異常	貧血（眼瞼結膜）、黄疸（眼球結膜）
舌・咽頭・口腔・口唇	口角の亀裂・びらん	ビタミンB群欠乏
	口唇の色素沈着	遺伝性消化管ポリープ症
	舌	鉄欠乏性貧血（萎縮）、ビタミンB群欠乏（舌炎）
四肢	浮腫	低タンパク血症、心不全、腎障害
	骨格異常	ビタミンD欠乏（くる病、骨軟化症）
	その他	糖尿病性壊疽、痛風結節

表⓫ 客観的栄養評価（ODA）

身体計測	生化学的検査		免疫能検査
体重	血液	血漿タンパク（TP、Alb）	総リンパ球数（TLC）
身長		Rapid Turnover Protein（PA、Tf、RBP）	遅延型皮内反応（ツベルクリン反応、カンジダ皮膚反応、ムンプスウイルス皮膚反応）
TSF（上腕三頭筋皮下脂肪厚）		血漿アミノグラムなど	
AC（上腕周囲）		T-Cho、TG、ChEなど	
AMC（上腕筋周囲）	尿	尿中総窒素→N-バランス	
		クレアチニン身長係数	

表⓬ 体重とその変化。体重の推移は、1週間、1ヵ月、半年で聞く。半年で5％の減少は要注意、1週間で5％の減少は重症栄養障害を示す

肥満指数（Body mass index：BMI）	
BMI=体重（kg）／（身長m）^{2}	18.5未満：やせ 18.5≦〜<25：普通体重
理想体重（Ideal body weight：IBW）・%IBW	
IBW=（身長m）^{2}×22	80〜90％：軽度栄養障害 70〜79％：中等度栄養障害 70％以下：高度栄養障害
%IBW=実測体重／IBW×100	
%通常体重（% Usual body weight：UBW）	
%UBW=実測体重／通常時体重×100	85〜90％：軽度栄養障害 75〜84％：中等度栄養障害 74％以下：高度栄養障害
%体重変化	
%体重変化＝（UBW−実測体重）／UBW×100	

なデータからの栄養評価です（表⓫）。体重は、健康時の体重が基本ですが、それがわからないときには、身長から計算した標準体重を用いて必要カロリーの計算などに用います。体重の変動は、もっとも大切な栄養指標といえます。この1週間、1ヵ月、半年の体重の推移を聞き、半年で5％の減少は要注意ですが、1週間で5％の減少は重症栄養障害を示します（表⓬）。

■ アルブミンとRTP

アルブミンとRTP（Rapid turnover protein）の半減期とその欠乏の判定基準を表⓭に示します[9]。アルブミンはタンパク合成能のよい指標ですが、血中半減期が3週間と長く、その時点での栄養状態を反映しないという欠点があります。そこで、栄養療法の評価として、半減期の長いRTPの測定が行われています。トランスフェリン（Tf）は、半減期7日で従来からRTPとして使われています。鉄欠乏性貧血の際には高く出るのが欠点です。レチノール結合タンパク（RBP）は、半減

表⓭ 生化学的指標(血清タンパク濃度)、アルブミンとRTP(Rapid turnover protein)の半減期とその欠乏の判定基準を示す(参考文献9)より引用改変)

指標	半減期	欠乏判定基準	指標の意味
アルブミン(Alb)	21日	3.5〜4.9g/dL 3.4〜3.1g/dL：軽度 3.0〜2.5g/dL：中等度 2.4g/dL以下：高度	・血清タンパクの60％を占める ・普遍的な臓器タンパク質量の推定に有用 ・血管外プールが大きい
トランスサイレチン(TTR) (プレアルブミン：PA)	1.9日	男：23〜42mg/dL 女：22〜34mg/dL 21〜11mg/dL：軽度 10〜6mg/dL：中等度 5mg/dL以下：高度	・サイロキシンを運搬 ・タンパク質の摂取状況で変動 ・術後栄養評価、栄養管理の効果判定に有用
レチノール結合タンパク(RBP)	0.5日	男：3.6〜7.2mg/dL 女：2.2〜5.3mg/dL 2.1〜1.6mg/dL：軽度 1.5〜1.1mg/dL：中等度 1.0mg/dL以下：高度	・レチノールを運搬 ・V.A欠乏症、肝疾患で低値 ・慢性腎不全、脂肪肝で高値 ・術後栄養評価に有用
トランスフェリン(Tf)	7日	男：190〜300mg/dL 女：200〜340mg/dL 190〜151mg/dL：軽度 150〜101mg/dL：中等度 100mg/dL以下：高度	・肝臓で合成される糖タンパク ・約1/3は鉄と結合 ・ネフローゼ症候群、肝疾患、炎症で低値 ・鉄欠乏性貧血で高値

表⓮ タンパク代謝動態の各種指標

クレアチニン身長係数(CHI：Creatinine Height Index)
筋タンパク量の指標CHI(%)＝〔24hr尿中Cre(mg)／理想体重 24hr尿中Cre(mg)*〕×100 (*：男性23mg/kg理想体重　女性18mg/kg理想体重) 60〜80％：中等度低栄養状態、60％以下：高度低栄養状態
窒素平衡(N-balance)
正であればタンパクの同化、負であれば異化を示す N-balance＝タンパク摂取量(g/日)／6.25−尿中窒素排泄量*(g/日)−3
総コレステロール(T-Cho)、中性脂肪(TG)
低栄養、甲状腺機能亢進症、重症肝障害などで低下 基準値：T-Cho　220mg/dL未満、TG　40〜150mg/dL
コリンエステラーゼ(ChE)
肝でのタンパク代謝能の指標　基準値：172〜457IU/L(P-HBC法)

期は半日ときわめて鋭敏にタンパク合成能を反映するので術後栄養評価に有用ですが、ビタミンA欠乏症、肝疾患で低値となり、慢性腎不全、脂肪肝で高値を示します。トランスサイレチン(TT)は、かつてプレアルブミン(PA)と呼ばれていました。半減期1.9日で、タンパク質の摂取量で変動し、術後栄養評価や栄養管理の効果判定にとても有用です。

タンパク代謝動態

表⓮に、タンパク代謝動態の各種指標を示します。クレアチニン1mgは20gの筋肉すなわち4gの筋タンパクに相当します。その尿中排泄は、全身の筋肉量と相関し、筋タンパク量を推定する指標として用いられます。クレアチニン身長係数は、患者の24時間クレアチニン排泄量と理想体重あたりのクレアチニン排泄量の比(％)で、筋タン

表⓯　総合的栄養評価指標

消化器手術の予後予測指数（PNI：prognostic nutritional index）[Buzby：1980]
PNI＝158－（16.6×Alb）－（0.78×TSF）－（0.2×Tf）－（5.8×DCH）
PNI＜40：low risk、40≦PNI＜50：intermediate、50≦PNI：high risk
胃がん患者に対する栄養学的手術危険指数（NRI：nutritional risk index）[佐藤真：1982]
NRI＝（10.7×Alb）＋（0.0039×TLC）＋（0.11×Zn）＋（0.044×Age）
60≦NRI：low risk、NRI≦55：high risk
食道がん患者に対する栄養評価指数（NAI：nutritional assessment index）[岩佐正人：1983]
NAI＝（2.64×AC）＋（0.6×PA）＋（3.76×RBP）＋（0.017×PPD）－53.8
60≦NAI：good、NAI＜40：poor
ステージⅣ消化器がん患者に対するPNI［小野寺時夫、他：1984］
PNI＝（10×Alb）＋（0.005×TLC）
PNI≦40：切除・吻合禁忌、40＜PNI：切除・吻合可能
肝障害合併例に対するPNIS：prognostic nutritional index for surgery［東口髙志、他：1987］
PNIS＝－0.147×体重減少率＋0.046×身長体重比＋0.010×TSF比＋0.051×ヘパプラスチンテスト
PNIS＜5：合併症発生、5≦PNIS＜10：移行帯、10≦PNIS：合併症なし

パク量の指標として用いられます。タンパク質やアミノ酸は窒素を含みます。余剰の窒素や窒素の代謝産物は尿中に排泄されるので、尿中窒素排泄量と投与したタンパク質、アミノ酸由来の窒素量から窒素平衡が計算できます。尿中窒素排泄量は尿素窒素で代用されることが多く、糞便中の窒素を考慮した簡易式が用いられます。窒素平衡が正であればタンパクの同化、負であれば異化を示します。コリンエステラーゼはアルブミンと同様肝臓だけで産生され、両者の値はほぼ平行し、また、プロトロンビン時間とも一致します。半減期は10日と短いのでRTPと同じように、その時点でのタンパク合成、栄養管理評価ができます[10]）。

■ 総合的栄養評価指標

　複数の栄養指標を組み合わせて、外科手術を受ける患者の手術危険度や予後を推定する数式が考案されてきました。1980年にBuzbyらが消化器手術を受ける患者を対象とした栄養指数を提唱したことに端を発し、わが国でも、胃がん患者、食道がん患者、StageⅣの消化器がん患者などを対象とした栄養指数が考案されてきました（表⓯）。これらの指数は、臨床現場で術後合併症の発生防止や回復の目安として使用されています。

がんの病期

　がん患者がよりよい人生を送ることを援助するために、その患者が担がん患者としてのどの時期にあるかを理解しなければなりません。

　がんが発見された場合、その臨床病期を画像検査や内視鏡検査、血液検査、病理学的検査等で評価します。病期によって、すぐに切除手術を行う場合、化学療法（抗がん剤や分子標的薬による治療）や放射線治療を行ったうえで

手術する場合、切除手術は適応とならずに、化学療法や放射線治療、消化管バイパス手術などの呼息的手術を行う場合、緩和的治療だけを行う場合、などと選択が行われます。

　一般に、がんは手術ですべて切除できれば、それがもっとも治癒や長期生存に繋がります。わが国ではほとんどのがんに、それぞれの学会が作成したがん取り扱い規約があり、それによって臨床病期を評価しています。国際的には、国際対がん連合（UICC）が作るTNM分類も広く使われています。

　T：原発巣の大きさと進展度を表し、T1〜4までの4段階、N：所属リンパ節への転移状況で、転移のないものをN0とし、第一次リンパ節、第二次リンパ節への転移、周囲への浸潤の有無からN3までの段階に分けます。M：遠隔転移の有無を表し、遠隔転移がなければM0、あればM1とします。

　以上を指標として病期（Stage）をⅠ〜Ⅳまでの4期に分け、記述する際には「T2N1M0」のように記述します。実際には各悪性腫瘍ごとに、独自の分類を定めています。**表❶**の病期もTNMで表しています。

　わが国では、多くの施設で各臓器がんを担当する学会が作成したがん取り扱い規約を用いており、各学会は各臓器がんの診療指針を示した診療ガイドラインも出版しています。これには医療者用だけでなく、患者用もありますので参照してください。

終末期における予後評価

　がんに対する積極的治療法がなくなった場合や、QOLを考慮して積極治療を終了した場合以降を「終末期」と呼びます。ここで重要なことは、終末期を栄養管理等の最良のサポートケア（Best support care：BSC）の対象外としないことです。BSCを行った場合の生命予後が、月単位（終末期前期）であるか、週単位（同中期）か、日単位（同末期）かを評価し、前期なら外科的治療を含む積極的BSCの適応と考えるべきです[11]。そのため、緩和ケアチームには、栄養管理サポートチーム（NST）のメンバーと外科医の存在が重要です。経口摂取が困難で、中心静脈栄養や経腸栄養などの積極的栄養管理を行っても、がんが進行して終末期の末期になれば、代謝効率が低下し炎症が亢進する、いわゆる悪液質状態になれば栄養投与は効果なく、むしろQOLの障害になります。

　そこで、ある時期で栄養ケアのギアチェンジが必要になります。患者の生命予後の予測が必要になります。**表⓰**にPalliative Prognostic Score（PPS）を示します。データとして**表❸**のKarnofsky Performance Scaleを利用します。臨床的な予後の予測が得点の

表⓰ Palliative Prognostic Score（PPS）。臨床的な予後の予測が得点の多くを占めるため客観性は小さいが、予測精度が高いといわれる

臨床的な予後の予測	1～2週	8.5
	3～4週	6.0
	5～6週	4.5
	7～10週	2.5
	11～12週	2.0
	>12週	0.0
Karnofsky Performance Scale	10～20	2.5
	≧30	0.0
食欲不振	あり	1.5
	なし	0.0
呼吸困難	あり	1.0
	なし	0.0
白血球数（/㎣）	>11000	1.5
	8501～11000	0.5
	≦8500	0.0
リンパ球（%）	0～11.9	2.5
	12～19.9	1.0
	≧20	0.0

得点	30日生存確率	生存期間の95%信頼区間
0～5.5点	>70%	67～87日
5.6～11点	30～70%	28～39日
11.1～17.5点	<30%	11～18日

多くを占めるため、客観性は小さいですが、ギアチェンジが必要な終末期後期の予測精度が高いのが特徴です。

終末期の日常生活動作、ADLを評価するには、Karnofsky Performance Scaleとともに、それを緩和ケア施設向けに改良したPalliative Performance Scale（表⓱）が使われています。測り方は左端の起居から始め、上から下にレベルを見ていき、パーセンテージを決めます。同様に次に活動と症状をみていき、上記の5つの各項目のPPSレベルを最終PPSレベルを算出する前に行います。また、左端がこのスケールのなかでもっとも重要であり、活動と症状が次に大事な項目として扱われます。左側から右側にPPSの5つのスケールの重要度が順に並べられています。

これを用いた予後指標が、Palliative Prognostic Indexです（表⓲）。客観症状に基づいて予測するため客観性は高いのですが、長期予後の予測精度は低いといわれており、終末期末期に入るところの、3週間生存の予測に用いられます。評価法は、合計得点が6より大きくなった場合、患者が3週間以内に死亡する確率は、感度80%、特異度85%です。

まとめ

多くのがん患者は、普通の生活を送ることができています。その全身状態の評価は、通常と変わりません。生活動作だけでなく、精神的評価も重要です。がん患者であっても、治療中の患者でのみ、免疫不全や出血傾向などに注意を要します。栄養管理はとくに重要で、経口摂取できなくても経腸栄養が生理的で有効です。栄養障害があってはいかなる治療も奏効しません。終末期であっても、QOLの維持のためにその時期に応じたケアが求められ、そのための全人的評価が必要です。

【参考文献】
1) 全国がん（成人病）センター協議会ホームページ（http://www.zengankyo.ncc.go.jp）
2) 公益財団法人がん研究振興財団：がんの統計2011. 公益財団法人がん研究振興財団, 2011.
3) 日本臨床腫瘍研究グループ（JCOG）ホームペー

表⓱ Palliative Performance Scale

	起居	活動と症状	ADL	経口摂取	意識レベル
100	100％起居している	正常の活動が可能 症状なし	自立	正常	清明
90		正常の活動が可能 いくらかの症状がある			
80		いくらかの症状はあるが、努力すれば正常の活動が可能			
70	ほとんど起居している	何らかの症状があり、通常の仕事や業務が困難		正常または減少	
60		明らかな症状があり、趣味や家事を行うことが困難	時に介助		
50	ほとんど座位か横たわっている		しばしば介助		清明または混乱
40	ほとんど臥床	著明な症状があり、どんな仕事もすることが困難	ほとんど介助		
30				減少	清明または混乱または傾眠
20	常に臥床		全介助	数口以下	
10				マウスケアのみ	傾眠または昏睡

表⓲ Palliative Prognostic Index。客観症状に基づいて予測するため客観性は高いが、長期予後の予測精度は低い。3週間生存の予測に用いる

Palliative Performance Scale	10〜20	4.0
	30〜50	2.5
	≧60	0.0
経口摂取量	著明に減少（数口以下）	2.5
	中程度減少（減少しているが数口よりは多い）	1.0
	正常	0.0
浮腫	あり	1.0
	なし	0.0
安静時呼吸困難	あり	3.5
	なし	0.0
せん妄	あり（原因が薬物単独、臓器障害に伴わないものは含めない）	4.0
	なし	0.0

評価：合計得点が6より大きい場合、患者が3週間以内に死亡する確率は、感度80％、特異度85％である

ジ（http://www.jcog.jp/doctor/tool/ps.html）
4）Schag CC, Heinrich RL, Ganz PA：Karnofsky performance status revisited：Reliability, validity, and guidelines. J Clin Oncology，2：187-193，1984.
5）千野直一（監訳）：FIM 医学的リハビリテーションのための統一データセット利用の手引き．原書第3版，慶應義塾大学リハビリテーション医学教室，1997.
6）Mahoney.F.L&Barthel, et al：Maryland, State. Mad. J. 14：61-65, 1965.
7）Toba K et al：Geriatrics and Gerontology Intern 2：23-29, 2002.
8）Folstein MF et al：J Psychiat Res 12：189, 1975.
9）東口髙志：NSTの運営と栄養療法．医学芸術社，東京，2006：49-61.
10）P.Taylor：The Cholinesterases. Journal of Biological Chemistry, 266：4025-4028, 2010.
11）片山寛次：緩和医療としての栄養管理．がんと臨床栄養，日本医事新報社，東京，2010：86-98.
12）東口髙志：がん悪液質の代謝動態からみた栄養管理．臨床栄養，113(5)：602-607, 2008.
13）Morita T, Tsunoda J, Inoue S, Chihara S：The Palliative Prognostic Index：a scoring system for survival prediction of terminally ill cancer patients. Support Care Cancer, 7 (3)：128-133, 1999.

6 おもながんの標準治療
①肺がん

福島県立医科大学附属病院 臨床腫瘍センター　石田 卓

肺の構造

　右肺は上葉・中葉・下葉の3つに、左肺は上葉と下葉の2つに分かれています（図❶）。右肺と左肺の間は縦隔と呼ばれ、そこには心臓や大血管、気管、食道などがあります。気管支は中央から左右に分かれ、さらに肺の中で細気管支と呼ばれる細かい管に分かれ、木の枝のように肺内に広がり、最終的には肺胞に達します。肺がんは発生部位によって、中心部の太い気管支にできる「肺門型（中枢型）」と肺の末梢にできる「肺野型（末梢型）」に分類されます。

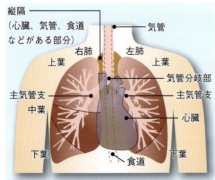

図❶　肺の構造

肺がんの疫学と症状

　肺がんは、日本におけるがん死の原因の第1位です。進行してから発見されることが多く、一般に予後不良です。リスクファクターには喫煙、大気汚染、職業的曝露（アスベストなど）、慢性閉塞性肺疾患等があります。とりわけ喫煙は最大のリスクファクターです。1日の喫煙本数×喫煙年数の値を喫煙指数（smoking index）といい、この値が600以上の喫煙者は肺がんリスクが高いと考えられます。たとえば、1日20本（1箱）の喫煙を35年続けると喫煙指数は700となり、肺がん発症のリスクが高いといえます。また、他人のたばこの煙を吸う受動喫煙によっても、肺がんのリスクは高くなると考えられています。受動喫煙者は受動喫煙がない者に比べて、肺がんの罹患率が20～30％程度高くなると推計されています。

　肺がん患者は、早期では多くが無症状です。進行すると体重減少、倦怠感、食欲低下、発熱などの症状を認めます。さらに、中枢型では咳嗽、喀痰、血痰、呼吸困難、発熱が生じやすく、末梢型

表❶　肺がんの組織型分類

組織型分類		好発部位	特徴
非小細胞肺がん	腺がん	肺野部	女性に多い 自覚症状に乏しい
非小細胞肺がん	扁平上皮がん	肺門部	喫煙との関係が大きい
非小細胞肺がん	大細胞がん	肺野部	増殖が早い
小細胞肺がん	小細胞がん	肺門部	喫煙との関連が大きい 転移しやすい

では胸膜および胸壁浸潤による疼痛、胸水貯留がしばしば生じます。

肺がんの組織型分類と診断方法

　肺がんのタイプは、顕微鏡で観察される細胞の形態によって組織病理学的に、腺がん、扁平上皮がん、大細胞がん、小細胞がんの4つに大きく分類されます（**表❶**）。このうち最も頻度の高いのは腺がんで、肺の末梢に多く発生します。非喫煙者や女性にも多いタイプです。扁平上皮がんは、喫煙と関連の深いがんで、おもに太い気管支に発生します。小細胞がんは、名前のとおり小型のがん細胞からなるタイプで、喫煙との関連が深く、一般に進行が速く、全身に転移しやすいのが特徴です。大細胞がんは、上記3つのいずれにも該当しないものを指します。

　臨床的には、小細胞肺がん（小細胞がんと組織診断されるもの）と非小細胞肺がん（つまり扁平上皮がん、腺がん、大細胞がんを合わせたもの）と、肺がんを2つに大別する分類法を使うこともあります。これは小細胞肺がんが進行様式や治療法において、他の3つのタイプと異なる性格をもつためです。非小細胞肺がんは、肺がん全体の85％を占めます。

　図❷に肺がんの診断の流れを示します。肺がんをスクリーニングする検査としては、胸部単純X線写真、胸部CT（低線量の場合もあり）を行います。喫煙による発がんリスクが高い群や血痰のある場合には喀痰検査も実施します。

　肺がんの確定診断には、がんの組織を小さい塊で採取して顕微鏡で観察する生検（組織診）、またはがん細胞をこすり取ったり針で吸引する細胞診による病理診断が必要です。前者には気管支鏡による経気管支生検、CTガイド下経皮針生検、胸腔鏡下肺生検、開胸肺生検、縦隔鏡下生検などがあり、後者には喀痰細胞診、経気管支擦過細胞診、リンパ節穿刺吸引細胞診や胸水細胞診などがあります。

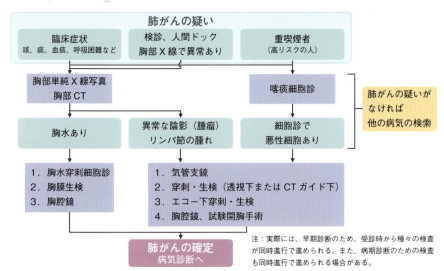

図❷ 肺がんの診断の流れ

後述するがんの病期（ステージ）の診断には、胸部CT（高分解能CTや造影CT）のほかに、遠隔転移を検出するための腹部CT、脳のMRIまたはCT、骨シンチグラム、PET-CTなどが実施されます。

血清中の腫瘍マーカー測定は肺がんの補助診断、治療効果判定および再発の経過観察の目的に用いられます。CEAとSLXは腺がん、SCCとCYFRA21-1は扁平上皮がん、proGRPとNSEは小細胞がんで上昇しやすいマーカーです。腫瘍マーカーは偽陽性を呈しやすい疾患（肺結核、肺線維症、気管支炎、糖尿病など）があるため、注意が必要です。病気を見つける感度も悪く、検診でスクリーニング目的に使用されるのは適切ではありません。

肺がんの遺伝子検査

採取された検体が非小細胞肺がん、とりわけ腺がんと病理診断された場合は、さらにそのがん細胞の遺伝子検査を行います。

近年、がん化・増殖のプロセスに重要なドライバー変異（driver mutation）と言われる遺伝子の変化を有する肺がんがあることがわかってきました。上皮成長因子受容体（EGFR：eridermal growth factor receptor）遺伝子変異やALK（anaplastic lymphoma kinase）遺伝子転座などがその例です。EGFR遺伝子変異は日本人の肺腺がんの約30〜40％に認められ、ALK遺伝子転座は肺腺がんの約3〜5％に認められます。これらの変化が存在する場合は、特定

表❷　T分類

T1a	腫瘍の最大径が２cm以下
T1b	腫瘍の最大径が２cmを超え３cm以下
T2a	腫瘍の最大径が３cmを超え５cm以下、あるいは３cm以下で臓側胸膜に浸潤がある
T2b	腫瘍の最大径が５cmを超え７cm以下
T3	腫瘍の最大径が５cmを超え、胸壁・胸膜・横隔膜・心膜などに広がっている。または主気管支への広がりが気管分岐部から２cm未満
T4	縦隔・心臓・大血管、気管などへの広がりがある

表❸　病期分類

大きさ・広がり（T分類） \ リンパ節への転移、別の臓器への転移	リンパ節への転移がない	気管支周囲、肺門リンパ節に転移がある	縦隔のリンパ節に転移がある	反対側の肺のリンパ節や首の付け根のリンパ節に転移がある	肺の中の別の場所、胸膜播種**悪性胸水***や、脳、肝臓、副腎、骨などへ転移がある
	N0	N1	N2	N3	M1
T1a、T1b	ⅠA	ⅡA	ⅢA	ⅢB	Ⅳ
T2a	ⅠB	ⅡA	ⅢA	ⅢB	Ⅳ
T2b	ⅡA	ⅡB	ⅢA	ⅢB	Ⅳ
T3	ⅡB	ⅢA	ⅢA	ⅢB	Ⅳ
T4	ⅢA	ⅢA	ⅢB	ⅢB	Ⅳ

上皮内がんは０期
＊原発巣：最初にがんになった病変部
＊＊播種：がんが直接広がるのではなく、ばら撒かれたように広がること
＊＊＊悪性胸水：胸水の中にがん細胞が認められること
（日本肺癌学会編：臨床・病理　肺癌取扱い規約．第7版，金原出版，東京，2010年11月より引用）

のタンパク質を目標にした分子標的治療薬での治療を考慮します。

肺がんの病期分類

■ TNM分類（表❷、❸）

非小細胞肺がん（腺がん、扁平上皮がん、大細胞がん）の病期（ステージ）はⅠ～Ⅳ期に分類され、さらにⅠからⅢ期はAとBに細分化されています。

病期は診断時の肺がんの原発巣、すなわち最初にがんになった病変部の大きさ（T分類）、所属リンパ節への転移状態（N分類）、遠隔転移やがんによる胸水の有無など（M分類）を組み合わせて決定します。手術をせず臨床的に判定される病期を臨床病期、手術の主に肉眼的所見を加味して判定される病期を外科的病期、手術標本の顕微

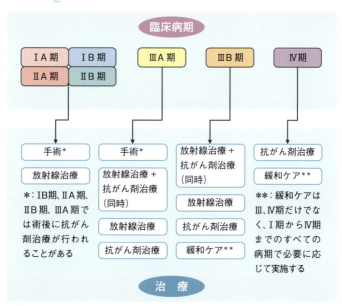

図❸ 非小細胞肺がんの病期別の治療の概要

表❹ 小細胞肺がんの病期分類と標準治療

病期		標準治療
早期限局型	限局型のうち、主にTNM分類の病期Ⅰ相当の小細胞肺がんでリンパ節転移のないもの	手術 ±化学療法
LD：限局型	病巣が片側胸郭内に限局し、同側肺門リンパ節、両側縦隔リンパ節、両側鎖骨上リンパ節転移を含み、悪性胸水または悪性心嚢水を有さないもの	化学療法 ±放射線治療
ED：進展型	他の臓器にも転移している（LDの範囲を超えていて、根治的放射線照射のできないもの）	化学療法

鏡所見を加味して判定される病期を病理病期と呼びます。

小細胞肺がんの病期分類

　小細胞肺がんではTNM分類ではなく、治療選択の面からLD（限局型：limited disease）、ED（進展型：extensive disease）の2つに病期を分けるのが普通です。LD症例の一部に、早期限局型という手術が治療主体となるケースもあります

が、あまり多くはありません。

肺がんの治療

　非小細胞肺がんの病期別の治療の概要を図❸に、小細胞肺がんの治療を表❹に示します。

手術

　非小細胞肺がんの ⅠA、ⅠB、ⅡA、ⅡB期、（時にⅢA）、小細胞肺がんの

I期の場合は手術の適応になります。部位や範囲によって、肺の葉の1つか2つを切除する場合や、片側の全肺を切除する場合などがあります。手術は治療効果の高い方法ですが、切除範囲が大きい場合、手術後に息切れなどが起こることがあり、予測される術後の呼吸機能によって手術を行うかを判断します。また、通常の手術では所属リンパ節を同時に切除し、リンパ節転移について顕微鏡的に転移の有無を評価します。

■ 放射線治療

腫瘍が限局している場合、放射線照射で根治を目指す症例があります（根治照射）。また、ある程度の広がりがある病変、とくにリンパ節に転移があるⅢ期の症例では、化学療法を同時に行う、化学放射線治療が実施されることがあります。また、Ⅳ期症例で骨や脳に転移したことに伴う痛みやけいれんなどの症状を緩和する目的で、転移部位に放射線治療を行うことがあります（緩和的照射）。

小細胞肺がんでは、画像検査で検出できない微小な脳転移がしばしば潜在的にみられることから、LD病期例では治療により病変が完全に消失した患者に対して、脳に放射線を照射することがあります（予防的全脳照射）。

■ 非小細胞肺がんの化学療法

一般にⅢ期では化学療法と放射線治療の併用、Ⅳ期では化学療法が基本となります。最近では、非小細胞がんでも扁平上皮がんとそれ以外の腺がん、大細胞がんでは、使う薬や治療戦略が変わってきました。

遠隔転移をしたⅣ期の場合、治癒は期待できないため延命効果、あるいは症状緩和を目標として化学療法が行われます。化学療法剤には**表❺**に示すようなものがあります。

化学療法は初回化学療法と、それ以降の二次治療で内容が異なります。

初回化学療法の場合、70歳以下で全身状態が良好な場合は**表❻**に示すように白金製剤（シスプラチンあるいはカルボプラチンのいずれか）と、もう1つの抗がん剤（新規抗がん剤と呼ばれます）による併用療法が標準とされています。併用療法は、効果があれば一般に4～6回まで繰り返して実施します。高齢者では、新規抗がん剤の単剤治療がよく行われます。

ペメトレキセドは、初回化学療法では扁平上皮がん以外に対してプラチナ製剤と併用されますが、初回化学療法に用いて効果を認めた場合には、併用療法の後にペメトレキセドを単剤で継続する「維持療法」も有効とされています。同じく非扁平上皮がんでは、抗VEGF抗体薬で血管新生阻害薬に分類される分子標的薬ベバシズマブとプラチナ製剤併用療法との組み合わせも、

表❺　現在使用可能な化学療法剤

		一般名（略語）	代表的な製品名
抗がん剤	プラチナ製剤	シスプラチン（CDDP）	ブリプラチン、ランダなど
		カルボプラチン（CBDCA）	パラプラチンなど
	植物アルカロイド	パクリタキセル（TXL）	タキソールなど
		ドセタキセル（TXT）	タキソテールなど
		ビノレルビン（VNR）	ナベルビン
		イリノテカン（CPT-11）	カンプト、トポテシン
		エトポシド（VP-16）	ベプシド、ラステット
	代謝拮抗薬	ゲムシタビン（GEM）	ジェムザール
		ペメトレキセド（PEM）	アリムタ
	抗がん性抗生物質	アムルビシン（AMR）	カルセド
分子標的薬	EGFR遺伝子変異症例に使用	ゲフィチニブ	イレッサ
		エルロチニブ	タルセバ
		アファチニブ	ジオトリフ
	ALK融合遺伝子をもつ症例に使用	クリゾチニブ	ザーコリ
		アレクチニブ	アレセンサ
	抗VEGF抗体薬	ベバシズマブ（BEV）	アバスチン

表❻　組織型・臨床病期別のおもな初回標準化学療法例

臨床病期	非小細胞肺がん	小細胞肺がん
Ⅰ・Ⅱ期	シスプラチン＋ビノレルビン	シスプラチン＋エトポシド
Ⅲ期	シスプラチン＋ビノレルビン シスプラチン＋ドセタキセル カルボプラチン＋パクリタキセル	シスプラチン＋エトポシド
Ⅳ期	扁平上皮がん ・シスプラチン＋ゲムシタビン ・カルボプラチン＋ゲムシタビン ・カルボプラチン＋パクリタキセル 非扁平上皮がん ・シスプラチン＋ペメトレキセド ・カルボプラチン＋ペメトレキセド ・カルボプラチン＋パクリタキセル＋ベバシズマブ EGFR遺伝子変異陽性の場合 ・ゲフィチニブ、エルロチニブ	シスプラチン＋イリノテカン シスプラチン＋エトポシド カルボプラチン＋エトポシド

表❼ 組織型・臨床病期別の主な二次化学療法

非小細胞肺がん	小細胞肺がん
ドセタキセル ゲフィチニブ* エルロチニブ* ペメトレキセド***	アムルビシン ノギテカン 初回化学療法の繰り返し**

*EGFR阻害薬（経口分子標的治療薬）
**初回化学療法後から再増悪までの期間が3ヵ月以上の場合
***非扁平上皮がんのみ

新たな初回標準化学療法として加わりました。ただし、本剤では出血や高血圧、蛋白尿などの副作用も伴いやすいため、高齢者や全身状態の悪い患者には勧められません。

なお、全身状態の悪い患者の場合や、年齢を問わず化学療法の危険性が有益性を上回ってしまうことが予想される症例では、積極的な化学療法は勧められず、緩和医療が主体となります。

初回化学療法が無効となった場合には、全身状態がよければ延命を目的として二次化学療法が行われることがあります。この場合、単剤での抗がん剤治療が原則です（表❼）。二次治療以降も肺がんの増悪に対して、三次、四次の化学療法を行うこともありますが、あくまで患者の全身状態や治療の意志を踏まえて慎重に適応を判断します。

■ 非小細胞肺がんの遺伝子変異に基づく分子標的治療

近年、非小細胞肺がん（とくに腺がん）の一部で、EGFR遺伝子変異やEML4-ALK融合遺伝子といった遺伝子異常を有するものが見つかり、その遺伝子によって作られる異常なタンパク質が、がんの進展の重要な鍵となることがわかってきました。そのタンパク質の働きを阻害する薬剤は、がんの縮小にたいへん有効で生存期間を延長します。現在、多くの薬剤の開発が進んでいます。例として、EGFRキナーゼ阻害薬であるゲフィチニブやエルロチニブ、ALKキナーゼ阻害薬であるクリゾチニブが挙げられます（表5）。今後も新たな遺伝子異常の発見と、それに対する有効な分子標的薬の登場が期待されています。

これらの分子標的薬は薬剤性肺障害（致命的になることがあります）や皮疹、下痢などの特異的な副作用があるため、使用にあたっては経験豊富な医師のもとで十分な観察が必要です。

■ 小細胞肺がんの化学療法

小細胞肺がんの初回化学療法は、シスプラチンあるいはカルボプラチン（白金製剤）とイリノテカン、あるいはエトポシドの併用が一般的です。小

表❽ 切除症例での病期ごとの5年生存率

Stage	臨床病期での術後5年生存率（％）	病理病期での術後5年生存率（％）
ⅠA	82.0	86.8
ⅠB	66.8	73.9
ⅡA	54.5	61.6
ⅡB	46.4	49.8
ⅢA	42.8	40.9
ⅢB	40.3	27.8
Ⅳ	31.4	27.9

細胞肺がんの二次治療では、初回化学療法の効果が長かった場合（再増悪までの期間が3ヵ月以上）には初回と同じ治療法を繰り返すことが有効とされていますが、一般的には初回と異なる薬剤を選択します。この場合、アムルビシンやノギテカンが使われます（表7）。

肺がんの予後

▌非小細胞肺がん

切除症例での病期ごとの5年生存率を表❽に示します。病期が早いほど術後の生存率が良好です。

一方、全身状態良好な切除不能Ⅲ期症例で、化学放射線同時併用療法が実施可能な症例では、生存期間中央値（MST）が約27ヵ月で5年生存率が20％程度です。PS良好なⅢB、Ⅳ期症例では化学療法（および緩和療法）を受けた場合にMSTは11～14ヵ月、1年生存率は48～60％、2年生存率は21～31％です。ただし、EGFR遺伝子変異陽性例では分子標的薬がよく効くため、MSTは27～39ヵ月と化学療法の倍に延長します。

▌小細胞肺がん

臨床病期Ⅰ期では、化学療法を併用する外科手術で5年生存率は40～70％です。LD症例では化学放射線同時併用療法によりMSTは約27ヵ月、3年生存率は約30％、5年生存率は約24％です。ED症例は化学療法によりMSTは約13ヵ月、2年生存率は約20％となっています。

【参考文献】
1）独立行政法人国立がん研究センターがん対策情報センターがん情報サービス最新がん統計 http://ganjoho.jp/public/statistics/pub/statistics01.html
2）佐々木常雄（編）：がん診療パーフェクト. 羊土社, 東京, 2011.
3）臨床腫瘍学会（監修）：入門臨床腫瘍内科学. 篠原出版新社, 東京, 2009.
4）がん診療UP TO DATE編集委員会編著：がん診療 UP TO DATE. 日経BP社, 東京, 2013.
5）国立がん研究センター内科レジデント（編）：がん診療レジデントマニュアル第6版. 医学書院, 東京, 2013.
6）畠 清彦, 他：がんを薬で治す2013年版. 朝日新聞出版, 東京, 2013.

6 おもながんの標準治療
②胃がん

鹿児島市立病院 消化器内科　中澤潤一
杏林大学医学部 腫瘍内科学教室　長島文夫

疫学

　胃がんは長らく罹患率、死亡率ともに日本人における悪性新生物の死因第1位でした。検診による早期発見や*H.pylori*菌感染率の低下、治療の発達により胃がんによる死亡率は減少傾向にあり、現在、男性では肺がんに次ぐ第2位（32,776人：2009年）、女性では肺がんに次ぐ第2位（17,241人：2009年）となっています[1]（図❶）。罹患率は男性では第1位、女性では第2位（2005年）であり（図❷）、日常の診療で依然としてもっとも遭遇する機会の多い悪性新生物です。

症状

　早期がんの場合、症状を呈することはほとんどありません。進行がんの場合、上腹部痛や胃もたれ症状などが発見の契機となりますが、他の疾患と区別できるような特異的な症状はありません。貧血の精査中に内視鏡検査が施行され、発見されることも少なくありません。

診断

　内視鏡下生検による組織学的検査が確定診断になります。胃がんの組織型は、分化型と未分化型に大きく分けら

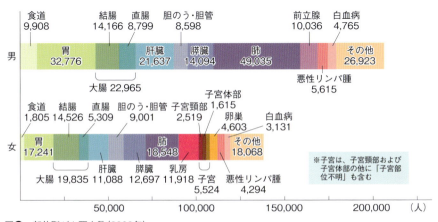

図❶　部位別がん死亡数（2009年）
（参考文献[1]より引用改変）

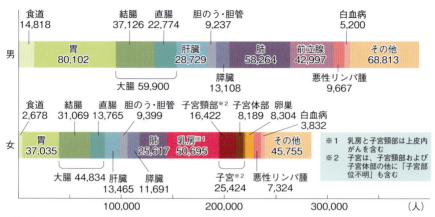

図❷　部位別がん罹患数(2005年)
(参考文献[1]より引用改変)

れますが、組織型、病気の進行度により治療方針が変わることがあります。高齢化に伴って抗血栓療法施行中の患者が増加しており、内視鏡下生検などは、抗血栓療法の中止が必要でした。しかし、2012年7月に日本消化器内視鏡学会を中心に6学会(日本神経学会、日本脳卒中学会、日本血栓止血学会、日本糖尿病学会、日本循環器学会)が合同で作成した「抗血栓薬服用者に対する消化器内視鏡診療ガイドライン」が発表され、抗血栓療法の中止による血栓塞栓症出現時の重篤化を考え、内視鏡下生検は、抗血栓薬の種類など条件によっては休薬することなく生検をすることが推奨されるようになりました。

胃がんが疑われた場合、腫瘍の深達度を調べるために超音波内視鏡検査やX線透視を行います。深達度は胃壁の内腔側より粘膜層、粘膜下層、固有筋層、漿膜下層、漿膜外、隣接臓器浸潤に分けられます。CTなどでリンパ節転移や遠隔転移を検索し、進行度に応じた治療法が選択されます。胃がん取り扱い規約では、リンパ節転移に関係なくがんが粘膜下層までにとどまっているものを早期がん、固有筋層以深を進行がんと分類しています(図❸)。

検診

検診は各自治体や企業、団体、個人によりさまざまな形で行われています。以前はX線透視が主流でしたが、最近では上部消化管内視鏡検査が検診で行われることが多くなっています。より簡便な方法として、血液検査で行える血清ペプシノーゲン値とH.pylori抗体の測定による検診があり、効率のよい胃がんの高リスク群の絞り込みができ

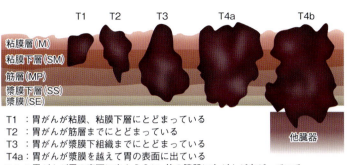

図❸ 胃がんの深達度分類。がんの深達度（浸潤の深さ）により、原発巣の進行度が決定される（参考文献[1]より引用改変）

T1 : 胃がんが粘膜、粘膜下層にとどまっている
T2 : 胃がんが筋層までにとどまっている
T3 : 胃がんが漿膜下組織までにとどまっている
T4a: 胃がんが漿膜を越えて胃の表面に出ている
T4b: 胃がんが胃の表面に出たうえに、他の臓器にもがんが広がっている

る胃がん検診として注目されています。検診異常を指摘された場合、内視鏡による精密検査が行われます。

治療

■ 内視鏡治療

　胃がんの組織型は、分化型と未分化型に大きく分けられます。分化型で粘膜内もしくは粘膜下層にわずかに浸潤した程度で、がんがとどまっている場合は内視鏡治療の適応です。急速に普及した内視鏡的粘膜下層剝離術（Endoscopic Submucosal Dissection：ESD）により、比較的大きな病変も内視鏡切除が可能となってきています。拡大内視鏡による病変の側方伸展の診断は正確なESDには不可欠で、色素内視鏡やNarrow Band Imaging（NBI）の併用により、さらに正確な診断が可能です。一括で病変の切除を行った後、病理組織学的検査にて粘膜下層深くに浸潤していたり、脈管浸潤が判明した場合は、追加で外科手術が行われます。組織型が未分化型であったり、潰瘍合併例では、リンパ節転移のリスクが高くなり、内視鏡治療は適応とならないことが多いです。未分化型のESD適応については、現時点では研究の段階にあると考えられます。

■ 外科的手術

　明らかに粘膜下層以深が疑われ、遠隔転移がない場合、外科的手術が選択されます。胃がんの標準術式は2/3以上の胃切除と、2群リンパ節までのリンパ節郭清です。病変の部位によって部分切除、全摘術が選択されます。最近では、外科的手術適応の症例のなかでも早期がんに対しては、腹腔鏡補助下の手術が施行されることが増加しています。さらに低侵襲の手術が施行されていますが、これも研究的治療として行われています。

■ 切除不能の胃がんに対する化学療法

　明らかな遠隔転移があり根治的な手術が難しい場合、手術後に再発した場合等は、全身状態に大きな問題のない

表❶ S-1＋シスプラチン療法レジメン。体表面積に合わせてS-1を連日、朝夕21日間内服し、投与開始8日目にシスプラチンの点滴を行う
（参考文献4)より引用改変）

日	1	2	3	4	5	6	7	8	9	10	11	12	13	14	15	16	17	18	19	20	21	～休薬～	34
S-1　80mg/m²	↓	↓	↓	↓	↓	↓	↓	↓	↓	↓	↓	↓	↓	↓	↓	↓	↓	↓	↓	↓	↓		
シスプラチン　80mg/m²								↓															

患者では化学療法が選択されます。

現在、ガイドラインで推奨されているレジメンに、S-1という経口の抗がん剤にシスプラチンという点滴の組み合わせがあります。シスプラチンは代表的な高催吐性の抗がん剤で、投与の際には強力な制吐剤を使用します。消化器症状の出現や腎機能障害のリスクもあり、入院で行われることが多いレジメンです（**表❶**）。

2014年9月より、大腸がんで広く使用されていたオキサリプラチンが、胃がんに対して保険適応となりました。外来での投与も可能であり、今後シスプラチンにおきかわり、使用例が増えてくると思われます。

手術や内視鏡生検での組織検査で、HER2というマーカーが陽性であることが確認された症例では、トラスツズマブが有効です。このトラスツズマブにカペシタビンとシスプラチンを併用して投与します。トラスツズマブは、もともと乳がんで頻用されている薬剤です。

■ 術後補助化学療法

胃がん治癒切除後の再発予防目的に行われます。既述した経口内服抗がん剤であるS-1が使用されます。4週間内服、2週間休薬などのスケジュールで、再発リスクの高い症例では1年間の内服が推奨されています（**図❹**）。

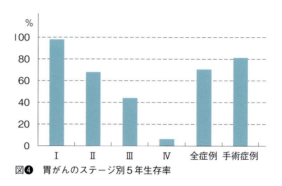

図❹　胃がんのステージ別5年生存率

【参考文献】
1）独立行政法人国立がん研究センターがん対策情報センター　がん情報サービス(http://ganjoho.jp/public/index.html)
2）日本胃癌学会（編）：胃癌治療ガイドライン 医師用 2010年10月改訂 －付　胃悪性リンパ腫診療の手引き－【第3版】．金原出版，東京，2010．
3）全がん協加盟施設の生存率協同調査
4）Koizumi W, et al：S-1 plus cisplatin versus S-1 alone for first-line treatment of advanced gastric cancer(SPIRITS trial)： a phase Ⅲ trial：Lancet Oncol： 215-221, 2008.
5）Yung-Jue Bang, et al：Trastuzumab in combination with chemotherapy versus chemotherapy alone for treatment of HER2-positive advanced gastric or gastro-oesophageal junction cancer(ToGA)：a phase 3, open-label, randomised controlled trial：Lancet　376(9742)：687-697, 2010 Aug 28.
6）大村健二，瀧内比呂也（編）：消化器癌化学療法改訂第3版．南山堂，2011．

6 おもながんの標準治療
③肝がん

杏林大学医学部 腫瘍内科学教室　成毛大輔、長島文夫、古瀬純司

原発性肝がんの基礎知識

　肝臓の悪性腫瘍には、肝内から発生した原発性肝がんと、胃がんや大腸がん等他臓器のがんが血行性に遠隔転移した転移性肝がんがあります。原発性肝がんの94％は、肝細胞がん（hepatocellular carcinoma：HCC）が占め、4.4％が胆管細胞がんです[1]。残りは両者の混合型や胆管嚢胞腺がん、細胆管がん等がありますが、いずれも1％以下です。

　肝細胞がんは肝実質のメインを構成する肝細胞から発生したがんです。一方、胆管細胞がんは胆管上皮細胞から発生したもので、肝内胆管がんとも呼ばれ、肝外胆管がん、胆嚢がんと合わせて胆道がんと総称されます。肝細胞がんと肝内胆管がんの治療戦略はまったく異なります。

　いわゆる「肝がん」とは肝細胞がんを指しますので、本稿では肝細胞がんの標準治療について述べます。

疫学・病因

　2012年の日本のがんによる死亡人数は、全部で360,963人。そのうち肝がんで死亡した人数、は30,690人と部位別では第4位（男性4位／女性6位）を占めています[2]。しかし、死亡数は2002年をピークに徐々に減少傾向にあり、肝細胞がん罹患者数も頭打ちとなっています。

　肝細胞がんのほとんどはC型肝炎ウイルスHCV（67.7％）、B型肝炎ウイルスHBV（15％）の持続感染による慢性肝炎、肝硬変を背景に発症しています。近年、輸血時スクリーニングやHBワクチンの普及、母子感染防止事業の推進により、新規の肝炎ウイルス感染者が減少しています。そのため、肝細胞がんの罹患数は今後減少していくと予想されます。

　他の原因としては、生活習慣病の増加に関連して非アルコール性脂肪肝炎（NASH）が注目されており、こちらのほうが今後は重要になってくるかもしれません。

治療の特徴

　肝細胞がんは、他部位の固形がんと比べて遠隔転移が少ない一方で、多発し、根治療法後の再発率も高いことが特徴です。しかし、一つひとつに対し

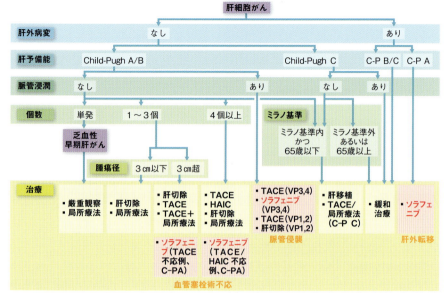

図❶　肝細胞がん治療アルゴリズム
(参考文献3)より引用改変)

て局所治療を繰り返すことで病勢コントロールが可能なため、ラジオ波焼灼等の局所療法が他の固形がんよりも発達しました。

従来の抗がん剤である殺細胞薬を使用した全身化学療法は骨髄抑制をきたすため、高率に血球減少を引き起こします。また、肝臓は薬物の代謝に重要な働きをします。背景に肝硬変があることによって、汎血球減少症や肝機能の低下を伴うことが多く、そのため肝細胞がんに対する全身化学療法を難しくしてきました。

こうして局所療法が重視され、分子標的薬ソラフェニブが2009年に登場するまでは、標準治療と認められる全身化学療法が存在しませんでした。

治療法の選択

肝細胞がんの治療は、肝機能とがんの進行度とのバランスで選択されます。

たとえば、胃がんや大腸がんであれば、転移がなく原発巣の切除が可能な場合、第一選択は手術になります。しかし肝細胞がんでは、転移がなく技術的に切除可能な部位にがんがあったとしても、切除後に残された肝臓の機能が低ければ手術はできません。

したがって、肝機能とがんの進行度を考慮した肝細胞がん治療アルゴリズム3)(図❶)に従って治療法を選択します。肝外転移の有無、肝予備能、脈

表❶　Child-Pugh分類

	1点	2点	3点
脳症	ない	軽度	ときどき昏睡
腹水	ない	少量	中等量
血清ビリルビン値（mg/dL）	<2.0	2.0〜3.0	3.0≦
血清アルブミン値（g/dL）	3.5≦	2.8〜3.5	<2.8
プロトロンビン活性値（％）	70<	40〜70	<40

各項目のポイントを加算しその合計点で分類する。
Child-Pugh分類　A：5−6点　B：7−9点　C：10−15点

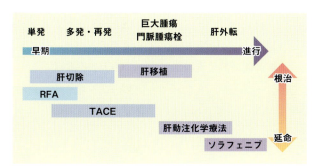

図❷　肝細胞がんの各治療法の位置づけ

管浸潤の有無、腫瘍の個数、腫瘍径を評価して治療法を選択します。

脈管浸潤とは血管や胆管、リンパ管といった脈管にがんが浸潤していることを一般的に指します。肝細胞がんではおもに門脈への浸潤が重要となります。肝は約4/5が門脈から、約1/5が肝動脈から血流を受けています。門脈浸潤が腫瘍栓を形成すれば、肝臓の血流供給に大きな影響を及ぼします。

肝予備能の評価にはChild-Pugh分類が使用されます（表❶）。Child-Pugh分類Cとは、完全な非代償性肝硬変をさします。

治療法の各論

肝細胞がんの各治療法の位置づけを図❷に示します。

肝移植

わが国では、他の先進諸国に比べると脳死肝移植が極端に少なく、生体肝移植が多いのが特徴です。Child-Pugh Cで他の治療が難しく、ミラノ基準内（腫瘍径5cm以下または3cm以下3個以内）かつ若い65歳以下の症例に推奨されます。3年累積生存率83.3％、3年無再発生存率96.2％と良好な成績が報告されています[4]。局所療法や

TACEを繰り返し行った後の再発症例に対して検討されるのが現状です。

■ 肝切除

一般にはChild-Pugh A／Bで腹水がなく、腫瘍個数3個以内に適応となります。しかし、腫瘍の大きさや占拠部位等で切除範囲が変わるので、4個以上であっても肝切除の適応となる場合もあれば、単発でも適応とならない場合もあります。

術前の肝機能評価としてはICG15分値が用いられ、切除可能範囲の検討などに用いられます。

術後の累積生存率は、1年／88.2%、3年／69.5%、5年／54.2%と報告されています[1]。

■ 局所凝固療法

わが国では、経皮的エタノール注入療法、マイクロ波凝固療法、ラジオ波焼灼術（radio-frequency ablation：RFA）が施行されていますが、主流はRFAです。RFAは十分な焼灼マージンを得られれば、肝切除にも劣らぬ成績が報告されています。RFAの一般的な適応は、腫瘍径3cm以下かつ3個以内、または5cm以内単発です。エコー下で腫瘍を穿刺し、ラジオ波で凝固させるため、肝切除よりも低侵襲で合併症も少なく、社会復帰までに要する時間も短いという利点があります。

■ 肝動脈化学塞栓療法(transcatheter arterial chemoembolization；TACE)

肝臓は肝動脈と門脈から血流を受けていますが、一般的に肝細胞がんは肝動脈から血流を受けています。TACEは腫瘍の栄養動脈を遮断し、かつ抗がん剤の局所滞留効果を狙った治療法です。

腫瘍内に貯留する油性造影剤（Lipiodol）と抗がん剤の乳化混濁液を、X線透視下でカテーテルを用いて腫瘍の栄養血管へ注入し、その後、ゼラチンスポンジ細片等で標的動脈を塞栓します。

TACEの延命効果は示されていますが、局所制御では手術／RFAに劣るため、それらの治療が難しい巨大腫瘍や4個以上の多発例で、かつChild-Pugh A／Bの肝機能良好な場合に適応となります。また、門脈腫瘍栓がある症例では門脈血流が低下しているためTACEを行うことはできません。

■ 肝動注化学療法(hepatic artery infusion chemotherapy；HAIC)

経カテーテル的に肝動脈から抗がん剤を注入することで、標的臓器である肝内の抗がん剤濃度を高めることと、最初に肝臓を通過させることで代謝され、全身への薬剤分布を減らして副作用の低減を狙った治療法です。

良好な抗腫瘍効果は報告されていますが、延命効果は明らかにされていま

せん。また使用される抗がん剤もシスプラチン単剤、シスプラチン＋5-FU、5-FU＋インターフェロンなど施設間でさまざまです。

Child-Pugh A／Bかつ局所療法やTACEが行えない場合、またはそれらの治療に不応の場合に行われます。

■ 全身化学療法

現在の標準治療は、ソラフェニブのみです[5]。ソラフェニブは、細胞増殖のシグナル伝達経路に関するb-Raf／c-Rafのセリン・スレオニンキナーゼを阻害して腫瘍増殖を抑制する一方、血管新生に関する血管内皮増殖因子受容体（VEGFR）や、血小板由来成長因子受容体（PDGFR）等のチロシンキナーゼ活性も阻害し、腫瘍の血管新生を抑制して抗腫瘍効果を発揮するマルチキナーゼ阻害薬です。

Child-Pugh Aで肝外転移がある症例や他の治療法に対する不応例で選択されます。Child-Pugh B／Cでは延命効果は示されていません。

腫瘍縮小効果は低いですが、全生存期間中央値でプラセボ群7.9ヵ月に対してソラフェニブ群10.7ヵ月と延命効果が報告されています[5]。

副作用は皮疹、手足皮膚反応、下痢、高血圧などが認められます。なかでも手足皮膚反応は特徴的で、踵や母趾の付け根など圧のかかる場所に発赤、皮膚剥離が生じます。

近年の分子標的薬の発展は著しく、肝細胞がんにおいても新規薬剤の登場が期待されていますが、有望と思われた薬剤でもなかなか治験で生存期間の延長を来すことができず、難しい状況です。

肝細胞がん患者と歯科治療

他のがん腫で治療中の患者とは異なり、骨髄抑制を来す全身化学療法が行われていることは少ないですが、背景には肝硬変があり、血小板減少や凝固能の低下のために出血傾向が存在することを意識することが大事です。また、HBV、HCV感染を伴っている可能性があることも重要です。

【参考文献】
1）第18回全国原発性肝癌追跡調査報告書：肝臓51巻8号, 460-484, 2010
2）がんの統計'13：がん情報サービスHP
3）日本肝臓学会（編）：肝癌診療マニュアル第2版. 医学書院, 東京, 2010：125.
4）Taketomi A, et al: Impact of des-gamma-carboxyl prothrombin and tumor size on the recurrence of hepatocellular carcinoma after living donor liver transplantation. Transplantation 87：531-537, 2009
5）Llovet JM, et al：Sorafenib in advanced hepatocellular carcinoma. N Engl J Med 359：378-90, 2008

6 おもながんの標準治療
④大腸がん

鹿児島市立病院 消化器内科　**中澤潤一**
杏林大学医学部 腫瘍内科学教室　**長島文夫**

疫学

　結腸がんと直腸がんを合わせた大腸がんの死亡数は、2009年の統計では男性では肺がん、胃がんに次いで3位、女性では1位となっています。罹患数は2005年の統計で、男性では胃がんに次いで2位、女性では乳がんに次いで2位となっています。がん死のおもな理由の1つである高齢化などの年齢構成の変化の影響を受けずに算定された死亡率では、やや低下傾向、罹患率は同水準で経過しています。

　1990年代まで大腸がんは死亡率、罹患率ともに上昇しており、食生活の欧米化に伴う脂肪摂取率の増加との関係がいわれています（図❶）。

症状

　通常、早期がんでは症状はありません。進行がんでは、血便や腹痛、便が細くなったりするといった症状があります。繰り返す便秘と下痢も進行大腸がんを疑う症状となります。下血を痔からの出血と思って放置していると、進行直腸がんであったということも珍しくありません。中高年の下血をみたら、大腸がんの可能性を考え、精査を行うべきです（図❷）。

診断

　おもに検診などの便潜血陽性が診断の契機となることが少なくありません。
　大腸がんの診断では内視鏡検査が有

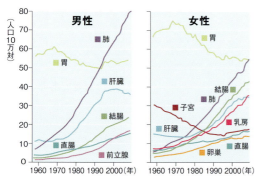

図❶　部位別がん粗死亡率の推移（主要部位）1958年〜2009年（参考文献[1]より引用改変）

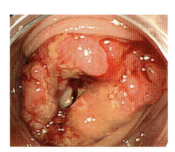

図❷　70歳代女性。進行したS状結腸がん。腫瘍からの出血によると思われる貧血精査のため大腸内視鏡検査を行ったところ、がんによる閉塞が危惧される全周性のがんをS状結腸に認めた

表❶　大腸がん進行度（Stage）分類（参考文献[2]より引用改変）

		肝転移 遠隔転移 なし 腹膜播腫			肝転移 遠隔転移 あり 腹膜播腫
		N0 リンパ節転移なし	N1	N2、N3	M1 領域リンパ節以外のリンパ節転移
M	粘膜にとどまる	0			
SM M	粘膜下層まで 固有筋層まで	I			
SS(A) SE SL(A1)	漿膜表面に露出なし 漿膜表面に露出 多臓器に直接浸潤	II	IIIa	IIIb	IV

用で、便潜血法で陽性の場合や下血、血便の精査で内視鏡検査が行われます。多くの施設では内視鏡切除可能なポリープを発見した場合、検査に続き内視鏡的ポリープ切除術が施行されます。

近年、拡大内視鏡が普及してきており、ポリープの表面構造を拡大観察することによってがんや腺腫の鑑別、内視鏡治療の適応である粘膜内がんか、粘膜下層深くに浸潤しているがんかなどの鑑別に役立ちます。がんの確定診断は内視鏡下生検による組織診断です。

高齢化により抗血栓療法を受けている患者が増加していますが、2012年7月に日本消化器内視鏡学会を中心に、6学会（日本神経学会、日本脳卒中学会、日本血栓止血学会、日本糖尿病学会、日本循環器学会）が合同で作成した「抗血栓薬服用者に対する消化器内視鏡診療ガイドライン」が発表されました。これによると、抗血栓療法の中止による血栓塞栓症出現時の重篤化を考え、内視鏡下生検は、抗血栓薬の数や種類などの条件付きではありますが、抗血栓薬内服継続で生検することが推奨されるようになりました。

原発巣の精査では、腫瘍の深達度を調べるための追加の検査として、超音波内視鏡や注腸検査が行われます。

CTやMRI、PETでリンパ節転移、肺や肝臓への遠隔転移の検索が行われ、病期が決定されます（表❶）。

大腸がんは肝臓が転移の好発部位ですが、スクリーニングの腹部超音波検査で肝転移が指摘され、原発巣が後から判明する症例も少なくありません。直腸がんの場合、骨盤内の精査ではMRIが有用です。

治療

Stage 0

内視鏡所見で腺腫または粘膜内がんの可能性が高い場合、内視鏡治療の適応となり、内視鏡的切除術が行われます。適応は、粘膜内病変であることと、大きさが2cm程度までとなります。これより大きいと外科的切除になることもありますが、施設によっては食道がんや胃がんで行われている内視鏡的粘膜下層剝離術が選択されます。穿孔し

た際の合併症のリスクなどから、多くの施設で行われているわけではありません。しかし、粘膜内にとどまるものの広い範囲の切除が必要な病変ではよい適応となります。内視鏡的に切除されたポリープの病理組織検査結果次第では、追加で外科的切除が行われます。内視鏡治療の適応は粘膜内ですが、わずかに粘膜下層へ浸潤している症例では、他の病理組織検査結果にリンパ節転移のリスクがなければ、注意深いフォローアップのもと経過観察されます。

■ Stage 0～Ⅲ

　Stage 0症例の大多数は内視鏡治療ですが、内視鏡治療が難しい腸管の屈曲部などでは、各Stageに応じたリンパ節廓清を伴う手術（開腹手術と腹腔鏡下手術）が行われます。低侵襲のメリットを活かして腹腔鏡下手術が増加していますが、「手術チームの習熟度に応じた適応決定」とガイドラインには記されています。

　腹腔鏡下手術のよい適応は、結腸がんおよびRSがんに対するD2以下の腸切除、Stage 0 ～Ⅰとされていますが、進行した症例でも積極的に腹腔鏡下手術を行う施設もあります。治療成績は、開腹手術と腹腔鏡下手術におおむね差はないとされています。

■ StageⅣ

　大腸がんの遠隔転移は肝臓や肺が好発部位です。他の固形がんは、遠隔転移があれば根治的手術の適応とならないことが多いのですが、大腸がんでは肺や肝臓に転移があった場合でも、切除可能なら原発巣とともに手術療法が行われます。遠隔転移巣の切除可能条件はありますが、手術可能かどうかの条件は施設によっても異なります。

補助化学療法

■ 術後補助化学療法

　手術にて治癒切除が行われたStageⅢの症例が対象となります。一部の再発リスクの高いStageⅡ症例も対象となることがあります。経口抗がん剤や点滴による治療が行われます。期間は原則6ヵ月間行われます。

■ 切除不能進行再発大腸がんに対する全身化学療法

　手術不能再発進行大腸がんに対しては、全身化学療法が行われます。近年、有効な薬剤が開発され、日本でも欧米と同様の薬剤が使用できるようになってきています。手術ができない症例でも30ヵ月以上の生存期間が望めるようになってきました。抗がん剤としては、5-FU、イリノテカン、オキサリプラチンと5-FUの効果を増強させるレボホリナートがおもな薬剤です。これらの組み合わせでレジメンが作成されており、代表的なものにFOLFIRI（5-FU＋レボホリナート＋イリノテカン）、FOLFOX（5-FU＋レボホリナート＋オ

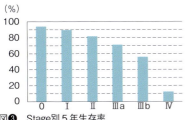

図❸ Stage別5年生存率

キサリプラチン）などがあります。

　レジメンには約2日間の5-Fu持続静注が組み込まれていて、これを内服の抗がん剤であるカペシタビンやティーエスワンに置き換えて、患者の負担を減らすレジメンもあり、内服管理が可能な患者に行われることがあります。副作用としては、吐き気や白血球減少など多くの抗がん剤でみられる副作用のほかに、イリノテカンでは下痢、オキサリプラチンではしびれなどの末梢神経障害など、薬剤ごとで異なる副作用もあります。

■ 分子標的薬

　FOLFIRIやFOLFOXは、従来からの細胞障害性の抗がん剤の組み合わせですが、近年、分子標的薬と呼ばれる新しいタイプの抗がん剤がでてきました。現在使用できる薬剤としては、抗血管内皮増殖因子（VEGF）抗体としてベバシズマブ、抗上皮増殖因子受容体抗体としてセツキシマブ、パニツムマブの2種類があります。セツキシマブ、パニツムマブはK-ras遺伝子変異があると効果がないことが知られており、投与前に変異の有無を検査し、変異がないことを確認して使用されます。既述したFOLFIRIやFOLFOXに加えて投与することで、治療効果の上乗せが認められます。副作用は細胞障害性の抗がん剤とは異なる特有のものがあります。ベバシズマブでは高血圧や血栓症、蛋白尿など、セツキシマブでは皮疹や投与時のアレルギー反応などが挙げられます。パニツムマブはヒト抗体ですので、アレルギー反応が出現する頻度は低いとされています。

■ 放射線療法

　放射線治療には直腸がんに対する術後再発目的で行う予防照射や、術前に照射を行うことで根治性を高めたり、術後の機能温存を目標に行うことがあります。また、腫瘍の根治が目的ではなく、疼痛などの症状の緩和を目的に行われる放射線治療もあります。

予後

　どのがん腫にもあてはまることですが、早期の段階で発見、治療できれば治療後の長期の生存率が期待できます。大腸がんは他のがんと比較すると、予後のよいがんではありますが、他臓器に転移して発見されるような場合（StageⅣ）には予後不良です（図❸）。

【参考文献】
1）独立行政法人国立がん研究センターがん対策情報センター.
2）大腸癌研究会（編）：大腸癌取扱い規約　第7版補訂版. 金原出版, 東京, 2009.
3）大腸癌治療ガイドライン　2010年版. 大腸癌研究会.

6 おもながんの標準治療
⑤乳がん

杏林大学医学部 腫瘍内科学教室　**長島文夫**

生物学

　乳腺組織から発生する悪性腫瘍を乳がんといいます。乳がんの80％は乳管から発生し、乳管がんと呼ばれます。次に多いのは、小葉から発生するもので小葉がんと呼ばれます。多くの乳がん細胞では、女性ホルモン（エストロゲンとプロゲステロン）受容体が発現していて、ホルモン薬による治療効果が期待できます。

進展様式と診断

　がん細胞は、発生した場所（原発巣）からリンパ管と血管にのってリンパ節や他臓器に転移します。転移しやすい場所として腋窩リンパ節、鎖骨上・下リンパ節などがあります。血流に乗って転移しやすい臓器は骨、肺、肝臓、脳などです。

　乳がんが疑われた場合は、画像診断としてマンモグラフィー、乳腺超音波検査を行います。確定診断のために、穿刺吸引細胞診(fine needle aspiration cytology：FNAC)、乳房針生検、外科的生検などを行います。

病期分類

　腫瘍の大きさや深達度（T因子）、所属リンパ節転移の有無（N因子）、遠隔転移の有無（M因子）により臨床病期が決まります。この臨床病期によって、治療方針が決定します。

　0期、Ⅰ期、Ⅱ期までの早期乳がんと、ⅢA期までは、高い頻度で根治が可能です。外科的切除が必須で、放射線療法や全身のがん薬物療法併用の適応を検討します。

　ⅢA、ⅢB、ⅢC期は、局所進行乳がんと呼ばれます。切除だけで根治させることは難しく、術前の薬物療法や術後の放射線療法を行います。

　転移性乳がんなどのⅣ期、根治不能な場合は、延命と症状緩和を主目的として全身の薬物療法を行います。

■ 病期別の長期予後

　わが国における乳がんの5年生存率は、
- Ⅰ期で96～98%
- Ⅱ期で90～93%
- Ⅲ期で71～72%
- Ⅳ期で31～42%

との報告があります（図❶）。

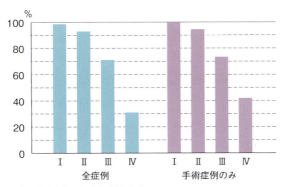

図❶ 臨床病期別5年相対生存率
(財団法人がん研究振興財団「がんの統計2010」より改変)

腫瘍マーカー

転移性乳がん患者の約80％程度でCA15-3の上昇がみられます。一般に治療の効果判定には、画像診断などによる測定可能病変の評価を優先すべきで、腫瘍マーカーによる効果判定だけでは不十分と考えられています。

治療

■ 手術療法

「乳房温存手術」は、腫瘍を含めた乳房の一部を切除する方法です。病変の部位や広がりによって、乳頭を中心にした扇形に切除します。通常手術後に放射線照射を行い、残された乳房の中での再発を防ぎます。

「胸筋温存乳房切除術」は、乳房と腋の下のリンパ節（腋窩リンパ節）を切除します。一般に、腋窩リンパ節転移の評価を行うことは非常に重要ですが、従来から行われてきた完全郭清では、上腕の浮腫が生じるなどの問題があります。センチネルリンパ節は、腫瘍からのリンパの流れを最初に受けるリンパ節のことで、「センチネルリンパ節生検」を行うことで、腋窩郭清を省くことができるようになってきています。

■ 術後補助化学療法

一般に治癒切除が可能である場合、手術後の再発を抑えて根治性を高めるために行います。

乳がんの場合、腋窩リンパ節転移陽性症例では、化学療法の有用性が示されています。アンスラサイクリン（ドキソルビシンやエピルビシンなど）、ドセタキセル、サイクロフォスファミドなどを用いた併用療法が行われます。

■ 術後ホルモン療法

乳がんの約60％でホルモン受容体が

陽性であり、細胞増殖に関与しています。エストロゲンの抑制により、乳がん細胞をコントロールします。閉経前には、卵巣からエストロゲンが分泌されます。

閉経後は脂肪組織などのアロマターゼによって、アンドロゲンがエストロゲンに変換されます。閉経前にはLHRHアナログとしてゴセレリン酢酸塩（ゾラデックス®）、リュープロレリン（リュープリン®）、閉経後には選択的アロマターゼ阻害剤としてアナストロゾール（アリミデックス®）やエキセメスタン（アロマシン®）、また抗エストロゲン剤としてはタモキシフェンクエン酸塩（ノルバデックス®）などを用います。一般的には、術後5年間の投与を行います。

■ 術後トラスツズマブ療法

HER2（ハーツー）は、細胞表面に存在する糖タンパクで、受容体型チロシンキナーゼです。トラスツズマブ（ハーセプチン®）はヒト化抗HER2モノクローナル抗体で、HER2陽性乳がんでは投与が検討されます。乳がんでは約20％でHER2タンパクの発現が陽性です。

HERA試験やNSABP-B31試験など、術後にトラスツズマブ単独、あるいは抗がん剤との併用の効果を検討する臨床試験が進行中です。現在までに、トラスツズマブ投与群での有用性を示す結果が一部報告されており、実地診療でもトラスツズマブの投与が検討されます。

■ 術前薬物療法

術前薬物療法（化学療法、トラスツズマブ療法）は、術後薬物療法と同じ考え方で検討されます。ただ、術前ホルモン療法については、適切な投与期間の設定が困難なこともあり、一般的には行われません。術前と術後の化学療法では生存率は同等ですが、術前の化学療法を行うことで乳房温存率が高まることが示されています。

■ 転移性乳がんの薬物療法

手術や放射線療法の局所療法は、疼痛など症状緩和のために行います。また、全身の薬物療法は化学療法（抗がん剤、分子標的薬）、ホルモン療法などで、症状緩和と延命を期待して用いられます。

アンスラサイクリンを含むレジメンを中心に、数多くのエビデンスが蓄積されています。ドキソルビシン＋サイクロフォスファミド、ドセタキセル＋サイクロフォスファミド、ドキソルビシン＋サイクロフォスファミド＋ドセタキセルなどのレジメンがあります。

分子標的薬としては、HER2陽性乳がんに用いられるトラスツズマブ（ハーセプチン®）の他、ラパチニブ（タイケルブ®）、ベバシズマブ（アバスチン®）などが用いられます。なお、

ベバシズマブ投与中には、副作用として出血が予想され、観血的処置には注意が必要であり、抜歯などの処置は控えます。

骨転移

乳がんの転移部位として高頻度でみられます。進行は比較的緩やかとされますが、疼痛、病的骨折や高カルシウム血症を来すため、薬物療法や放射線療法が行われます。ビスフォスフォネートは、骨転移の骨関連合併症の予防、疼痛コントロール、高カルシウム血症の治療薬として広く用いられています。

■ ビスフォスフォネート製剤長期投与による副作用

ビスフォスフォネート製剤の長期投与で注意すべき副作用として、顎骨壊死があります。症状は、口腔内の予期しない骨壊死が特徴で、う蝕や歯周病の症状と類似しています。発生率は投与期間とともに増加し、1年以内では1.5％程度ですが、3年を超えると8％程度に上昇するという報告があります。重要なリスク因子として直近の歯科治療歴が挙げられます。

予防のためには、感染巣になり得る部位の治療を行います。ビスフォスフォネート製剤投与中は抜歯などの歯科治療は控え、口腔内を清潔に保ちます。投与中に歯科治療が必要になった場合には、可能な限り数ヵ月前からビスフォスフォネート製剤の投与を中止します。一度、顎骨壊死を起こすと治療に難儀することが多いので注意が必要です。

【参考文献】
1）日本乳癌学会（編）：科学的根拠に基づく乳癌診療ガイドライン1 治療編2011年版. 金原出版, 東京, 2011.
2）佐藤隆美, 他（編）：What's New in Oncology がん治療エッセンシャルガイド改訂2版. 南山堂, 東京, 2012.

6 おもながんの標準治療
⑥泌尿器がん（前立腺がん）

宮城県立がんセンター 泌尿器科　栃木達夫
宮城県立がんセンター 歯科　臼渕公敏

前立腺がんとは

　前立腺は男性だけにあり、精液の一部を作っている臓器です。前立腺は、恥骨（骨盤を形成する骨の1つ）の裏側に位置しており、栗の実のような形をしています（図❶）。

　わが国の前立腺がんによる死亡数は約1.1万人で、男性のがん死亡全体の5％を占めます（2012）。前立腺がんの罹患数（全国推計値）は、約4.2万人で、65歳前後から顕著に高くなります（2005）。日本人を含む東洋人は前立腺がんにかかるリスクが低いといわれてきましたが、この20年間で約30倍に急増しています。

　厚生労働省の研究班は、2020年から2024年の間に日本人男性が罹患するがんの順位で、前立腺がんは1位だった胃がんを抜いてトップになると予想しています（図❷）。

診断

　PSA（前立腺特異抗原）は、前立腺がんの腫瘍マーカーとして広く用いられています。PSAの測定が普及する以前は、血尿・尿閉・骨転移による疼痛などを契機に発見されることが多かったのですが、近年は検診時のPSA高値の無症状で発見されることが多くなりました。前立腺肥大症などの良性疾患でも、PSA値が上昇することがあるので注意が必要です。

■画像診断

　局所浸潤の評価にMRI、骨盤内リン

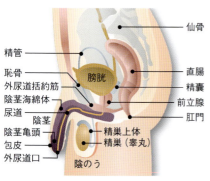

図❶　男性の下部尿路性器解剖図

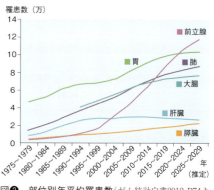

図❷　部位別年平均罹患数（がん統計白書2012 P74より引用）

TNM分類			病期
T1 限局がん	T1:触知不能、画像診断不能	T1a:組織学的に切除組織の5％以下に偶発的に発見	I期
		T1b:組織学的に切除組織の5％を超えて偶発的に発見	
		T1c:針生検により確認	II期
T2 限局がん	T2:前立腺に限局	T2a:片側の1/2以内の進展	
		T2b:片側の1/2を超えて広がる	
		T2c:両側への進展	
T3 局所浸潤がん	T3:前立腺被膜を超えて進展	T3a:被膜外へ進展	III期
		T3b:精囊(せいのう)に浸潤	
T4 周囲臓器浸潤がん	T4:隣接組織に固定または浸潤		IV期
N1、M1 転移がん(骨・リンパ節)	N1:所属リンパ節転移		
	M1a:所属リンパ節以外のリンパ節転移		
	M1b:骨転移		
	M1c:リンパ節、骨以外の転移		

図❸　TNM分類

パ節の評価としてMRI、CTが広く用いられます。骨シンチグラフィも行われます。

前立腺生検

経直腸超音波ガイド下に針生検を行い、確定診断および分化度、Gleason score（後述）を確認します。

前立腺がんの病期

一般的に、臨床病期（画像などで得られた治療前の進行度）分類として、TNM悪性腫瘍分類が用いられています（図❸）。ABCD分類が用いられることもあります。

前立腺がんの治療（図❹）

前立腺がんの治療法には、手術（外科治療）、放射線照射、内分泌療法（ホルモン療法）、治療を実施せず経過観察するPSA監視療法（待機療法）があ

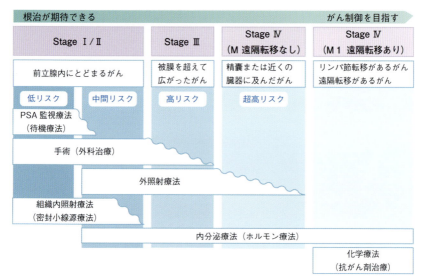

図❹ 前立腺がんの病期別治療

ります。前立腺がんの治療を考えるうえで大切なポイントは、腫瘍の悪性度（グリソンスコア）、臨床病期、年齢と期待余命、全身状態、患者の希望などです。

グリソンスコアとは、前立腺針生検で採取した組織を顕微鏡で検査し、がんの悪性度を判断する際に用いられる評価指標で2～10の9段階に分類します。数値が高いほど、がんの悪性度は高くなります。

病期による治療方針

がんが前立腺内にとどまっている限局がんの場合（stage Ⅰ/Ⅱ）は、手術あるいは放射線治療を行うのが一般的です。

手術は、「前立腺全摘出術」が標準的な治療です。放射線治療は体外から照射する方法や、放射線同位元素が密封されたシードを前立腺に埋め込む「小線源治療」などがあります。

転移はないものの、がんが前立腺の皮膜外側に飛び出している状態（stage Ⅲ）の標準的な治療はまだ確立されておらず、手術・内分泌療法・放射線治療を組み合わせた複合的な治療が行われます。

遠隔転移が認められる進行がん（stageⅣ：遠隔転移あり）では、内分泌療法が行われます。

化学療法は、内分泌療法の効果がなくなったとき（抵抗性）に選択されます。

PSA監視療法

前立腺生検の結果、悪性度の低いがんがごく少量のみ認められ、治療を開始しなくても、余命に影響がないと判

表❶ 前立腺がんでよく使われる薬剤

		一般名	代表的商品名
ホルモン剤	LH-RHアゴニスト製剤	ゴセレリン	ゾラデックス
		リュープロレリン	リュープリン
	LH-RHアンタゴニスト製剤	デガレリクス	ゴナックス
	非ステロイド性抗アンドロゲン剤	ビカルタミド	カソデックス
		フルタミド	オダイン、など
	ステロイド性抗アンドロゲン剤	クロルマジノン	プロスタール
	エストロゲン製剤	エチニルエストラジオール	プロセキソール
	ステロイド薬	デキサメタゾン	デキサメサゾン
		プレドニゾロン	プレドニゾロン プレドニン
抗がん剤	植物アルカロイド	ドセタキセル(DTX)	タキソテール
骨作動薬	ビスフォスフォネート製剤	ゾレドロン	ゾメタ
	RANKL阻害薬	デノスマブ	ランマーク

断される場合に選択される方法です。とくに高齢者の場合には、なるべく体への負担の少ない治療法を選択していくことが大切になるため、PSA監視療法は選択肢の1つとして重要視されています。

■ 薬物療法（表❶）

前立腺がんは、精巣と副腎から分泌される男性ホルモン依存性に増殖するタイプがほとんどです。そのため、内分泌療法では男性ホルモンの分泌や機能を阻害することによって腫瘍の増殖を抑えます。手術で精巣を摘出する方法（去勢術）もあります。

内分泌療法の中心となるのは、LH-RHアゴニスト（アナログ）製剤です。精巣で作られる男性ホルモン（テストステロン）は、脳の視床下部で作られるLH-RH（性腺刺激ホルモン）と下垂体で作られるLH（性刺激ホルモン）によってコントロールされています。LH-RHアゴニストは、LHを過剰に分泌させることで結果的にLHを枯渇させ、テストステロンの合成を阻害します。

抗男性ホルモンもよく使われます。がん細胞にある男性ホルモン（アンドロゲン）の受容体を塞ぎ、がん細胞の増殖を抑えます。非ステロイド性抗アンドロゲン剤とステロイド性抗アンドロゲン剤があります。

内分泌療法を長期間行っていると、骨破壊が起こって骨密度が低下し、骨粗鬆症になるリスクが高くなります。そのため、骨破壊を防ぐ作用があるビスフォスフォネート製剤の投与が推奨されています。骨転移治療薬で注目されているのがRANKL阻害薬です。骨吸収に重要な役割を果たすRANKLと

呼ばれるタンパクの働きを阻害して骨吸収を抑制します。内分泌療法に伴う骨粗鬆症や骨折、がんの骨転移にも有効です。

抗がん剤では、ドセタキセルが使われています。単独で使うよりもエストラムチンやプレドニゾロンと併用することが多いです。

内分泌療法を継続していると効果が得られなくなり、腫瘍が再び増大することがあります（再燃）。この場合、「交替療法」といって、ホルモン剤を別の種類のホルモン剤やステロイド薬に変更することがあります。

治療の副作用とその対策

■手術

インポテンス（ED）と尿失禁がおもなものです。

EDは勃起神経温存手術により防止できる可能性がありますが、適応が限られています。

■放射線療法

外照射の場合、治療中にみられる急性期の副作用と、治療後数年以上経過してからみられる晩期の副作用があります。治療後半から尿が近い、出にくいなどの排尿障害がしばしばみられますが、これは一過性で治療が終われば2～4週程度で改善します。晩期合併症としては、放射線性膀胱炎や直腸炎による血尿、血便や痛みなどがあります。

小線源治療（組織内照射）の場合、直後の排尿障害は外照射より強く、尿閉状態になることもあります。治療前に排尿障害の強い患者の場合は注意が必要です。

■ホルモン治療

男性ホルモン欠落症状として、ED、ホットフラッシュ（カッと熱くなること）、発汗、筋力低下、骨粗鬆症、メタボリック症候群、うつ状態など、いろいろな副作用がみられます。女性ホルモン剤では、血液凝固能の亢進、心・血管系障害や女性化乳房、乳頭痛などもあります。

前立腺がんの再発と予後

前立腺がんの予後を一概に論じるのは難しいです。低リスク群では治療の如何にかかわらず、予後は健常者とほぼ同じです。一方、転移を有する進行性前立腺がんの予後は不良であり、5年生存率は20～30％といわれています。

根治治療によって低下していたPSAが再び上昇（PSA再発）したり、リンパ節または他臓器に転移新病変がみられたりしたとき（臨床的再発）を、再発といいます。再発を確認する検査としては、現在、PSA値の推移を確認することが一般的です。PSA値の上昇がなければ、特殊な前立腺がんを除いて、それ以上の画像検査や触診は不要とされています。

6 おもながんの標準治療
⑦泌尿器がん（膀胱がん）

宮城県立がんセンター 泌尿器科　**栃木達夫**
宮城県立がんセンター 歯科　**臼渕公敏**

膀胱がんとは

　膀胱は骨盤内にある臓器で、腎臓で作られた尿が腎盂、尿管を経由して運ばれた後に、一時的に貯留する一種の袋の役割をもっています（**図❶**）。膀胱の内腔は尿路上皮という名前の上皮で覆われ、伸縮性に富むことが特徴的です。膀胱がんの多くは、この尿路上皮ががん化することによって引き起こされ、膀胱がん全体の90％を占めています。

膀胱がんの統計

　膀胱がんは、人口10万人あたり10人程度の発症率です。早期より症状（血尿）が出やすく、また悪性度の低い乳頭状がんと呼ばれるものが多いため、比較的死亡率の低いがんです。尿路がん（腎盂、尿管、膀胱）のなかで膀胱がんが最も多く、尿路がん全体の約半数を占めます。

　年齢別にみた膀胱がんの罹患率は、男女とも60歳以降で増加し、40歳未満の若年では低いです。また、男性のほうが女性より膀胱がん罹患率が高く、女性の約4倍です。

膀胱がんの原因

　膀胱がんの確立されたリスク要因は喫煙であり、男性の50％以上、女性の約30％の膀胱がんは、喫煙のために発症するとの試算があります。

症状

　他のがんと違って、比較的早期より症状が出やすいのが特徴です。

　血尿および頻尿、排尿痛などの膀胱炎症状が2大症状です。約80％の患者は無症候性（痛みなどのない）肉眼的血尿を呈し、膀胱炎症状は20～30％にみられます。

診断

　膀胱がんの診断に最も用いられるの

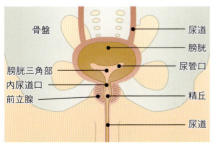

図❶　男性の下部尿路解剖図

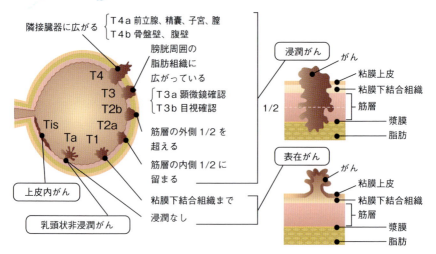

図❷　膀胱がんのタイプと深達度：T因子（日本泌尿器科学会・日本病理学会・日本医学放射線学会編：泌尿器科・病理・放射線科 腎盂・尿管・膀胱癌取扱い規約 第1版．金原出版，東京，2011年4月より引用）

は膀胱鏡検査です。尿道から内視鏡を挿入して膀胱内を観察します。また、尿細胞診という尿中に剥離したがん細胞の有無を調べる検査があります。膀胱がんの診断となった場合、他のがんと同様CTや胸部X線撮影、腹部のエコーなどで、その広がりと転移の有無を調べます。

確定診断には、膀胱粘膜生検が必要です。異型度をG1〜G3の三段階に分類し、G3は異型度が高く転移しやすいといわれています。

病期（ステージ）

膀胱がんのTNM分類を簡単に解説します（図❷）。

治療

■ 外科的治療

膀胱がんの外科的な治療は、大きく分けて2つの方法があります。1つは、膀胱鏡で腫瘍を観察しながらがんを電気メスで切除する方法（経尿道的膀胱腫瘍切除術：TURBT）、もう1つは、膀胱を摘出する方法（膀胱全摘除術）です。それぞれについて説明します（図❸）。

1．経尿道的膀胱腫瘍切除術（TURBT）

一般に、表在性の膀胱がんにこの術式が適応となります。膀胱内に切除用膀胱鏡を入れて内視鏡で確認しながら、電気メスでがん組織を切除する方法で

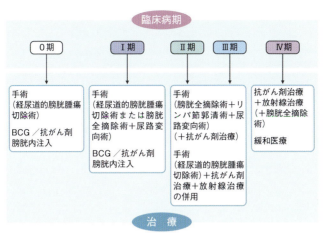

図❸ 膀胱がんの治療

す。浸潤度の高いがんでは、完全に切除することが困難で、この治療法では不十分です。

2．膀胱全摘除術

がんの浸潤度が高く、TURBTで不十分なときにはこの手術が必要です。骨盤内リンパ節郭清と膀胱の摘出を行い、男性では前立腺、精嚢（せいのう）も摘出します。

膀胱を摘出した後は、尿路再建が必要となります。これを尿路変向(変更)術と呼びますが、大きく分けて尿管皮膚瘻術、回腸導管造設術、腸管を利用した新膀胱造設術の3つの方法があります。

■ 放射線治療

放射線治療の適応となるものは、浸潤性の膀胱がんです。膀胱摘出手術では尿路変向が必要となるデメリットがあるため、あえて放射線治療や、放射線治療に化学療法を併用した治療をして、膀胱を温存することもあります。

■ 抗がん剤による化学療法

転移のある進行した膀胱がんは、化学療法の対象になります。使用する抗がん剤は、1種類ではなく、通常2種類以上です。M-VAC療法（メソトレキセート、ビンブラスチン、アドリアマイシンあるいはその誘導体、シスプラチンの4剤の組み合わせの治療）が膀胱がんの治療によく行われた化学療法でしたが、近年ではタキソールやジェムシタビンといった新しい抗がん剤を用いる治療に移っています。

表❶　膀胱がんの5年生存率

	5年生存率(%)	
	膀胱がん	腎盂尿管がん
pT1	81	92
pT2	57	73
pT3	31	41
pT4	24	0
N(+)	4～35	-

　転移がない膀胱がんでも、筋層以上に浸潤しているときには、術後の再発や遠隔転移の予防に、術前あるいは術後に化学療法を追加する場合があります。

■ BCGあるいは抗がん剤の膀胱内注入療法

　膀胱内に上皮内がんや多数の乳頭状のがんがある場合には、膀胱内にBCGや抗がん剤を注入することがあります。この治療は外来で行うことができ、週に一度の注入を数回行います。浸潤性の膀胱がんには、この治療は適しません。また、TURBTの後に何度も再発するような膀胱がんに対して、再発予防にこれらの薬を注入することがあります。

予後

　表在性の膀胱がんでは、致命的になることは稀です（**表❶**）。ただし、前述したように、このがんは膀胱内に多発すること、何度も再発することが特徴ですので、定期的に膀胱内を観察しなければなりません。また、時に再発を繰り返すうちに、浸潤性のがんへとがんの性質が変化することがありますので、注意が必要です。

⑧泌尿器がん（腎細胞がん）

おもながんの標準治療

宮城県立がんセンター 泌尿器科　栃木達夫
宮城県立がんセンター 歯科　臼渕公敏

腎臓の役割

腎臓は腹部に左右1つずつ存在する臓器で、後腹膜腔という場所に位置しています（図❶）。10×5×3cm程度のソラマメのような形をしています。

腎臓のおもな機能は、
① 尿生成を通じて体液（細胞外液）の恒常性を維持
② 尿素などのタンパク質代謝物の排出
③ 内分泌と代謝調整（ビタミンD活性化、エリスロポエチン産生、レニン産生）
です。

腎臓は腎実質（実質はさらに皮質と髄質に分けられる）という尿を作る部分と、実質により作られた尿が集まる腎盂（じんう）という組織からできています。腎実質は、ネフロンが約120万個集まってできており、ネフロンは糸球体と呼ばれる毛細血管と、尿細管という構造から成り立っています。たくさんのネフロンから生成された尿は腎盂に集められ、排泄のため尿管を通って膀胱へと送られます。

腎細胞がんとは

腎腫瘍のうち、腎実質の近位尿細管由来の腎細胞がんが全体の9割を占めます。組織学的には淡明細胞がん（clear cell carcinoma）が最も多く、乳頭状腎細胞がん、色素嫌性腎細胞がん、集合管がん、紡錘細胞がん等があり、予後は緩徐に経過するものから、急速に悪化の一途を辿るものまで多様です。

疫学・統計

わが国の2006年の腎盂を含む腎がんの罹患数（全国推計値）は、男性約9.6千人、女性約5.3千人で、男女ともがん罹患全体の2％を占めます。罹患率は50歳代から70歳代にかけて高齢ほど高くなります。

腎細胞がんを引き起こす原因（リスク要因）として確立されているものは、

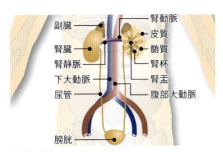

図❶　尿路の解剖図

表❶ 腎がん取り扱い規約 （日本泌尿器科学会・日本病理学会・日本医学放射線学会編：泌尿器科・病理・放射線科 腎盂・尿管・膀胱癌取扱い規約 第4版，金原出版，東京，2011年4月より引用）

病期		標準治療
Ⅰ期	腫瘍の最大径が7cm以下で、腎臓内に限局している	手術（根治的腎摘出術）
Ⅱ期	腫瘍の最大径が7cmよりも大きいが、腎臓内に限局	手術（根治的腎摘出術）
Ⅲ期	腫瘍が以下の場所に認められる ・腎臓と隣接した1箇所のリンパ節 ・副腎または腎周囲組織に浸潤している ・腎静脈や下大静脈内に進展している	手術（根治的腎摘出術）
Ⅳ期	腫瘍が以下の場所まで広がっている ・腎周囲脂肪組織層を超えて、腸腰筋・肝臓・膵臓・腸管などの他臓器まで ・腎臓と隣接した2箇所以上のリンパ節 ・肺や肝臓・骨などの遠隔臓器	手術（根治的腎摘出術）＋術後薬物療法 あるいは薬物療法

肥満と喫煙です。肥満のリスクは4倍で、高血圧では2倍とされています。

症状

検診等の画像検査で偶然発見されるパターンが多く、発見時には約45％が限局がん、30％が転移がん、25％が局所進行がんです。

いわゆる古典的三徴（血尿・腹部腫瘤・疼痛）の症状すべてを呈するのは10％程度で、早期には無症状のことが多く、発熱・貧血・多血症・高Ca血症、肝機能異常などの腎尿経路系以外の症状で発見されることがあります。

診断

画像診断の感度はdynamic CT（94％）、腹部超音波検査（79％）で質的診断と病期診断にも有用です。診断目的の針生検は一般的には行われません。

病期（ステージ）と標準治療

腎細胞がんでは、TNM分類に基づいて病期を判定します。「腎がん取り扱い規約」では、表❶、図❷のように病期分類されています。

薬物療法の現状

近年、腎細胞がんに対する複数の有力な分子標的薬が開発・臨床導入され、標準治療が劇的に変わりつつあります（表❷）。

腎がんにおける薬物療法の役割は生存期間の延長です。インターフェロンや分子標的薬を使っていくことで、生存期間の延長が期待できるようになりました。

スニチニブ、ソラフェニブ、アキシチニブ、パゾパニブは、血管新生阻害薬に分類される分子標的薬です。

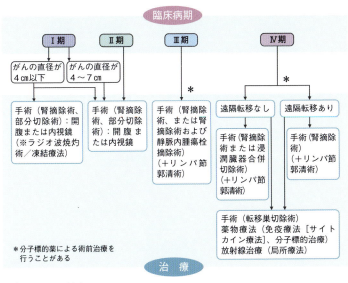

図❷ 腎がんの治療

表❷ 腎がんに対する薬物療法

	一般名(略語)	製品名	副作用
サイトカイン	インターフェロン(IFN)	オーアイエフ スミフェロン	
	インターロイキン2(IL-2)	イムネース	
分子標的薬	スニチニブ	スーテント	出血・血小板減少・血圧上昇
	ソラフェニブ	ネクサバール	出血・間質性肺炎・血圧上昇
	エベロリムス	アフィニトール	口腔粘膜炎・発疹・高血糖
	テムシロリムス	トーリセル	間質性肺炎・口腔粘膜炎
	アキシチニブ	インライタ	血圧上昇・甲状腺機能低下
	パゾパニブ	ヴォトリエント	

もうひとつは、mTOR（哺乳類ラパマイシン標的タンパク）阻害薬で、エベロリムスやテムシロリムスなどです。

MSKCC分類

米国のMemorial Sloan-Kettering Cancer CenterのMotzerらにより、サ

表❸　MSKCCリスク分類

	予後因子の数	生存期間の中央値
Favorable risk	0個	30ヵ月
Intermediate risk	1〜2個	14ヵ月
Poor risk	3個以上	5ヵ月

表❹　腎細胞がんの5年生存率

Stage	5年生存率(%)
Ⅰ	75
Ⅱ	63
Ⅲ	38
Ⅳ	11

イトカイン療法による進行腎細胞がんの治療成績に関する検討が行われ、
① Karnofskyの一般全身状態スコア（Karnofsky Performance Status: KPS）が80％未満
② 血清LDH値が、正常上限値の1.5倍以上
③ ヘモグロビン値が正常下限値未満
④ 補正血清カルシウム値が、10mg/dL以上
⑤ 腎がんの診断から治療開始までの期間が1年未満

の5項目が、進行腎細胞がんの予後因子として取り上げられました。それに基づき、患者を3つのリスクグループに分類して（MSKCCリスク分類：**表❸**）治療成績を検討したところ、予後因子の数は予後によく反映されることがわかりました。

現在では、分子標的薬が治療に用いられるようになっていますが、その治療成績もこのリスク分類によるグループ分けが有効な傾向にあります。

予後

腎細胞がんの病期別5年生存率は、**表❹**に示すように病期が進むほど不良です。

6 おもながんの標準治療
⑨食道癌

宮城県立がんセンター 消化器科　**野口哲也**
宮城県立がんセンター 歯科　**臼渕公敏**

食道とは

　食道とは、咽頭と胃をつなぐ約25cm、太さ2〜3cm、厚さ4mmの管状の臓器で、口から食べたものを胃に送る働きをしています（図❶❷）。食物を飲み込むと、筋肉でできた食道壁が動いて胃に送り込む、消化機能をもたない食物の通り道であり、その出口には、胃内の食物の逆流を防止する働きがあります。

　食道の大部分は胸部にあり、一部は頸部（約5cm、咽頭の真下）、一部は腹部（約2cm、横隔膜の真下）にあります。胸の上部では気管と胸椎との間、下部では心臓、大動脈と肺に囲まれています。

食道癌の疫学

　国立癌研究センター癌対策情報センターの集計によると、食道癌の罹患率（粗罹患率）は2004年の推計によると男性が24.4人（人口10万人対）、女性が4.0人（人口10万人対）で、毎年11,000人以上が食道癌に罹患している状況です。罹患率は男性が増加傾向にあり、女性は近年増減の傾向はみられません。

　性別では男女比が6：1と男性に多く、年齢は60代、70代に好発し、全体の世代の約68％を占めます。占居部位は、胸部食道が51.6％と最も多く、次いで胸部下部食道（24.2％）、胸部上部食道（13.4％）、腹部食道（4.5％）、

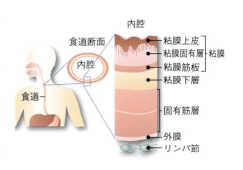

図❶　食道の構造

図❷　食道の壁の構造

頸部食道（4.0%）でした。組織は扁平上皮癌が92.9％で圧倒的に多く、腺癌が2.4%でした。食道癌症例の他臓器重複癌は同時・異時を含めて約20％に認められ、胃癌・咽頭癌の順に多く、食道癌診療において重要な問題です。

食道癌の病因

食道癌の発生要因として化学的・機械的刺激や慢性的な炎症が発がんにかかわっていると考えられ、とくに喫煙・過度の飲酒が危険因子として重要であり、その両者を併用することで危険性が増加することが知られています。2009年10月にWHOのワーキンググループは、アルコール飲料に関連したアセトアルデヒドをGroup1のcarcinogenとしました。また、低栄養（微量元素欠乏）なども発がんの危険因子といわれています。

食道癌の組織型は大きく分けて、扁平上皮癌と腺癌があります。わが国の食道癌の組織型は90％以上が扁平上皮癌ですが、近年欧米では腺癌が過半数を占める国もあります。

食道癌の臨床症状

食道癌の比較的早期は症状がほとんどありませんが、物を飲み込んだときの違和感や嚥下時痛、さらに刺激物がしみるなどの症状がみられることがあります。癌が増大すると食道の内側が狭くなり、嚥下困難や狭窄感が出現し、肉などの固形物がつかえるようになります。食物がつかえると徐々に体重減少がみられ、唾液も飲み込めない状態になります。反回神経に癌が浸潤すると反回神経麻痺が起こり、嗄声すなわち「かすれ声」になります。また、癌が肺、大動脈や胸椎を圧迫することや深い潰瘍が穿通することで胸背部痛、咳嗽、発熱や血痰を生じることもあります。

食道癌の診断

食道癌の診断は、「食道癌診断・治療ガイドライン」で新たな項目として追加され、「癌の進行度診断」と「全身状態の評価」という項目を設けています。

食道癌の進展度診断には壁深達度、リンパ節転移、遠隔転移の診断に基づいて行われ、「食道癌取扱規約」による進行度分類（図❸❹）により決定されます。ガイドラインによると進行度診断に加え、病巣特性（悪性度）の把握および全身状態の評価を踏まえ、治療方針を患者に提示します。そして、診断根拠、診断過程などを患者に説明し、理解と同意を得て治療方針を決定します。

病期の分類は以下のようになります（図❺）。

T因子 (癌の広がり)	T1a	癌が粘膜内にとどまる
	T1b	癌が粘膜下層にとどまる
	T2	癌が固有筋層にとどまる
	T3	癌が食道外膜に広がっている
	T4	癌が食道周囲の組織まで広がっている
N因子 (リンパ節転移)※	N0	リンパ節転移がない
	N1	第1群リンパ節のみに転移がある
	N2	第2群リンパ節まで転移がある
	N3	第3群リンパ節まで転移がある
	N4	第4群リンパ節まで転移がある
M因子 (遠隔転移)	M0	遠隔転移がない
	M1	遠隔転移がある

図❸ 食道癌のTNM分類
※リンパ節転移：1〜4群リンパ節を癌のある場所からどのくらい離れているかによって分類しており、近いものから1群、2群、3群、4群と呼ぶ

転移 壁深達度	N0 リンパ節 転移がない	N1	N2	N3	N4	M1 他の臓器に 転移がある
		リンパ節転移がある (数が増えるほど、リンパ節転移が高度)				
T0、T1a	0	I			IVa	IVb
T1b	I	II		III		
T2						
T3						
T4	III					

図❹ 食道癌の進行度分類

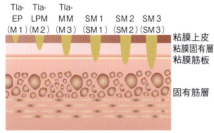

図❺ 食道表在癌の深達度亜分類

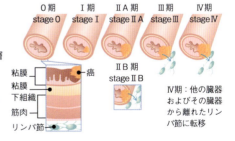

IV期：他の臓器およびその臓器から離れたリンパ節に転移

0期

癌が粘膜にとどまり、リンパ節、別の臓器、胸膜、腹膜（体腔の内面を覆う膜）に癌が認められないものです。いわゆる早期癌、初期癌と呼ばれている癌です。

I期

癌が粘膜にとどまっているが、近くのリンパ節に転移があるものか、粘膜下層まで浸潤しているが、リンパ節や

別の臓器および胸膜・腹膜に癌が認められないものです。

■ Ⅱ期

癌が筋層を越えて食道の壁の外にわずかに出ていると判断されたとき、あるいは癌が粘膜下層までにとどまっていても癌病巣の近傍のリンパ節のみに癌があると判断されたとき、そして臓器や胸膜・腹膜に癌が認められなければⅡ期に分類されます。

■ Ⅲ期

癌が食道の外に明らかに出ていると判断されたとき、食道壁に沿うリンパ節か、あるいは食道の癌から少し離れたリンパ節に癌があると判断され、別の臓器や胸膜・腹膜に癌が認められなければⅢ期と分類します。

■ Ⅳ期

癌が食道周囲の臓器に及んでいるか、癌から遠く離れたリンパ節に癌があると判断されたとき、あるいは別の臓器や胸膜・腹膜に癌が認められるとⅣ期と分類されます。

主病変および転移病巣の診断には、食道X線造影、内視鏡検査、超音波内視鏡検査、気管支鏡、CT検査、MRI検査、FDP-PET、骨シンチ、超音波検査、腫瘍マーカー（SCC、CEA）などが行われています。全身状態の評価には、活動状態（Performance status：PS）と各種重要臓器機能（心・肺・肝・腎）を評価し、慎重に決定することを推奨しています。

食道癌の治療

食道癌治療ガイドラインは、日本食道疾患研究会（現：日本食道学会）に設置された「食道癌の治療ガイドライン作成委員会」により、2002年12月に初版が出版されています。その後、2012年4月に新たなガイドラインが出版されています。

「食道癌診断・治療ガイドライン」では、新たな項目として「診断」「食道癌治療後の経過観察」および「緩和医療」の分野を加えています。そして食道癌治療のアルゴリズムを掲載し、それぞれの治療についてClinical Questionを設けて解説しています。ここではおもな治療の概要を示します（図❻）。

■ 内視鏡的治療

内視鏡的治療は従来の病変粘膜を把持あるいは吸引し、スネアで切除する内視鏡的粘膜切除術（EMR）と、ITナイフ、フックナイフ等による広範囲の病変を一括切除する内視鏡的粘膜下層剥離術（ESD）による内視鏡的治療が主であり、その他の治療として光線力学的治療、アルゴンプラズマ凝固法、電磁波凝固法があります。

内視鏡的治療の絶対的適応は壁深達度が粘膜層（T1a）のうち、EP、LPM病変で、周在性2/3以下の病変としています。壁深達度が粘膜筋板に達した

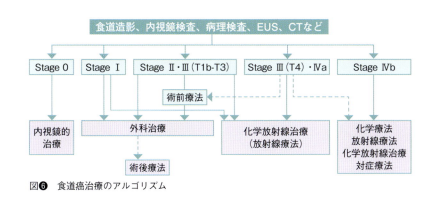

図❻　食道癌治療のアルゴリズム

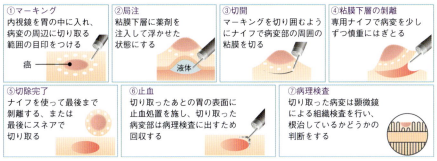

図❼　内視鏡的粘膜下層剥離術(ESD)による内視鏡的治療

もの、粘膜下層に浸潤するもの、(200μmまでは)リンパ節転移の可能性を認めるが、臨床的にリンパ節転移がない症例では粘膜切除が可能であり、相対的適応としています（図❼）。

■ 外科治療

食道癌の発生部位、深達度、転移の有無、患者の全身状態等によって治療方針は大きく異なります。ここではガイドラインに沿って、頸部食道癌、胸部食道癌、食道胃接合部癌について概要を説明します。

1．頸部食道癌に対する手術

下咽頭から頸部食道では解剖学的構造や生理学的機能が複雑であり、なかでも喉頭合併切除による発声機能の喪失は術後のQOLに大きな差をもたらすため、根治性とQOLのバランスを十分に考慮して、治療法を慎重に決定することが重要です。再建法として、頸部操作のみでの切除では遊離腸管移植が一般的な再建法ですが、場合によっては胃管再建術、筋皮弁あるいは皮膚を用いた再建を行う場合もあります。

2．胸部食道癌に対する手術

胸部食道癌は頸・胸・腹の広範囲にリンパ節転移がみられることが多く、縦隔のリンパ節を十分に郭清する必要

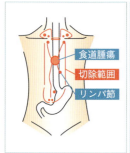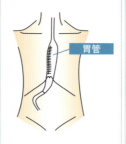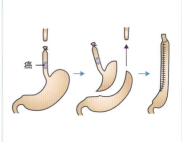

図❽ 食道癌の病態と手術における切除範囲

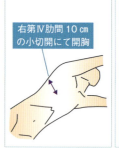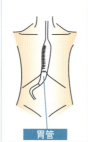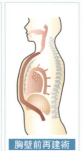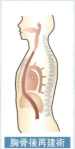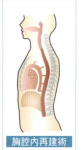

図❾ さまざまな再建術

性から右開胸を行い、リンパ節郭清とともに胸腹部食道は全摘し、転移頻度の高い胃小彎側リンパ節を含めて切除範囲とすることが一般的です（図❽）。

そして、胸部食道癌では頸部から腹部まで広範にリンパ節転移がみられますが、腫瘍の占居部位や大きさ、深達度などによって、リンパ節転移の分布や転移率に差がみられるので、個々の症例に応じてCT、US、MRIなどを用いた術前評価を行い、リンパ節郭清範囲を決定します。再建経路としては胸壁前、胸骨後、後縦隔の3経路があります（図❾）。おのおの一長一短はありますが、最近では後縦隔経路による再建が最も多く施行されており、再建臓器は胃が最も多く用いられています。

3．食道胃接合部癌（腹部食道癌）に対する手術

食道胃接合部癌（E、EG）においても胸部食道癌と同様に、右開胸による上縦隔を含めた郭清および胃管を用いての再建から、左開胸・開腹法や左胸腹連続切開法による下部食道噴門側胃切除や下部食道胃全摘、開胸を行わず経食道裂孔に下縦隔へ到達する方法

まで、種々の方法が行われています。また、再建はおもに胃管あるいは空腸による胸腔内吻合が行われています。

■ 化学療法

食道癌治療における化学療法単独の適応は、遠隔転移を有する症例や術後の遠隔再発例に限られています。日本人に生じる食道癌のほとんどは扁平上皮癌であり、扁平上皮癌に汎用される抗癌剤は以下の3種類があり、2種類以上を併用すると効果が上がることが知られています。

- フッ化ピリミジン系薬剤：フルオロウラシル（5-FU）
- プラチナ系製剤：シスプラチン、ネダプラチン
- タキサン系薬剤：ドセタキセル（タキソテール）、パクリタキセル（タキソール）

現在の食道癌に対する標準的な化学療法は、フルオロウラシルとシスプラチンの併用療法（FP療法）です。シスプラチンは治療1日目に投与、フルオロウラシルは4日間ないしは5日間かけて少量ずつ持続的に点滴投与します。また、シスプラチンによる腎臓の障害を防ぐために、1日に2,500～3,000mLの点滴も同時に行うので、入院が必要となります。治療は4週間を1サイクルとし、副作用の問題がなければ退院、その後は2週間から3週間ごとに治療を繰り返します。定期的な検査で治療効果を判定し、有効であれば繰り返すというスケジュールで行います。効果がない場合は、ほかの薬剤への変更や化学療法の中断など、患者の身体状況に合わせて判断します。また、タキサン系の薬剤の場合、単剤での治療であれば、外来通院で行うことができます。

■ 放射線療法

放射線単独療法に比較して、同時化学放射線療法は有意に生存率を向上させますが、導入化学療法後の放射線治療は生存率を向上させません。放射線単独照射では通常分割法で60～70Gy/30～35回/6～7週が必要ですが、同時化学放射線療法での根治照射には少なくても通常分割法で50Gy/25回/5週以上に相当する線量が必要です。

■ 食道癌の集学的治療

癌の種類や進行度に応じて、手術治療・放射線治療・化学療法などのさまざまな治療法を組み合わせることを集学的治療といいます。食道癌のおもな集学的治療について解説します。

1. 手術と化学療法との組み合わせ

ステージ「Ⅱ～Ⅲ」の進行食道癌に対して、以前は手術療法のみを行っていました。しかし、再発症例が多いため、現在は術前にフルオロウラシル＋シスプラチン（FP療法）を2コース行うことが標準治療です。

2．放射線治療と化学療法との組み合わせ（根治的化学放射線治療）

　食道の扁平上皮癌は、放射線治療の効果が高いことが知られています。癌の進展状況により異なりますが、遠隔転移がない状態であれば、放射線と化学療法の組み合わせを行うことで、癌の消失が期待できます。手術は可能だが手術を受けたくない患者や、既往歴・全身状態等で手術が難しい場合は適応となり得る治療です。

　放射線治療は、通常分割法で50〜60Gy/25〜30回/5〜6週以上に相当する線量および、その間に化学療法を2コース行います。放射線治療後の追加治療が、癌のステージによってそれぞれ方針が異なります。

　また、腫瘍の残存や再発の場合は、唯一の救済手段として手術を行うことがあります（サルベージ手術）。手術の内容には食道切除・リンパ節摘出・内視鏡的切除などが含まれます。サルベージ手術では、通常の手術と比較して合併症の発症率が高くなることが知られています。

食道癌の予後

　日本食道疾患研究会の全国食道癌登録調査によると、1988〜1997年の手術切除症例の5年生存率は36.1%ですが、最近では40%以上になっています。内視鏡的治療（EMR）207例の3年生存率は84.9%、放射線治療198例の3年生存率は32.5%、化学・放射線療法469例の3年生存率30.6%となっています。ただし、これらのデータには各治療の対象となる病期が異なるため、直接の比較はできません。

まとめ

　食道癌の診断・治療について、食道癌診断・治療ガイドラインに沿って解説しました。ガイドラインでは食道癌の治療に携わる医師を対象とし、治療の安全性と治療成績の向上を図り、治療成績の施設間格差を少なくすることを目的とし、現時点での最も妥当と考えられる標準的な治療を推奨しています。さらに、食道癌の治療法の選択にあたり、ガイドラインに基づく治療法であるか否かにかかわらず、医師はその治療内容と治療法を選択する理由・合併症・治療成績などを患者に説明し、患者の理解と同意、すなわち、説明と同意（informed consent）を得ることが必要です。

【参考文献】
1）日本食道学会（編）：食道癌診断・治療ガイドライン，金原出版，東京，2012．
2）日本食道学会（編）：臨床・食道癌取り扱い規約第10版，金原出版，東京，2007．
3）桑野博行：食道癌．内科学第9版，朝倉書店，2007．
4）桑野博行（編）：食道がん標準化学療法の実際．金原出版，東京，2010．
5）独立行政法人国立がん研究センターがん対策情報センターがん情報サービス：HP http://www.ganjoho.jp

6 おもながんの標準治療
⑩卵巣がん

宮城県立がんセンター 婦人科　山田秀和
宮城県立がんセンター 歯科　臼渕公敏

はじめに

卵巣は腹腔内（骨盤内）で子宮の両側に存在し、大きさはほぼ拇指頭大の臓器です。おもな機能として排卵と女性ホルモン産生が挙げられます。最近、子宮内膜症と卵管上皮が卵巣がんの発生母地として注目され、発がんのメカニズムが解明されつつあります。症状の項目でも記載していますが、腫瘍がかなり大きくなっても、消化器や泌尿器系等の他臓器に影響を及ばさないことが多く、そのため腫瘍がかなり大きくなったり、進行して発見されることが多いのが特徴です（図❶）。また、がんが腹腔内に播種して腹水が貯留するがん性腹膜炎を来したり（図❷）、大網（腸をカバーする脂肪の網）に転移しやすい（図❸）といった特徴があります。

わが国の卵巣がん罹患数は、1999年には7,314人、2002年には7,418人と、毎年7,000人以上と報告され、その罹患率も上昇しています（図❹）。卵巣がんによる死亡数も1996年：4,006人、2005年：4,467人、2006年：4,435人、2007年：4,467人と増加傾向にあり、女性性器悪性腫瘍のなかで最も死亡数

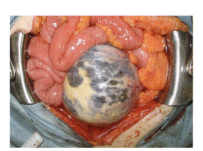

図❶　骨盤内に存在する大きな卵巣がん（新生児頭大）

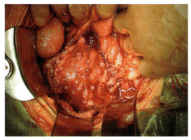

図❷　卵巣がんの腹膜播種（がん性腹膜炎）

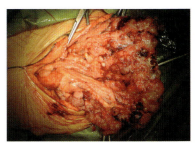

図❸　卵巣がんの大網転移。転移により大網は肥厚し、いわゆるmentum cakeの状況となっている

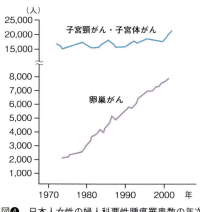

図❹ 日本人女性の婦人科悪性腫瘍罹患数の年次推移(国立がんセンター情報センターデータベース)

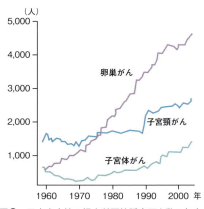

図❺ 日本人女性の婦人科悪性腫瘍死亡数の年次推移(国立がんセンター情報センターデータベース)

の多い疾患です(図❺)[1,2]。

症状

前述したように、卵巣は骨盤内に存在し、がんが発生しても腹腔内の容積が大きいため初期の段階では自覚症状が乏しく、進行して発見されることが多いのが特徴です。症状としては、大きな腫瘍や腹水による腹部圧迫感がほとんどで、多くの患者が「最近太ったと思っていた」と述べられています。また、婦人科疾患や婦人科検診等で偶然に発見されることもあります。

そのため、卵巣がんの発見時の進行期をみると、お腹の中にがんが蔓延、あるいはリンパ節に転移したⅢ期や、遠隔臓器にまで転移したⅣ期で発見される例が約半数を占めています[3]。中高年の方が最近急に太ってきた、腹囲が増大した、スカートやズボンが入らな

くなってきた等の症状を自覚した場合には、すぐに婦人科を受診して超音波検査を受けることをお勧めします。

診断

卵巣がんの診断は通常、超音波、MRI、CT等の画像診断で行います。超音波検査は被曝がなく、簡便に腫瘍の有無や大まかな良・悪性診断を行うことが可能です。超音波検査で悪性の可能性がある場合にはMRIでより詳しく調べます。さらに、MRIにて悪性がほぼ確実に診断された場合にはCTで転移の有無を調べます。卵巣がんの画像所見としては、嚢胞成分(水が溜まった部分)と充実成分(細胞が詰まっている部分)が混在してみられるのが典型的な所見です(図❻)。また、がんが腹腔内に播種すると、画像でも腹水の出現、大網や腹膜に腫瘤が形成さ

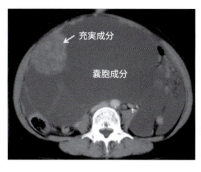

図❻　卵巣腫瘍の画像所見（CT）。囊胞成分と充実成分が混在している

れたのを確認できるようになります。

　がん患者の血液中には、がんが産生する物質が検出されることもあり、腫瘍マーカーと呼ばれます。卵巣がんの場合にはCA125が検出されることが多く、それ以外にもCA19-9やCEA、AFPなどが高値を示すこともあります。これらの腫瘍マーカーが上昇していれば悪性を疑う根拠となりますが、良性腫瘍や妊娠・炎症など腫瘍でない状況でも上昇することがあり、注意が必要です。

　がんの確定診断は、手術による病理学的な検索によります（顕微鏡で組織や細胞を調べる）。例外として、術前にお腹から針を刺して腹水を採取し、細胞診で診断できるケースもあります。また、手術前に画像で悪性と診断しても、実際に手術してみたら良性腫瘍だったり、逆に手術したら悪性だったというケースも稀に認められます。画像診断は完全なものではなく、その診断精度には限界があることを常に意識することが大切です。したがって、手術によって腫瘍を切除することは治療的な意味合い以外に、良・悪性の判断や病巣の広がりを正確に把握するといった診断的な意味合いも含まれます。

治療

　卵巣がんは化学療法が比較的よく効くがんに分類され、その奏効率（効果が認められる割合）は80％以上とかなり高率です。しかしながら、抗がん剤のみの治療で治癒する例はほとんどないのが現状です。手術療法と化学療法を上手に組み合わせて行うことが、最も高い治療効果が得られる方法です。

■手術療法

　卵巣がんと診断された場合には、原則としてまず手術が行われます。できる限り手術によって腫瘍を切除することが大切で、たとえ腫瘍を完全に切除できなくても、残存した各々の腫瘍径が1cm未満になったものは、その後の化学療法で予後が改善することが証明されています。このように、手術によって残存腫瘍径を1cm未満にすること

をoptimal surgeryといい、卵巣がん手術の目標とされています。

術式は、子宮、両側付属器（卵巣と卵管）、大網を摘出し、進行期の診断のために骨盤や傍大動脈のリンパ節を切除します。また、腫瘍減量のために腸管や腹膜、脾臓など婦人科領域以外の臓器を切除することもあります。

もし、初回手術で切除不能や大きな腫瘍が残存した場合には、その後に化学療法を行い、再度開腹して腫瘍の摘出を図ることもあります（interval debulking surgery：IDS）。最近、これによって進行例の手術がより安全に行われる可能性も報告されています。手術前に抗がん剤を投与することを、neoadjuvant chemotherapy（NAC）といいます。

■ 化学療法

卵巣がんの化学療法として、標準的にはTC療法（パクリタキセルとカルボプラチン）が施行されます。両薬剤ともに点滴で（経静脈的に）投与され、3週間ごとに治療が施行されます。化学療法は術後に6コース行われることが一般的です。また、Dose-dence TC療法と呼ばれる、パクリタキセルのみを分割して毎週投与する方法もあります。Dose-dence TC療法は、TC療法に比べて予後を改善する可能性があることが報告されています[4]。パクリタキセルは、他の抗がん剤に比べて神経毒性（しびれなど）が強いこともあり、症例によってはドセタキセルが用いられることもあります（DC療法）。また、お腹の中に直接抗がん剤を入れる腹腔内投与も、TC療法を凌ぐ効果が期待され、現在日本でも臨床試験が施行されています。

抗がん剤の副作用は、投与する抗がん剤の種類によっても異なります。パクリタキセルに特徴的な症状として、筋肉・関節痛、しびれなどがあります。一般的な抗がん剤の副作用として、脱毛、食欲不振、悪心・嘔吐、骨髄抑制、発熱、感染、アレルギー（アナフィラキシー）などが挙げられます。とくに、感染やアレルギーは死亡例も散見され、注意が必要です。骨髄抑制のために好中球が極端に低下した場合には、感染への注意が必要です。抗がん剤投与を受けた後は人ごみを避け、うがいや手洗いなどを励行し、発熱がある場合にはすぐに病院を受診するように指導します。

また、パクリタキセルによるアナフィラキシーは、初回や2回目の抗がん剤投与時に多く、カルボプラチンによるアナフィラキシーは、頻回に投与した後に起こることが多いのが特徴です。アナフィラキシーを発症した場合、顔面紅潮、血圧低下、咽頭違和感、ショックなど重篤かつ多彩な症状が出現します。抗がん剤投与後にこのような症

FIGO Stage		Patients treated No.		5-years survival %	
I	A	268	746	94.2	90.7
	B	22		76.2	
	C(b)	273		91.6	
	C(1)	21		81.0	
	C(2)	76		86.3	
	C(3)	86		87.0	
II	A	12	180	100.0	81.8
	B	27		80.8	
	C(b)	49		79.2	
	C(1)	11		81.8	
	C(2)	29		78.9	
	C(a)	52		82.0	
III	A	23	615	65.2	48.9
	B	71		56.9	
	C	521		47.1	
IV		148		41.0	
Neoadjuvant Chemotherapy		207		40.5	
Unknown		2		0.0	
Total		1898		66.8	

表❶ 日本産婦人科学会による2006年症例の進行期別患者数と5年生存率

状が出現した場合には、抗アレルギー薬やステロイド薬投与などによる速やかな処置が必要となります。

分子標的治療

現在、さまざまな分子標的治療薬がありますが、卵巣がんに保険適応が認められているのはベバシズマブ（商品名：アバスチン）のみです。これまでの報告で抗がん剤と同時に投与し、抗がん剤終了後も長期に投与を継続することで、がんの進行を抑える働きがあることが報告されています。しかしながら、進行は抑えても生存期間までは延長されないのが現状です。

その他、PERP-inhibitorであるオラパリブも有望視されていますが、日本では保険適応がなく使用できません。

放射線治療

放射線治療として以前は全腹部照射といって、腹部全体に放射線を当てる治療が行われていた時代もありました。しかしながら副作用が強く、効果の面からも治療の主体は化学療法に移っていきました。現在では、放射線治療は痛みや出血を抑える緩和的な意味合いで行われることがほとんどです。

予後

前述のとおり、卵巣がんは進行して発見されることが多く、予後不良な疾患です。日本産婦人科学会の2014年の報告を見ると（表❶）、5年生存率はI

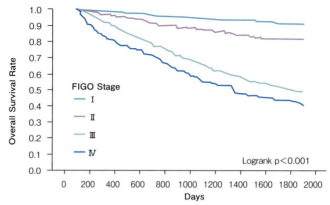

図❼ 卵巣がんの予後：ステージごとのKaplan-Mayer法による生存曲線。Ⅰ・Ⅱ期に比べてⅢ・Ⅳ期の予後が著しく不良である（日本産婦人科学会2006年治療症例）

Ⅰ期90.7％、Ⅱ期81.8％、Ⅲ期48.9％、Ⅳ期41.0％となっており、Ⅰ・Ⅱ期例と進行したⅢ・Ⅳ期例との間に大きな生存率の乖離がみられるのが特徴です[3]。しかもⅢ期・Ⅳ期では5年生存を達成しても、その後の生存率は低下していく傾向にあります（図❼）。これは、再発後に何とか化学療法で5年生存を達成できても、その後にがん死することも稀ではないことを示しています。有効な検診手段がない卵巣がんの早期発見が難しい現状では、現在の手術・化学療法による治療では、これ以上の予後改善はなかなか難しいと考えます。

【参考文献】

1）日本婦人科腫瘍学会（編）：卵巣がん治療ガイドライン2010年版, 金原出版, 東京, 2010.
2）研修コーナー 第12回婦人科悪性腫瘍（その2）. 日産婦誌2011（6）; N57-N76.
3）婦人科腫瘍委員会報告：日産婦誌2014;1447-1449.
4）Katumata N, Yamada M, Isonishi S, et al: Long-term follow-up of a randomized trial comparing conventional paclitaxel and carboplatin with dose-dense weekly paclitaxel and carboplatin in women with advanced epithelial ovarian, fallopian tube, or primary peritoneal cancer(JGOG 3016 trial): a randomized, controlled, open-label trial. Lancet Oncol 2013; 14: 1020-6.

6 おもながんの標準治療
⑪白血病

岩手医科大学 腫瘍内科学科　**伊藤薫樹**

白血病は、進行のスピードにより急性型と慢性型、腫瘍血球の種類により骨髄性とリンパ性に区別されます。本稿では、急性白血病と慢性骨髄性白血病の基本と標準治療について概説します。

急性白血病

急性白血病は、急性骨髄性白血病（acute myeloid leukemia：AML）と急性リンパ性白血病（acute lymphoblastic leukemia：ALL）に大別されます。急性白血病は抗がん剤に感受性が高く、治癒が期待できるため、多剤併用化学療法や造血幹細胞移植などが積極的に行われます。

◾️分類

急性白血病の分類は細胞形態を基本とし、細胞化学染色や免疫学的マーカーを加えたFAB分類によって行われます。近年、染色体や遺伝子の変異が予後と深く関係することが明らかになり、遺伝子変異を有するものを1つの疾患単位として独立させた新WHO分類が提唱されました。

◾️病態

急性白血病は、染色体異常および遺伝子変異により分化能を失うとともに、増殖能を獲得した幼若骨髄細胞が自律的に増殖するクローン性の疾患です。白血病細胞の増殖による正常造血の抑制に基づく症状と、白血病細胞の浸潤に伴う症状が出現します。

◾️症状・症候

正常造血の抑制に基づく症状としては、貧血による全身倦怠感や動悸・息切れ、血小板減少による出血傾向、正常白血球の減少に伴う易感染状態や発熱が認められます。その他、歯肉出血、抜歯後止血困難などの口腔内の出血症状も少なくありません。とくに血小板数が5万以下では易出血性となるために、観血的処置は避ける必要があります。また、播種性血管内凝固症候群（DIC）を合併することがあるため、凝固機能を確認しておくことも重要です。

◾️浸潤

AMLでは、しばしば歯肉や皮膚に浸潤します。とくに単球系の形質を有する白血病の症例で多く認められます。ALLでは、リンパ節や脾臓、中枢神経に浸潤しやすい特徴を有します。意識障害や神経障害などを伴うことがあ

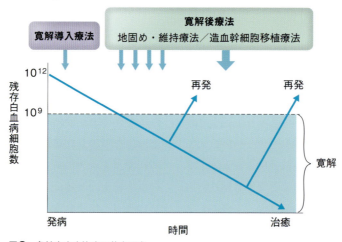

図❶　急性白血病治療の基本理念

ります。

■ 検査・診断
1．末梢血液
貧血や血小板減少は、ほとんどの症例で認められます。白血球数は多い例から少ない例までさまざまです。白血病が末梢血に進展した場合には、白血球数は増加します。

2．骨髄検査
白血病を疑った場合には、骨髄検査を行います。白血病細胞が骨髄の全有核細胞中20％以上占める場合に、白血病と診断します。さらに細胞形態、細胞化学染色、免疫学的検査、染色体検査により細分類します。

■ 予後因子
年齢、全身状態、感染症などの合併症の存在や染色体異常が、予後因子となります。

■ 治療
急性白血病の治療理念は、最終的に白血病細胞の完全駆逐（total cell kill）を目指します。そのためにまず、健常人と変わらない末梢血所見、骨髄検査で白血病細胞割合が5％未満、髄外病変を認めない「完全寛解」を目指した、多剤併用化学療法による寛解導入療法を行います。

その後、さらに残存白血病細胞の駆逐を目的として寛解後療法（地固め・維持療法や造血幹細胞移植法）を行い、白血病細胞の完全駆逐を目指します（図❶）。

1．AMLの治療
わが国では、日本成人白血病治療共同研究グループ（JALSG）が考案し

た標準プロトコールに準じて治療が行われます。

- 寛解導入療法

若年成人（65歳未満）のAMLに対する寛解導入療法としては、シタラビン（Ara-C、キロサイド®）100mg/㎡持続点滴7日間と、ダウノルビシン（DNR、ダウノマイシン®）50mg/㎡5日間点滴投与、またはイダルビシン（IDR、イダマイシン®）12mg/㎡3日間点滴投与が用いられます。1コースで完全寛解が得られない場合には、同じ治療を繰り返し行うこともあります。AMLのなかでも急性前骨髄球性白血病では、オールトランスレチノイン酸（ATRA）による分化誘導療法が行われます。

- 寛解後療法

寛解後療法では、高用量シタラビン3コース、あるいはシタラビンとアントラサイクリン系抗がん剤の組み合わせによる4コースの地固め療法が用いられます。

2．ALLの治療

ALLでは病型により治療レジメンが異なります。

- 化学療法

化学療法は、寛解導入療法、地固め療法、維持療法からなります。一般的に使用される薬剤として、ビンクリスチン（VCR）、プレドニン（PSL）、アントラサイクリン系薬剤であるアドリアマイシン（DXR）またはダウノマイシン（DNR）、シクロホスファミド（CPA）、L-アスパラギナーゼ（L-Asp）を組み合わせた治療が行われます。中枢神経再発の予防のためにメトトレキサート（MTX）の髄注を行います。

バーキット型のALLでは、CD20（Bリンパ球の細胞表面マーカー）陽性であることから、分子標的治療薬であるリツキシマブ（R；抗CD20モノクローナル抗体）と高用量のMTXを組み込んだR-hyper-CVAD/MA［CPA、VCR、DXR、デキサメタゾン/MTX、シタラビン］療法が標準療法として施行されます。

フィラデルフィア染色体（Ph）陽性ALL（Ph+ALL）は、ALLのなかでもきわめて予後不良でしたが、分子標的薬であるイマチニブメシル酸塩（イマチニブ）の導入により、治療成績が改善しています。Ph染色体は、9番染色体と22番染色体の相互転座により生じる染色体で、その遺伝子産物であるBCR/ABLは強力なチロシンキナーゼ活性を有しており、これが白血病の原因となっています。イマチニブは、この分子を標的とした分子標的治療薬として最初につくられた薬剤です。最近では、より強力なチロシンキナーゼ阻害薬としてダサチニブやニロチニブも使用されます。

JALSGでは、イマチニブと化学療

法の併用プロトコールの臨床試験が行われており、従来の化学療法よりも良好な成績が報告されています。

- 造血幹細胞移植

　一般的には、55歳以下の症例で化学療法では長期の予後が期待できない症例が適応となります。移植前処置では、大量の抗がん剤投与と全身放射線照射が行われます。前処置の後に造血幹細胞が移植されますが、好中球が500/μL以上に回復するまで（生着）には2〜3週間かかります。その後、ドナー由来のリンパ球が患者の臓器を攻撃することがあり、移植片対宿主病（graft versus host disease：GVHD）と呼ばれます。GVHDは生命予後のみならず生活の質に多大な影響を与えるため、シクロスポリンやFK506など免疫抑制剤が長期に投与される場合も多く、免疫抑制状態が持続することから、口腔内カンジダ症などの日和見感染症を合併します。

　また、放射線治療やGVHDの影響で唾液分泌が低下し、口腔内乾燥や粘膜障害が増悪してう蝕の発症も増加するため、人工唾液や含嗽による保湿が重要です。

3．支持療法

　化学療法を成功させるためには、合併症や副作用対策がきわめて重要です。寛解導入療法で用いられる抗がん剤により、投与1〜2週間後から粘膜障害が出現します。

　また白血球減少期と重なるため、感染管理が重要です。とくに初回の寛解導入療法時には、白血病により障害されている正常造血が治療によりさらに抑制され、感染症が重篤化することがあります。感染予防のために、生理食塩水による口腔内含嗽を行います。粘膜障害時には、アズノールやキシロカイン入りの含嗽水を用いて症状の軽減を図ります。とくに、病原体の侵入門戸となる口腔に対するケアはきわめて重要です。治療前にセルフケアの指導と口腔内アセスメントを行い、治療中も口腔内の観察とケアの継続を行います。

■ 予後

　わが国で行われた研究から、AMLの7年生存率は48％、ALLの5年生存率は30％程度と報告されています。

慢性骨髄性白血病

　慢性骨髄性白血病（chronic myelogenous leukemia：CML）は症状がなく、健康診断等で見つかることの多い慢性白血病です。現在は、前述したイマチニブなどのチロシンキナーゼ阻害薬を使用することにより、長期生存が可能な疾患となっています。

■ 病態

　前述したPh+ALLと同様、BCR/ABLキメラ蛋白が白血病の原因となってい

ます。この白血病細胞は分化・成熟能を有するため、幼若な細胞だけが増加する急性白血病とは進行速度や病態が異なります。通常、慢性期で見つかりますが、急性白血病に移行（急性転化）すると、急性白血病と同様の病態を呈します。

■ 診断

無症状のことが多いですが、脾腫による腹部膨満、倦怠感、体重減少などが初発症状となることもあります。血液検査で白血球増多や血小板増多が認められます。白血球分画で幼若骨髄細胞や好酸球増多、好塩基球増多が認められれば本疾患を疑い、骨髄あるいは末梢血を用いてPh染色体の存在を証明して診断します。

■ 治療

特異的チロシンキナーゼ阻害薬イマチニブ（400mg/日）投与が慢性期CMLの標準治療です。副作用として、血球減少、皮疹、浮腫、筋痙攣などが知られています。現在、第二世代のチロシンキナーゼ阻害薬（ダサチニブ、ニロチニブ）も初回治療薬として使用可能です。一般的に、慢性期には歯科治療は問題なく行えますが、観血的処置が必要な場合には、その旨を確認しておくことが望ましいでしょう。

【参考文献】

1) Miyawaki S, et al：A randomized comparison of 4 courses of standard-dose multiagent chemotherapy versus 3 courses of high-dose cytarabine alone in postremission therapy for acute myeloid leukemia in adults: the JALSG AML201 Study. Blood 117(8)：2366-2372, 2011.
2) Takeuchi J, et al：Induction therapy by frequent administration of doxorubicin with four other drugs, followed by intensive consolidation and maintenance therapy for adult acute lymphoblastic leukemia: the JALSG-ALL93 Study. Leukemia 16(7)：1259-1266, 2002.
3) Yanada M, et al：High complete remission rate and promising outcome by combination of imatinib and chemotherapy for newly diagnosed BCR-ABL-positive acute ltmphoblastic leukemia： a phase II study by the JALSG. J Clin Oncol 24：460-466, 2006.
4) Drucker BJ, et al：Five-year follow-up of patients receiving imatinib for chronic myeloid leukemia. N Engl J Med 355(23)：2408-2417, 2006.

おもながんの標準治療
⑫悪性リンパ腫

岩手医科大学 内科学講座 血液・腫瘍内科分野　鈴木雄造
岩手医科大学 腫瘍内科学科　伊藤薫樹

悪性リンパ腫はリンパ球系悪性腫瘍で、リンパ球ががん化し、増殖して腫瘤を形成する疾患です。多くはリンパ組織（リンパ節、扁桃など）に発生しますが、リンパ節以外（節外）の組織からも発生するため、すべての臓器に起こる悪性腫瘍といえます。

疫学

2005年のわが国におけるリンパ腫の全国年齢別推定罹患率は、人口10万人当たり13.3人（男15.5人、女11.2人）であり、血液悪性腫瘍のなかでもっとも多い疾患です。

原因

染色体異常が腫瘍化に重要な役割を担っています。濾胞性リンパ腫ではt（14；18）転座、マントル細胞リンパ腫ではt（11；14）転座、未分化大細胞リンパ腫ではt（2；5）転座が認められます。また、EBウイルスや$H. pylori$菌、HTLV-1（human T-lymphotropic virus type 1）等、特定の病原体との関連を認めるリンパ腫もあります。

分類

病型分類

新WHO分類2008では、リンパ系腫瘍はホジキンリンパ腫とB細胞リンパ腫、T/NK細胞リンパ腫の3種に大別されます。この分類では約90の疾患単位に分類されるため、臨床的には3段階の悪性度分類が用いられます。

1．低悪性度リンパ腫

年単位で進行するリンパ腫で、濾胞性リンパ腫、粘膜関連リンパ組織（MALT）リンパ腫などが含まれます。

2．中悪性度リンパ腫

月単位で進行するリンパ腫で、びまん性大細胞型B細胞リンパ腫、末梢性T細胞リンパ腫、マントル細胞リンパ腫などが含まれます。

3．高悪性度リンパ腫

週単位で進行するリンパ腫で、リンパ芽球性リンパ腫、成人T細胞性白血病リンパ腫、バーキットリンパ腫が含まれます。

予後因子

びまん性大細胞型B細胞性リンパ腫を中心としたアグレッシブ非ホジキンリンパ腫の予後予測モデルとして、国

表❶ 国際予後指標(International Prognostic Index)

危険因子	年齢>60歳
	臨床病期≧Ⅲ期
	パフォーマンスステータス(PS)≧2
	LDH>正常値
	節外病変数≧2

年齢≦60歳では臨床病期、PS、LDHの3つとなる

危険因子数	危険群	5年生存率(%)
0、1(0)	低	73
2(1)	低中	51
3(2)	高中	43
4、5(3)	高	26

( )の数字は60歳以下の場合の危険因子数を示す

表❷ 悪性リンパ腫の病期分類(Ann Arbor分類のCotswolds改訂版)

Ⅰ期	病変が1ヵ所のリンパ節領域(Ⅰ)あるいは1ヵ所のリンパ節外の臓器や部位(ⅠE)に限局
Ⅱ期	病変が横隔膜の片側の複数のリンパ節領域、リンパ組織に広がる(Ⅱ)、あるいは横隔膜の片側の限局したリンパ節外の臓器や部位への浸潤と1ヵ所以上のリンパ節領域の病変を伴う(ⅡE)
Ⅲ期	病変が横隔膜の両側に広がる(Ⅲ)。リンパ節外の臓器や部位への限局した浸潤を伴う場合はⅢE期とする
Ⅳ期	リンパ節外の臓器や部位へのびまん性の浸潤

際予後指標（International Prognostic Index：IPI）（**表❶**）が確立されており、治療方針の決定に用いられます。

症状

初発症状として最も多いのは、表在リンパ節の腫脹です。無痛性のことが多く、弾性硬です。口腔内の扁桃や口蓋に腫瘤を形成することも稀ではありません。ホジキンリンパ腫では頸部リンパ節から始まり、隣接するリンパ節へ進展することが多いですが、非ホジキンリンパ腫では、頸部、腋窩、鼠径部などあらゆる部位に、非連続性にリンパ節腫脹を生じます。肝臓や脾臓の腫大、皮膚病変がみられることもあります。鼻腔に発生する節外性NK/T細胞リンパ腫では、口蓋に容易に進展し得るため、潰瘍や腐骨形成などを認めることがあります。また、発熱、盗汗、体重減少などの全身症状を伴うことがあり、これらの症状はB症状と呼ばれ予後不良因子と考えられます。

診断

病理組織型と臨床病期により治療方針が異なるため、正確な診断と画像診断で病変の拡がりを評価します。

■ 病理診断

腫大しているリンパ節もしくは節外病変を顕微鏡で調べる「生検」による病理組織検査を行うことが必須です。ヘマトキシリンエオジン染色・免疫染色・表面マーカー、染色体および遺伝子検査を行い、総合的に判断され、悪性リンパ腫の病型が決定されます。

■ 病期診断

臨床病期はⅠ～Ⅳ期に分けられ、Ⅰ/Ⅱ期が限局期、Ⅲ/Ⅳ期が進展期になります（**表❷**）。一般に全身のCT検査、消化管検査などを行って病変を同定しますが、現在ではPET/CT検査が行われるようになってきました。また、骨髄検査や髄液検査を行って、最終的な

病期分類を決定し、病理組織型と併せて治療方針を決定します。

治療

ホジキンリンパ腫や中・高悪性度リンパ腫では、化学療法や放射線療法で治癒が期待できます。一方、進行期の濾胞性リンパ腫などの低悪性度リンパ腫では、治療反応性は良好ですが、再発を繰り返すため、治癒は困難です。

■ホジキンリンパ腫

放射線や化学療法に対する感受性が高い腫瘍ですが、治療方針は限局期と進行期で異なります。化学療法はドキソルビシン、ブレオマイシン、ビンブラスチン、ダカルバジンを用いた多剤併用化学療法（ABVD療法）が標準レジメンで、4週間隔で繰り返します。限局期の症例では、ABVD療法4コース＋病変部30～36Gyの放射線治療を行い、進行期の症例ではABVD療法を6～8コース繰り返し行います。予後は、限局期では長期生存率が約90％以上で、進行期でも完全寛解率は約80％、長期生存率約70％と比較的良好です。

■非ホジキンリンパ腫

非ホジキンリンパ腫の代表的な濾胞性リンパ腫と、びまん性大細胞型B細胞性リンパ腫の治療について述べます。

濾胞性リンパ腫の限局期症例では、領域放射線療法が標準的治療です。進行期症例では症状がなければ経過観察することもありますが、CHOP療法［シクロホスファミド（CPA）、ドキソルビシン、ビンクリスチン（VCR）、プレドニゾロン（PSL）］やCVP療法（CPA、VCR、PSL）にキメラ型抗CD20抗体であるリツキシマブを併用したR-CHOP、あるいはR-CVP療法が標準治療と考えられています。高齢者ではリツキシマブ単独療法を行うこともあります。

びまん性大細胞型B細胞性リンパ腫の治療の流れを図❶に示します。限局期症例では、R-CHOP療法3コースに領域照射の併用、またはR-CHOP療法6コースが標準療法とされています。一方、進行期症例ではR-CHOP療法6～8コースが標準とされています。再発した場合には、救援化学療法を行います。

若年者で救援化学療法に反応が見られた場合には、造血幹細胞移植の適応となります。中・高悪性度リンパ腫は、CHOP療法により約80％に完全寛解が得られ、全体の40～50％に長期生存（治癒）が得られます。

■造血幹細胞移植

悪性リンパ腫では、再発した場合に救援化学療法に対して腫瘍の縮小が得られた場合（化学療法感受性再発）に、自家移植によって予後が有意に改善することが示されています。急性白血病と異なり、同種移植は移植関連死亡率

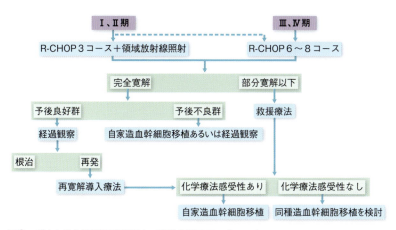

図❶　びまん性大細胞型B細胞リンパ腫治療のフローチャート

が高いため、一般には推奨されません。一部の症例でミニ移植が行われることがあります。

合併症と支持療法

悪性リンパ腫の治療では、免疫不全による日和見感染症のリスクがあるため、予防を行います。ニューモシスチス肺炎予防のためにST合剤（バクタ®）の内服を行います。口腔カンジダ症に対しては、抗真菌薬の含嗽や内服で治療します。また、化学療法後の好中球減少に伴う敗血症、肺炎や免疫不全に伴う帯状疱疹、結核、サイトメガロウイルス感染に注意が必要です。好中球減少に対しては、顆粒球マクロファージコロニー刺激因子（G-CSF）の投与を行います。

腫瘍量の多い場合や急速に進行するリンパ腫では、化学療法により腫瘍崩壊症候群を起こす危険性があるため、尿のアルカリ化や十分な補液を行い、尿酸の産生抑制のためにアロプリノール（ザイロリック®）を投与します。

リツキシマブによるB型肝炎ウイルスの再活性化に伴う劇症肝炎に注意が必要です。治療開始時から定期的にウイルス量のモニタリングを行い、抗ウイルス療法開始のタイミングを逸しないことが重要です。

【参考文献】
1) 国立がん研究センターがん対策情報センター（http://ganjoho.ncc.go.jp/professional/statistics/statistics.html）
2) Swerdlow SH, et al. (eds.):WHO Classification of Tumors of Hematopoietic and Lymphoid Tissues (4th ed.), IARC, Lyon 2008.
3) The International Non-Hodgkin's Lymphoma Prognostic Factors Project: A prospective model for aggressive non-Hodgkin's lymphoma. N Engl J Med 1993;329:987.
4) Lister TA, et al: Report of a committee convened to discuss the evaluation and staging of patients with Hodgkin's disease, Cotswolds meeting. J Clin Oncol 1989;7:1630-1636.

6 おもながんの標準治療
⑬頭頸部がん

宮城県立がんセンター 頭頸部外科　**加藤健吾**

頭頸部がんとは

　頭頸部がんは脳腫瘍と眼窩内腫瘍を除いた、頭頸部を原発とする悪性腫瘍の総称であり、口腔がん（舌がん、歯肉がんなど）、上咽頭がん、中咽頭がん、下咽頭がん、喉頭がん、鼻副鼻腔がん（上顎がん、鼻腔がんなど）、唾液腺がん（耳下腺がん、顎下腺がん、舌下腺がん、小唾液腺がん）、甲状腺がんなどに分類されます（図❶）。甲状腺がんは、他の頭頸部がんと組織型が異なり治療方針も大きく異なるため、その他の頭頸部がんとは別に取り扱うことが多く、がん取り扱い規約も別になります。

　頭頸部がんは、全悪性腫瘍のおよそ5％を占める比較的稀ながんですが、口腔がん、咽頭がんは増加傾向です。口腔がん、喉頭がん、中咽頭がん、下咽頭がんが多く、鼻副鼻腔がん、上咽頭がん、唾液腺がんは相対的に稀です。

　口腔がん、中咽頭がん、下咽頭がん、喉頭がんなど主要な頭頸部がんは、アルコール多飲と喫煙が発生のおもなリスクのため、同様のリスクファクターをもつ食道がんの重複例がしばしばみられ、頭頸部がんの診断では上部消化管内視鏡による重複がんのスクリーニングが必須です。近年、子宮頸がんのおもな原因であるHPV（Human Papilloma Virus）が頭頸部がん、とくに中咽頭がんの発生にも大きく関与していることが明らかになり、わが国でも中咽頭がんの約半数がHPV関連がんであることが判明しています。舌がんでは歯などによる慢性機械的刺激が発生に関与しているとされ、治療後に義歯の調整や歯列矯正、抜歯が必要になる例もあります。

　頭頸部がんの9割以上は扁平上皮がんであることも特徴ですが、唾液腺がんでは20種以上の多彩な組織型を呈し、扁平上皮がんはむしろ少ないなどの例

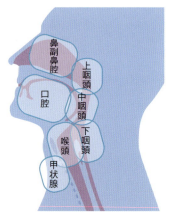

図❶　頭頸部がんの原発部位

外もあります。

頭頸部がん治療総論

　頭頸部がんは、構音、咀嚼、嚥下、発声、呼吸、味覚、嗅覚、聴覚を司る部位に発生します。頭頸部がんの治療では、根治性（生存率）の向上を目指すだけではまったく不十分で、発声機能、嚥下機能など機能温存との両立に努めなくてはなりません。

　また、比較的稀ながんである頭頸部がんは、さらに多くの原発部位に分類され、個々の症例数が少なく、治療に関するレベルの高いエビデンスが乏しいことも標準治療の確立を難しくしています。

　現在、わが国の頭頸部がんの治療に関するガイドラインは「頭頸部癌診療ガイドライン（日本頭頸部癌学会）」と「口腔癌診療ガイドライン（日本口腔腫瘍学会、日本口腔外科学会）」があります。

■頭頸部がんの手術療法

　局所進行頭頸部がんの手術では、腫瘍切除後に組織欠損部を縫合閉鎖できないことが多く、その場合、他部位から患者自身の組織（皮弁）を移植して組織欠損部の再建を行う必要があります。かつては前胸部など隣接部位から皮弁を有茎性に（栄養血管を切り離さずに）採取して移植していましたが、現在は腹直筋など離れた部位から皮弁を栄養血管とともに採取し、皮弁と頸部の血管を吻合して移植する遊離皮弁が自由度の高さから標準的に使用されます。

　頭頸部がんは口腔咽頭という非清潔術野での手術であり、術後に嚥下障害を生じることも多いため、創部感染や肺炎がしばしば問題となります。頭頸部がん手術に口腔ケアを導入することにより、創部感染や誤嚥性肺炎の発症が減少することが判明しており、頭頸部がん手術では術前後の口腔ケアは標準的な支持療法と考えられ、ガイドラインでも推奨されています。

■頭頸部がんの化学放射線療法
　　（CRT：chemoradiation therapy）

　頭頸部がんの多くは扁平上皮がんであり、放射線感受性が比較的高いがん腫です。また、腫瘍切除により発声や嚥下などの機能が大きく損なわれることが多いため、切除可能例に対しても機能温存などを目的に積極的に放射線療法が行われます。

　放射線療法にシスプラチンなどの白金製剤を同時併用することにより、生存率が向上することが明らかになっており、早期がん以外では切除不能例も含めシスプラチン同時併用CRTが標準治療です。近年、わが国でもEGFR阻害薬であるセツキシマブが使用可能となり、セツキシマブ併用CRTも行われます。節外浸潤リンパ節転移陽性例など再発高リスク症例では、シスプラチン同時併用による術後CRTが行われ、生存率の向上が得られることが

判明しています。

頭頸部がんのCRTでは、口腔咽頭の粘膜炎、皮膚炎、味覚障害、口腔乾燥、嚥下障害など特有の有害事象が多く、疼痛管理、栄養管理、口腔ケアなどの支持療法が治療を安全かつ高率に完遂するうえで非常に重要です。なかでも口腔ケアは治療開始前から行うことが推奨され、歯科治療終了まで治療開始を待機することもあります。また、治療後も口腔乾燥が永年にわたり続く例が多く、う蝕多発のリスクがあるため、治療後も継続的な口腔ケアが必要です。顎骨に照射が加わると長期にわたり顎骨の血流が低下するため、根尖病変の悪化や不用意な抜歯を契機に、難治性の顎骨骨髄炎（放射線性顎骨壊死）が発症することがあり注意が必要です。

おもな頭頸部扁平上皮がんの標準治療

■ 口腔がん

口腔がんに対する放射線治療（外照射による）の有効性は低く、治療は原則として手術です。局所早期がん（T1-2、表在性のT3）では、イリジウム針などの小線源による組織内照射も手術とほぼ同等の治療成績が得られることから、標準治療として確立していますが、線源供給や設備等の理由により治療可能施設が少ないことが問題です。局所進行症例では多くの場合、腹直筋皮弁、前大腿外側皮弁等の遊離皮弁による再建が必要となります。

下歯肉がんや口腔底がんでは、下顎骨浸潤のため下顎骨の切除と遊離腓骨皮弁などを用いた骨性再建を必要とする例がしばしばあります。その場合、少なからず咬合や義歯の安定性に問題を生じますが、2012年から腫瘍に伴う広範囲顎骨欠損に対するインプラント治療が保険適応になったこともあり、再建骨皮弁にインプラントを埋入して咬合再建を図る例も出てきました。

上歯肉がんでは、硬口蓋切除が必要になることが多く、その場合、口蓋欠損部を充填するよう作られた顎義歯による口蓋閉鎖が図られます。硬口蓋半切以上では顎義歯の安定性が不良となることが多く、しばしば遊離腹直筋弁など遊離皮弁による口蓋の閉鎖が必要になります。

■ 上咽頭がん

上咽頭がんは、他部位と比較して低分化扁平上皮がんや未分化がんが多く、放射線治療感受性が高いことが特徴です。上咽頭は顔面最深部にあり、手術的なアプローチが困難なこともあり、上咽頭がんの治療は病期によらず放射線療法が原則です。病期Ⅱ以上ではシスプラチンなどの白金製剤を含む化学療法を同時併用することにより、生存率が向上することが判明しており、同時併用CRTが標準治療です。

中咽頭がん

扁桃や舌根、軟口蓋などからなる中咽頭は、嚥下に重要な役割を果たしています。中咽頭の切除は嚥下障害を生じることが多く、中咽頭がん治療では嚥下機能への配慮がとくに重要です。

局所早期がん（T1-2）では、ほとんどの場合、経口的に切除可能で術後の嚥下障害もほとんどありませんが、局所進行がんでは遊離皮弁による再建が必要なことが多く、術後嚥下障害のリスクも高いため、嚥下に配慮した再建方法の工夫が必要になります。

中咽頭がん、とくにHPV関連中咽頭がんは他部位に比して放射線感受性が高いため、進行がんも含めて（化学）放射線治療による根治治療が行われる傾向が強く、手術療法と比較してどちらがより治療成績に優れた標準的な治療方法であるかについては、一定の見解が得られていません。しかし、進行中咽頭がんでは、CRTによっても嚥下障害を呈するリスクがあり、治療方法の選択には慎重な検討が必要です。

下咽頭がん

下咽頭がんは、早期では自覚症状に乏しい一方、早期から頸部リンパ節転移を来しやすいため、進行例で発見される例が多く、頭頸部がんのなかでも予後が不良です。

下咽頭は前壁（輪状後部）の粘膜下が喉頭の輪状軟骨であるという解剖学的な特徴から、下咽頭を全摘するためには喉頭をも摘出する必要があります。また、上気道である喉頭と上部消化管の入り口である下咽頭が隣接しているため、下咽頭の障害により誤嚥が生じやすく、下咽頭がんの治療では根治性と同時に発声機能と嚥下機能の温存に努める必要があります。

局所早期がん（T1-2）は、（化学）放射線療法や喉頭温存手術などにより、下咽頭および喉頭の温存を図ります。局所進行がん（T3-4）では、根治性をより重視して下咽頭および喉頭の全摘を行うことが一般的ですが、とくにT3症例ではCRTなどによる喉頭温存もしばしば試みられます。

進行下咽頭がんに対しては、下咽頭・喉頭・頸部食道全摘術が標準的な術式ですが、上部消化管である下咽頭が失われるため切除咽頭部を再建する必要があり、遊離空腸を用いるのが標準的です。

下咽頭がんの喉頭温存手術としては、外切開による下咽頭部分切除と遊離空腸パッチなどによる再建が一般的です。最近は、NBI内視鏡など診断技術の向上に伴って多く発見されるようになった下咽頭表在がんなどに対して、内視鏡的切除をはじめとする経口的切除による喉頭温存手術も行われます。

喉頭がん

喉頭は発声臓器であるため、根治性

を確保しつつ音声機能温存（喉頭温存）を図ることが最大のテーマとなります。

局所早期がん（T1-2）は、（化学）放射線療法や経口的レーザー切除、垂直部分切除といった喉頭温存手術により喉頭温存を図ります。局所進行がん（T3-4）では根治性をより重視して喉頭全摘を行うことが一般的ですが、最近ではT3がんでもCRTや喉頭亜全摘などの喉頭温存手術により、喉頭温存を図れることが多くなってきました。

喉頭摘出後は永久気管孔となり、気道と食道が完全に分離されるため、誤嚥性肺炎が原則的に生じないという特徴がある一方で、永久的に失声（身体障害者3級に相当）し、さらに嗅覚が低下する、鼻をかめない、そば等をすすれない、努責できないため便秘になりやすい等、さまざまなQOL（Quality of Life）の低下を生じます。

失声に対しては、電気喉頭、食道発声、気管食道シャントなどの代用音声によって音声コミュニケーションの再獲得が図られます。

■ 上顎洞がん

鼻副鼻腔がんのうち最も多い上顎洞がんは、空洞である上顎洞を原発とするため、早期には症状をまったく認めません。上顎洞外に進展して初めて歯痛、鼻閉、鼻出血、複視、頬部腫脹などの症状を呈するため、早期例で発見されることはごく稀です。歯痛を主訴に歯科医院を受診することも多いので、診断のうえでも重要ながんになります。眼球、顔面皮膚、口蓋が隣接しているため、治療に際しては他の頭頸部がん以上に機能と整容への配慮が必要です。

治療は手術を基本としますが、多くの場合は硬口蓋切除が行われ、進行例ではしばしば眼球摘出、頬部皮膚切除、前頭蓋底切除を要します。切除マージンを十分に確保できないことがほとんどのため、多くの場合、術前あるいは術後に放射線療法を併用します。

手術不能あるいは眼球温存希望例ではCRTが試みられますが、通常の経静脈的投与によるCRTの成績はよくありません。そのため、一部の施設では顎動脈などの腫瘍栄養血管へ超選択的にカテーテルを挿入してシスプラチンなどを投与する、超選択的動注化学療法を併用した動注CRTが行われて良好な成績が報告されており、エビデンスの確立が急がれています。

上歯肉がんと同様に硬口蓋の切除を要することが多く、顎義歯や遊離皮弁による口蓋の閉鎖が図られます。

【参考文献】
1）日本頭頸部がん学会（編）：頭頸部癌診療ガイドライン（2013年版）. 金原出版, 東京, 2013.
2）日本口腔腫瘍学会, 日本口腔外科学会（編）：科学的根拠に基づく口腔癌診療ガイドライン（2013年版）. 金原出版, 東京, 2013.
3）厚労省がん研究助成金 浅井班（編）：頭頸部癌化学放射線療法をサポートする口腔ケアと嚥下リハビリテーション. オーラルケア, 東京, 2009.

7 緩和医療

福井大学医学部附属病院 がん診療推進センター　片山寛次

緩和医療という言葉が最近よく使われます。高度に発達した最新の医療では細分化が進み、専門分野と専門医が次々現れて、緩和医療もその一分野として捉えられようとしています。16世紀の外科医で、近代外科学の祖といわれるAmbroise Paréは、医師の役割とは、"To cure sometimes, relieve often, comfort always"であると書いています。その時代、症状緩和が医療の主目的でしたが、今でも［医療＝緩和］であることは変わりません。苦痛を訴えて受診した患者を精査したところ、異常を発見できなかったので何もせず帰す、これは医療ではないのです。すべての医療人の根底にあるべき、［医療＝緩和］という考え方を、あらためて強調しなければならない状況にあることは憂うべきです。

本稿では、これらを踏まえたうえで、おもに専門分野としての緩和医療について記述します。

緩和ケアの定義

WHOによる定義2002年版[1]によれば、緩和ケアとは、「生命を脅かす病に関連する問題に直面している患者と家族の痛み、その他の身体的、心理社会的、スピリチュアルな問題を早期に同定し、適切に評価し対応することをとおして、苦痛（suffering）を予防し緩和することにより、患者と家族のQuality of Lifeを改善する取り組みである」と記載されています。

従来の定義との違いは、①がんだけにかかわらず生命を脅かす病全般を対象としている、②患者だけでなく家族の緩和も目的としている、③身体的疼痛だけでなく全人的苦痛、すなわち、心理社会的、スピリチュアルな苦痛にも対処している、④治療に加えて予防の重要性にも言及している、等が挙げられます。

全人的苦痛とチーム医療

図❶[2]に緩和医療が対処すべき全人的苦痛を挙げます。従来、緩和医療はがん[*]の末期に、その身体的痛みを和らげることを目標とし、現在は患者の苦痛を図の4つに分け、すべてを緩和ケアの対象にすべきとしています。

---

[*] がん：一般的には胃がんや肺がんなど上皮性の悪性腫瘍を"がん"といい、脂肪や筋、血管、血液など非上皮性由来の悪性腫瘍は"肉腫"という。悪性腫瘍全般をまとめて"がん"と呼ぶ。

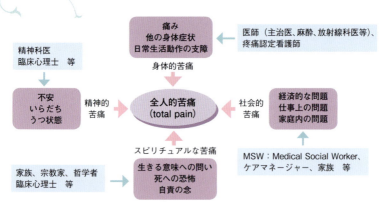

*がん患者の苦痛は多面的であり、全人的に捉えなければならない。主治医と家族だけでなく、他職種のチームによる取り組みが必要である

図❶　緩和医療が対処すべき全人的苦痛

表❶　がんが引き起こす苦痛

身体的苦痛	疼痛だけでなく、吐き気やめまい等の不快な症状など、社会生活の支障になる機能障害等も含まれる
精神的苦痛	将来に対する不安から起こるうつ状態は、早期に治療が必要であることが多い。また、電解質異常やがんの転移、薬物の副作用など身体の生理的異常から起こる意識障害であるせん妄状態は、患者本人だけでなく、家族や医療者にとっても苦痛が大きい
社会的苦痛	経済的問題、仕事上の問題や家庭内の問題も大きな苦痛の原因となり得る。とくに経済的問題は、専門家による助言がとても重要である
スピリチュアルな苦痛	直訳の霊的苦痛ではわかりにくいが、実際は大きな苦痛を伴う。たとえば、社会的な地位や家庭内での立場が、周囲から頼られる存在から人に頼らなければならない立場に急変することで、人格を支えてきたプライドが傷つき、人生の目標としての社会欲の達成が絶たれたりすることで、生きる意欲の消失等が起こり得る

　がんに罹患することで起こる苦痛を**表❶**に挙げます。これらに対しては、主治医、プライマリナースだけでなく、各専門職種からなる緩和ケアチームで望むことが望ましいと考えられます。わが国でよくみられる事例としては、主治医がとても熱心に患者にかかわるのですが、全責任を背負い込んですべて自分の能力の範囲で患者の管理を行おうとする傾向がみられます。患者からみるとありがたい医師ですが、実は患者にとって迷惑なだけで、緩和ケアチームの専門家による助言が必要な場合が多くあります。医師がすべてを背負うのは、その医師にとっても患者にとっても決してよいことではありません。よりよいチーム医療はその施設の文化なのです。

包括的緩和医療

　図❷に包括的緩和医療のモデルを示します。**図❷**上は、以前の緩和医療モデルで、下が現在の概念を示します。

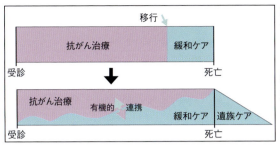

図❷ 包括的緩和医療のモデル
上:以前のモデル。抗がん治療を行っている時期は緩和的治療は顧みられず、治療法がなくなった時点ではじめて緩和ケアが開始されることが一般的だった
下:現在の概念。がん診療における検査や手術、化学療法や放射線治療等による苦痛緩和、精神緩和も緩和ケアの対象に含まれる。また、死亡後の家族の苦痛軽減も目的に含まれる

緩和ケアチーム

　すべてのがん診療連携拠点病院には緩和ケアチームがあり（表❷）、入院患者はもちろん、通院患者のためにも緩和ケア外来が設置されています。また、外来にはがん相談窓口があり、必要があれば専門家に繋ぐことで対応します。緩和ケアも含めたがん相談は、医療者からもご相談いただけます。

日本の緩和医療の現況と問題点

　わが国における緩和医療の水準を医療用麻薬の消費量でみると、先進国のなかで最下位に近いということがいわれてきました。その原因は第一に、医療者の緩和医療に対する知識のなさであり、第二には、麻薬に対する一般人、そして医療者の多くがもっていた偏見にあるといわれています。したがって、医療者への教育と市民への周知が急務と考えられました。

　平成19年に施行された「がん対策基本法の基本理念」[3]と「がん対策推進基本計画の全体目標」[4]の両方に、生活の質の維持向上のために、治療の早期から緩和ケアが適切に導入されることの重要性が述べられています（表❸）。「がん対策推進基本計画」では、「すべてのがん診療に携わる医師が研修等により、緩和ケアについての基本的な知識を習得する」ことが目標として掲げられました。これを受けて平成20年4月には「がん診療に携わる医師に対する緩和ケア研修会の開催指針」が厚生労働省より出され、以来、各がん診療連携拠点病院では医師を対象とした12時間以上に及ぶ緩和ケア研修会を毎年開催することが求められています。対象はがんにかかわるすべての医師、歯科医師で、厚労省から修了証書が発行されます。この資格によって診療報酬の請求が可能となります。

　医療用麻薬に対する市民の偏見は強く、診療の現場でも強い拒絶に遭遇することが多々あります。いろいろな説明パンフレットが入手可能であり、病院では各所に掲示し持ち帰りもできるようにし、これらを使って、患者だけでなく家族にも誤解のないように十分

表❷　緩和ケアに関わる職種とその業務(福井大学医学部附属病院緩和ケアチームの例)

①麻酔科医(2名)	鎮痛薬の選択、投与法やルート確保だけでなく、ペインクリニックとして神経ブロックや、硬膜外、くも膜下麻酔も行う
②精神科医(2名)	患者や家族の精神的なサポートだけではなく、鎮痛補助薬としての抗精神病薬の使用法などにも精通している。精神腫瘍学を修めた医師は、精神腫瘍医(サイコオンコロジスト)と呼ばれる。コミュニケーションのサポートや教育にも活躍。チームリーダーもかねている
③放射線治療医	緩和的放射線治療は緩和ケアでは重要な役割を果たす。疼痛原因の画像診断も行う
④消化器外科医	がんによる消化管閉塞に対する治療、消化管バイパス、消化管や胆道の外瘻、人工肛門造設など。生命予後が2ヵ月以上見込まれ、在宅への移行を目的として積極的にこれらの観血的治療を行う。難治性胸水、腹水に対するシャント造設、がん性腹水に対してはCART(Cell-free and Concentrated Ascites Reinfusion Therapy：腹水濾過濃縮再静注法の略)も行っている。その他栄養管理全般に従事
⑤呼吸器内科医	呼吸器がんを担当するだけでなく呼吸管理に従事
⑥泌尿器科医	尿路系のがんを担当するだけでなく腎機能管理に従事
⑦歯科医	NST、嚥下チームの一員として、口腔衛生管理を行う。ビスフォスフォネート製剤投与前後の歯科口腔管理は重要である
⑧がん性疼痛認定看護師(2名)	緩和ケアチームの要。患者に関する情報の収集、患者家族とチームとのコミュニケーションを維持し、回診と症例検討会を主導
⑨がん化学療法認定看護師	通院がん治療センターで治療にかかわる緩和を行う
⑩がん相談専従看護師	がん患者と家族のあらゆる相談に対応し、緩和ケアチームに繋げる
⑪緩和医療専任薬剤師	オピオイド、消炎鎮痛薬、鎮痛補助薬など緩和医療にかかわるあらゆる薬剤投与法の相談と安全確認を行う。オピオイド等の血中濃度測定により、もっとも適した薬物による疼痛緩和を提唱する
⑫地域医療連携部門	入院の時点で在宅や後方連携の計画にあたる
⑬メディカルソーシャルワーカー	医療費その他経済的な相談に従事。転院や在宅移行の連携
⑭管理栄養士	NSTの一員として、がん治療時の栄養管理から終末期において、またとくに在宅では栄養管理が重要である
⑮理学療法士・言語聴覚士	がんリハビリはがん患者のQOL維持に重要
⑯ボランティア	がん患者会メンバーでがん経験者が患者の相談相手になり、精神的支えになる

表❸　がん対策の基本理念と基本計画の全体目標

がん対策基本法の基本理念
がんに対する研究の推進
がん医療の均てん化の促進
がん患者の意向を十分尊重したがん医療提供体制の整備
がん対策推進基本計画の全体目標
がんによる死亡者の減少
すべてのがん患者およびその家族の苦痛の軽減ならびに療養生活の質の維持向上

表❹　痛みの評価で大切なこと

- 患者の痛みの訴えを信じ、過小評価しない
- 患者の痛みの強さを数値化し、把握する
- 患者の心理状態を把握する
- 痛みの性状や経過を詳しく問診する
- 身体診察を慎重に行う
- 痛みの原因精査に必要な検査、画像診断を行う
- 薬以外の治療法の適応も検討する
- 治療を開始したら除痛効果を記録する

な説明を行うことが重要です。

痛みの評価

まず痛みを評価することが必要です(表❹)。正確を期すためには以下のような事柄が大切で、そのためには患者から必要な情報を引き出す、コミュニケーション技術も重要です。

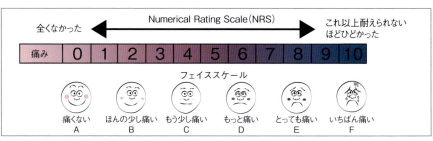

図❸ 痛みの評価の尺度。患者に、まったく痛みのない0からこれ以上の痛みはないほどひどい10までの数字で評価してもらう。患者によっては、下のフェイススケールがわかりやすいこともある

表❺ 痛みの性状と分類。疼痛は、表中に示す疼痛の組み合わせである。おもな痛みの種類と原因を調べ、痛みに応じた対処が必要である

侵害受容性疼痛	内臓痛	腹部腫瘍の痛みなど局在があいまいで鈍い痛み：ズーンと重い、等	オピオイドが効きやすい
	体性痛	骨転移など局在がはっきりした明確な痛み：ズキッとする、等	突出痛に対するレスキューの使用が重要になる
神経障害性疼痛		神経叢浸潤、脊髄浸潤等、びりびり電気が走るような・しびれる・じんじんする痛み	難治性で鎮痛補助薬を必要とすることが多い

　このためには、Numerical Rating Scale（NRS）を用います（図❸）。いずれにせよ、患者が自分で選んで評価することが鉄則で、患者の心理状態を把握することも大切です。これらを尋ねるときには、「痛みはどうですか？」「食事の量はどうですか？」といった、限られた答えを要求する、いわゆる閉じた質問ではなく、「今、何が辛いですか？」とか、「何かしてもらいたいことはありませんか？」など、患者が自分の苦痛を表出しやすいような開かれた質問をすることが大切です。

　次に、痛みの性状と分類を評価し（表❺）、痛みの種類と原因を調べ、痛みに応じた対処をすることが必要です。

　がんによる局所的な痛みである侵害受容性疼痛のうち、内臓痛は局在があいまいで、鈍い痛みでズーンと重いなどと表現されます。医用麻薬類（オピオイド）が効果的です。体性痛は、骨転移や皮膚浸潤など局在がはっきりした明確な痛みで、ズキッとするなどと表現されます。体動時などに痛む突出痛などであり、急な痛み出現に対するレスキュー的な即効型鎮痛薬の使用が必要になります。がんが痛みを伝達する神経を傷害することで起こる、神経障害性疼痛は、びりびり電気が走るような・しびれる・じんじんする痛みなどと表現され、鎮痛薬に鎮痛補助薬を併用することが必要になることが多い難治性の痛みです。

　痛みの性状で大切なことは、その経時的出現パターンです（図❹）。痛みはそのパターンから、持続痛と突出痛に分けられ、多くは両方が組み合わされた混合パターンをとります。痛みの

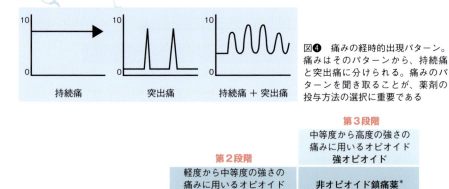

図❹ 痛みの経時的出現パターン。痛みはそのパターンから、持続痛と突出痛に分けられる。痛みのパターンを聞き取ることが、薬剤の投与方法の選択に重要である

図❺ WHO三段階除痛ラダー　　（＊必要に応じて使用する）

パターンを聞き取ることが、薬剤の投与方法の選択に重要です。

痛みの治療

除痛目標の設定

痛みの治療には、まず目標を立てます。第1目標として「痛みに妨げられない夜間の睡眠」を、第2目標として「安静時の痛みの消失」を、そして第3目標として「体動時の痛みの消失」を得たら、次に社会生活への復帰等の目標を立てます。

WHO三段階除痛ラダー

治療は基本的にWHO三段階除痛ラダー（図❺）に沿って行います。

・**第1段階**：非オピオイド鎮痛薬を用います。いわゆるNSAIDs（非ステロイド性抗炎症薬）の定期投与で、薬剤は鎮痛効果と副作用から選択します。ここで大切なのは薬剤による胃潰瘍の予防です。サイトテック®やセレコックス®などの胃にやさしいNSAIDsや、アセトアミノフェン（2,000～4,000mg/日）を使うか、ロキソニン®などのNSAIDsにプロトンポンプ阻害薬または高用量のH2ブロッカーの併用を行います。痛みの悪化に備え、レスキュー指示として、定期処方の1回量を疼痛時頓用で処方します。

・**第2段階**：痛みが増強して第1段階で除痛が困難な場合は、第2段階に移行します。ここでは、軽度から中等度の強さの麻薬性鎮痛薬（リン酸コデイン、1日10mgまでの低用量オキシコドン、トラマドールなど）±非オピオイド鎮痛薬±鎮痛補助薬が使われます。

- **第3段階**：中等度から強度の麻薬性鎮痛薬、いわゆる強オピオイド（モルヒネ、フェンタニル、オキシコドン）±非オピオイド鎮痛薬±鎮痛補助薬を用います。最初から中等度から高度の痛みがある場合には、第2、第3段階の鎮痛薬による治療からスタートすることもあります。

 非オピオイドは基本的に中止しないことが大切です。NSAIDsはがんによる炎症を抑えて除痛し、オピオイドは中枢性に作用して痛みを抑える、いわゆるダブルブロックが必要と考えられるからです。

- **レスキュードース**：血中濃度を維持するための徐放性製剤の処方とともに、体動時や神経障害性疼痛による突発痛に対する速放製剤の処方も必要です。これらをレスキュー処方といいます。一般的に、経口投与では1日分の1/6、持続注射では1/24をレスキュードースとします。

[注意点] ソセゴン®、ペンタジン®、セダペイン®やスタドール®は連用による精神作用が強いため、オピスタン®は代謝産物が蓄積した際の強い神経毒性のため、がん性疼痛への使用は推奨されません。

 治療中、常に除痛効果を記録します。また、痛みの原因の評価を行い、放射線治療や手術など、薬以外の治療法の適応も検討することが大切です。

■ オピオイドの種類

 図❻に代表的オピオイドの種類と剤形を示します。モルヒネはもっとも基本的な薬剤です。剤形が豊富で、経口（速放性製剤・徐放性製剤）、静注、皮下注、座薬などさまざまな投与経路の変更に対応が可能であり、投与方法間の換算比が確立しています。腎障害がある場合には、活性代謝産物が蓄積して傾眠傾向や呼吸抑制などが生じやすいので注意が必要です。呼吸苦に対する効果が確立しています。

 オキシコドンにも経口剤（速放性、徐放性製剤）と注射剤があります。活性代謝産物の生成は少ないので、腎障害による影響は少ないのが特徴です。フェンタニルには、注射剤と経皮吸収型の貼付剤があります。貼付剤には24時間型と72時間型があり、長時間作用性で経口摂取できない場合は有効ですが、投与量の調節性はよくありません。

 また、レスキューにはROO（Rapid onset opioid）と呼ばれるフェンタニルの舌下錠、口腔粘膜吸収剤などがあります。他のオピオイドに比べて便秘や眠気などの副作用が少ないメリットがあります。

■ オピオイドの使い方

 オピオイドの使い方と注意点を**表❻**にまとめます。

■ その他の鎮静法

 痛みの性状や部位を画像診断も用い

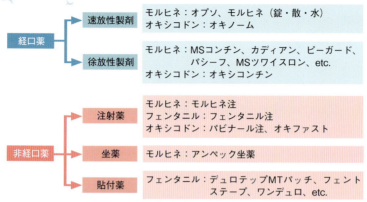

図❻　オピオイドの剤形と製剤

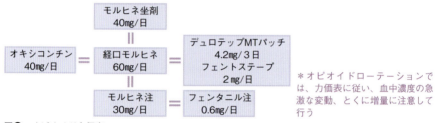

図❼　オピオイド力価表

＊オピオイドローテーションでは、力価表に従い、血中濃度の急激な変動、とくに増量に注意して行う

て把握し、これら以外の鎮痛法がないかを常に模索することが重要です。
①**放射線治療**：痛みの原因である病巣が画像診断的にも明らかな場合、放射線治療の可能性を検討することが必要です。がんの治療も考慮することが可能なので、適応・治療目標、治療の内容について専門家に相談します。骨転移による痛みの緩和と、骨折の予防に対する放射線治療の有用性は明らかです。
②**神経ブロック**：腹腔神経叢へのがん浸潤による上腹部痛や、骨盤内のがんによる肛門・会陰部の痛み、胸壁の痛みなどはよい適応です。全身状態が悪化し、出血傾向や全身的感染症がある場合には施行できないので、早期に専門医と相談してください。

③**骨転移の痛みや高カルシウム血症による意識障害**：ゾメタ®などビスフォスフォネート製剤の適応がないかを検討します。ビスフォスフォネート系薬剤を内服している患者に発生するビスフォスフォネート系薬剤関連顎骨壊死（Bisphosphonate-related osteonecrosis of the jaw）は、特徴的な顎骨壊死症状で、長期投与による骨代謝異常が原因の医原性疾患であると考えられます。抜歯などの口腔外科手術や歯周外科手術、歯内治療、歯周治療後に創傷治癒が正常に機能しないことにより発生・

表❻　オピオイドの使用法

①初期投与量	
・経口投与	モルヒネ徐放錠（12時間または24時間毎）は1日20～30mg、オキシコドン徐放錠では1日10～20mgから開始。必ず1日量の6分の1をレスキューとして頓服処方する。
・非経口投与	モルヒネ注から開始する場合は1日量として10mgを持続静注または皮下注を行う。フェンタニル注から開始する場合は、1日量としてフェンタニル0.2～0.3mgを持続静注または皮下注を行う。モルヒネ坐薬から開始する場合は8時間ごとに1回5mgから開始。レスキューは、持続注射ではおおよそ1時間投与量を目安に、座薬では1日量の6分の1とする。
②タイトレーション：除痛に必要な投与量を決めること	
初期投与量で痛みが持続する場合は持続投与量を疼痛が軽快するまでできるだけ早く増量する。経口投与の場合は2～3日ごとに評価し増量する。まずNSAIDsを増量し、オピオイドは経口モルヒネ換算120mg/日以下の場合は50％、120mg/日以上や高齢者・全身状態が不良の場合には、30％ずつアップする。大切なことは、痛みを十分取らないで少しずつ増量することで、痛みをがまんすることにより痛みの閾値が下がり、結果として投与量が増加することになる。持続注射の場合は数時間ごとに増量していくことで短時間にタイトレーション可能である。タイトレーションは、がんの進行により痛みが増加したときにも行う。増量時は呼吸抑制と傾眠に注意が必要。	
③副作用	
オピオイドの副作用として嘔気・嘔吐と、便秘、眠気・ふらつき、の3つが重要である。これらはほぼ必ず起こると考えて事前に対処する。	
・悪心・嘔吐	オピオイド投与初期や増量時にみられる。一旦出現すると継続投与が困難になることが多いので予防対策が大切である。ノバミン®、セレネース®、プリンペラン®などの制吐薬をオピオイドと同時に開始し、1～2週間で漸減していく。
・便秘	ほとんどの患者に生じる。オピオイド開始時に前もって下剤を併用する。また、水分・食物繊維の摂取を促す。下剤はオピオイドの投与中は継続する必要がある。
・眠気・ふらつき	オピオイド開始初期や増量時は、眠気やふらつきがみられることが多いので、問診して不快であれば対処を始める。必ず投与前にこのようなことが起こるが、1週間ぐらいで軽快することが多いので、心配して服薬を中止しないよう、説明しておくことが大切である。不快な場合は、オピオイドの減量、オピオイドの変更（ローテーション）、投与経路の変更、他の薬剤など他に原因がないかを確認する。
④オピオイドスイッチング	
鎮痛が十分でない、副作用が強くオピオイドが増量できない、といった場合、オピオイドの種類を変更することを考慮する。図❼に示す、力価表に従って、現在のオピオイドと等価の新しいオピオイドの投与量を決め、血中濃度の急激な増加による呼吸抑制に注意して行う。	
⑤鎮痛補助薬	
鎮痛薬だけでは治まらないビリビリした痛みや、じんじんした痛みなど、神経障害性疼痛で有効な場合がある。眠気などの副作用に注意しながら処方する。緩和ケアの専門家に相談し、十分なエビデンスと保険適応がない薬剤が多いので、病院・地域の専門家の意見に従って使用する。抗うつ薬、SSRI、SNRI、抗けいれん薬、抗不整脈薬、NMDA受容体拮抗薬、ステロイドなどがある。	

重篤化するといわれますので、投与前には歯科医院を受診し、う蝕治療と口腔内の清浄化を行う必要があります。

緩和と栄養

がんに対する緩和医療の一環としての栄養治療は、①消化管閉塞に対する治療：消化管バイパス手術、人工肛門造設術、胆管、消化管のステント術等、②栄養サポート；手術的胃瘻、腸瘻造設術等、③がん性腹水、胸水の管理、腔内化学療法、温熱灌流化学療法、腹

水濾過濃縮再静注法（CART）等が挙げられます。これらの治療の第一の目標は、症状緩和による退院と在宅への移行です。ここで重要なことは、終末期をひとくくりにして積極的な栄養管理の対象外としないことです。栄養管理を行った場合の生命予後が月単位（終末期前期）であるか、週単位（同中期）か、日単位（同末期）かを評価し、前期なら外科的治療を含む積極的栄養管理の適応と考えるべきです[5]。このために緩和ケアチームには、栄養管理サポートチーム（NST）のメンバーと外科医の役割が重要です。

在宅緩和医療

がん患者が療養したいと思う場所は変動します。平成20年「終末期医療に関する調査」の結果（厚生労働省）[6]によれば、予後6ヵ月では、療養の場所として67％の患者が在宅を希望しますが、最後まで自宅でと希望する患者は11％にすぎません。47％は緩和ケア病床、32％はいままで通った病院での看取りを希望します。これは、病院の医師の多くが在宅医療でどれほどのことができるかが理解されていない、そして患者と家族も知識がないので自宅での看取りは困難と考えているようです。知識のない者同士で相談しているのが現状といえます。在宅医やスタッフの意見では、病院で行う終末期医療のほとんどは在宅でも可能であり、実際に在宅医療を経験した家族の多くは、在宅での看取りが可能と考えるといわれます。

緩和ケアチームの重要な目的は在宅への移行です。いつでも、どこでも、切れ目のない質の高い緩和ケアを受けられることが大切です。

緩和ケアは「病気の時期」や「治療の場所」を問わず提供され、患者が訴える「苦痛（つらさ）」に焦点があてられるべきです。何を大切にしたいかは、患者・家族によって異なるので、緩和ケアの目的の最重要項目に据えるべきです。いつでも、どこでも、切れ目のない質の高い緩和ケアが受けられる環境を作り上げることが大切です。

【参考文献】

1) WHOホームページ：http://www.who.int/cancer/palliative/definition/en/
2) 淀川キリスト教病院ホスピス（編）：緩和ケアマニュアル．第5版，最新医学社，2007．
3) 「がん対策基本法」URL：http://law.e-gov.go.jp/announce/H18HO098.html
4) 「がん対策推進基本計画」URL：http://www.mhlw.go.jp/bunya/kenkou/dl/gan_keikaku03.pdf
5) 片山寛次：緩和医療としての栄養管理．丸山道生（編）：癌と臨床栄養．日本医事新報社，86-98，2010．
6) 平成20年「終末期医療に関する調査」結果（厚生労働省）：http://www.mhlw.go.jp/shingi/2008/10/dl/s1027-12e.pdf
7) STAS-J（STAS日本語版）緩和ケアにおけるクリニカル・オーディットのために．第3版，編集STASワーキング・グループ発行，日本ホスピス・緩和ケア研究振興財団，2007．http://plaza.umin.ac.jp/stas/stas_manualv3.pdf#search='stasj'

8 がん患者を診る前に知っておきたい基礎知識
①臨床検査値

東京医療センター 歯科口腔外科　**大鶴 洋**

臨床検査の知識の必要性

　従来、歯科ではう蝕と歯周病の治療、補綴処置を行い、咬合を回復させ、全身の健康に寄与することに力を注ぎ、成果を築いてきました。しかし、最近では、歯科診療において全身状態に配慮を要する頻度が増えつつあります。がん診療においても、口腔機能の維持や管理が重要であることや自宅で過ごすがん患者が増えた昨今、がん患者が歯科医院において治療を受ける機会が多くなってきました。

　がんと歯科治療の関係を考えるにあたっては、治療時期との関係、がんの治癒状況、がん治療による副作用などを含めて考え、問診によるリスク評価が重要です[1]。問診は、臨床検査と合わせることにより病状把握の手助けになります[2]。しかし、副作用の症状が少ない初期は、臨床検査による副作用アセスメントも重要です[3]。

　臨床検査は幅が広く、がん治療に関与したことがない歯科医師にとっては苦手意識が出てきてしまうかもしれません。しかしながら、臨床検査を理解することで、病状および施行可能な歯科治療の範囲を把握でき、安全な歯科治療を進めることができるようになるでしょう。

臨床検査とは

　臨床検査とは、患者から採取した検体（血液、尿、喀痰、組織等）を用いて検査を行う検体検査と、心電図や超音波等の器械を用いて臓器の状態を物理的に捉えて患者を直接調べる生理機能検査の2つに大きく分けられます。

　臨床検査の目的は、①症状や病状の原因の把握、②診断、③効果判定や副作用のアセスメントが挙げられます。がんと歯科治療における臨床検査は、がんの病状に関する情報を収集し、がん診療と歯科治療が互いに円滑に進むためのツールとして考えると理解しやすいのではないでしょうか。

がん診療で知っておきたい臨床検査

　一口にがん診療とはいってもさまざまです。臨床検査への影響として考えられるものは、がんそのものによる影響、切除や放射線治療に伴う影響、治療後の栄養状態による影響、そしてが

表❶ 歯科医師が知っておきたい副作用アセスメントに行われる臨床検査

		所見の評価	基準値
血液検査	白血球数	↑炎症の亢進、↓抵抗力の低下	4,000〜9,000/μL
	ヘモグロビン	↓貧血が強くなる、フラフラする	13〜17(♂)、12〜15(♀)g/dL
	血小板数	↓止血異常、自然出血	120,000〜350,000/μL
	血液像	好中球が減少すると抵抗力が弱くなる	好中球 40〜60%
生化学検査	AST、ALT	おもに肝細胞の評価。↑は悪化	AST:8〜40、ALT:4〜33(IU/L)
	ALP	肝臓や胆道、骨の評価。↑は悪化	30〜130(IU/L)
	総ビリルビン	肝臓や胆道の障害をみる。↑は悪化	0.2〜1.0mg/dL
	アルブミン	栄養状態の評価。↓は悪化	3.8〜5.1g/dL
	BUN	腎機能の評価。↑は悪化	8〜20mg/dL
	クレアチニン	腎機能の評価。↑は悪化	0.7〜1.3(♂)、0.6〜1.0(♀)mg/dL
	Na	ナトリウム。下がり過ぎると意識障害	137〜147mEq/L
	K	カリウム。上がりすぎは注意	3.5〜5.0mEq/L
	Ca	カルシウム。多くなると意識障害	4.2〜5.2mEq/L
	BS	血糖値。高い場合は感染しやすくなる	60〜110mg/dL
	CRP	炎症状態を反映。↑は炎症の亢進	0.3mg/dL

ん化学療法による影響などがあります。また、がんの病態を把握するための腫瘍マーカーの測定も行われています。

表❶に歯科医師が知っておくと役立つ、副作用アセスメントのために行われる臨床検査の項目と基準値を列挙しました。

臨床検査で配慮しなければならない病態やがんの治療方法はさまざまですが、がんの化学療法を主として解説します。

がん化学療法

がん化学療法を受けている間に歯科治療を行う場合には、薬物の毒性の評価が重要です。この場合、薬物が全身的に投与されているか、局所に投与されているかによって、副作用の出現状況が異なります。一般的には全身投与のほうが、副作用の点からも全身に現われる傾向が強いとされています。

がん化学療法では血液毒性（骨髄抑制）、肝機能障害、腎機能障害、電解質異常、神経毒性、心毒性、肺障害、皮膚障害等の副作用がありますが、歯科に通院が可能な状態であれば、血液毒性（骨髄抑制）、肝機能障害、腎機能障害について把握しておきます。心臓や肺の症状がみられることもありますが、それらの症状を訴える場合には、歯科治療は可能な範囲にとどめ、医科主治医への受診を指導します。

1．血液毒性（骨髄抑制）

白血球減少（とくに好中球減少）は易感染性となるため、この期間中は抜歯や歯肉縁下の歯石除去、局所麻酔を要する治療は避けます。

血小板減少が認められる場合にも、白血球減少と同様に、行う処置を限定し、対症療法が主となります。歯科疾患のため急いで治療を行うことが必要

な場合には、医科主治医のいる医療機関へ対診を行い、必要に応じて指示を仰ぐようにしましょう。

血液毒性は治療後1〜2週間が多いので、がん化学療法のスケジュールを考慮して治療を予定します。

2．肝機能障害

肝機能障害のアセスメントでは、AST、ALT、LDH、ALP、総ビリルビン、総タンパク、アルブミンの検査が行われています。がん以外に、ウイルス性肝疾患を合併している場合には注意が必要です。

3．腎機能障害

腎機能のアセスメントは、BUNや血清クレアチニン（Cr）で検査が行われています。シスプラチンなどのプラチナ製剤や分子標的薬は腎機能に影響を及ぼします。腎機能障害は、がん化学療法による影響とがんによる高カルシウム血症などが考えられます。

副作用は、無症状の場合であっても検査により把握することができます。がん化学療法中は、副作用のアセスメントで定期的に採血を行っているため、患者に聞いてみるのがよいでしょう。

■がんの外科療法および放射線療法

がんの外科療法および放射線療法後には、治療を伴う臓器への影響、がんによる臓器障害の影響、経口摂取の障害、全身状態の評価を含めて定期的に臨床検査が行われています。

表❷　腫瘍マーカーの種類

CEA	大腸がん、胃がん、膵臓がん等
CA19-9	大腸がん、膵臓がん、胆道がん、胃がん
AFP、PIVKAⅡ	肝細胞がん
PSA	前立腺がん
SCC抗原	子宮頸がん、肺がん、食道がん、頭頸部がん等の扁平上皮がん等

■腫瘍マーカー

腫瘍マーカーとは、がん細胞が血中や尿中に産生する特異な物質を測定することで、がんの有無、進展度、再発や転移の有無を推定する指標です（表❷）。腫瘍マーカーは種類が多く、腫瘍マーカーの値の変化が必ずしもがんの病態を反映しないこともあります。腫瘍マーカーは、感度も特異度も大きく異なり、判定に苦慮することもあり、発生するがんの種類によって有効性がさまざまです。腫瘍マーカーによっては、がん以外でも臨床的な意義をもつものも少なくありません。

■歯科診療において注意すべき病態と臨床検査

歯科診療において注意すべき病態と、がん患者に通常行われる生理機能検査を表❸にまとめます。

◆

がん治療の副作用アセスメントは、CTCAE v4.0を用いて共通した評価を行うようになってきました。この評価方法と症状を照らし合わせることに

表❸　歯科診療において注意すべき病態と臨床検査

注意すべき病態	
感染	がん化学療法中は、白血球（とくに好中球）減少症により免疫力が低下するため、観血的処置は控え、歯科処置も応急処置にとどめ、白血球（好中球）数が回復してから行う
出血傾向	がん化学療法による血小板数の減少や肝障害によるものがあるので、観血的処置は控えたほうがよい
発熱	がん化学療法に伴って好中球が減少し、体温が上昇する。がん化学療法中の患者で腋窩温が37.5℃以上であった場合には、歯科では応急処置にとどめる
腎機能障害	腎機能障害は、投与薬剤の制限にも繋がるため注意が必要である。また、歯科で用いられる抗菌薬や非ステロイド性抗炎薬（ボルタレン®、ロキソニン®）は腎機能に影響することがあり注意しなければならない。鎮痛薬ではアセトアミノフェン（カロナール®等）の投与が望ましい
貧血	貧血により通院が難しい場合には、貧血が改善してから治療を再開する
肝機能障害	肝障害が軽度の場合には、通常の歯科治療は可能なことが多いが、肝機能障害の程度によっては、投与薬剤の制限、出血傾向、治癒不良が認められる。また、肝機能障害が進行すると投与薬剤に制限が出てくる
生理機能検査	
超音波検査	超音波検査は低侵襲でくり返し行うことが可能なため、行われることの多い検査である。腹部臓器の評価には腹部超音波検査が、心臓の評価には心臓超音波検査が行われる。また、超音波検査は検査の特性上、表在の病変に対しては有効性が高く、乳がんや甲状腺がんではよく行われる検査である
心電図	がん化学療法において、心毒性を有する薬剤の投与を受けている場合には、心臓超音波検査とともに行われることがある。心疾患を合併している場合にも検査が行われる
呼吸機能検査	スパイロメーターとよばれる機器を用いて、全身麻酔下の手術における術前検査や肺疾患を合併している場合に、この検査が行われる

より、医師と共通の評価を理解することができ、患者がどの状態にあるかを理解する一助になります。歯科医師が独自で臨床検査の結果を把握することには限界があるかもしれませんが、臨床検査を理解することによって、正しい病状の把握が可能となります。

しかし、臨床検査の値には幅があり、個人差もあります。検査値は絶対値として判断するのではなく、推移も含めて経過をみることが大切です。たとえば、白血球数が正常範囲でも前回より半分の値であったときは、注意が必要です。最終的に疑問を感じた場合には、必要に応じて医科主治医に対診を行うことが望ましいと考えられます。

【参考文献】
1）大鶴 洋：歯科診療におけるリスク評価と問診票の有効な活用について. 国際歯科学士会日本部会雑誌, 42：20-24, 2011.
2）藤澤俊明：高齢者歯科医療を行うにあたってのリスク評価 検査値の見方. 日本歯科医師会雑誌, 62：196-198, 2009.
3）辻 晃仁：副作用のアセスメント. がん治療レクチャー, 3(1)：69-84, 2012.
4）有害事象共通用語基準v4.0 日本語訳JCOG版（CTCAE v4.0-JCOG）http://www.jcog.jp/doctor/tool/ctcaev4.html

がん患者を診る前に知っておきたい基礎知識
②看護で用いられる口腔アセスメント

独立行政法人 国立がん研究センター 東病院 総合内科・歯科　小西哲仁

近年、がんの罹患率が増加しているとともに、がん患者が高齢化しています。医療の進歩により、治療患者にリスク要因が含まれる症例が今後も増加すると思われます。また、口腔内の有害事象はさまざまながん治療患者に認められ、治療法の組み合わせにより発症部位や発症時期が異なり複雑な様相を呈します。

本稿では、適切な評価を行うために情報収集、記録の基本となる身体状況と口腔内のアセスメントポイントについて説明します。

アセスメントの目的

口腔内の評価、予防的介入を効果的に行うことにより、多職種で問題点を共有し、口腔内の有害事象の早期発見と症状悪化の抑制に努め、がん治療計画の中断を最小限に抑えます。しかし、多職種（医師・歯科医師・看護師・歯科衛生士・薬剤師・言語療法士・他）で口腔内の管理を行い、情報を共有して介入を行う場合には、それぞれの職種により注目する視点が異なることがあり、統一された評価が実施されない場合があります。

多職種で治療期間中の口腔内の維持管理・変化を継続的に観察していくには、口腔ケアアセスメントツールがあると統一した指標となります[1]。近年、その有用性が示唆され、多くの施設で実施されています。

アセスメント表

わが国では、統一された口腔アセスメント表がないため、各病院で対応している場合が多く、独自で作成して運用されています[2]。腫瘍学で最も一般的に用いられる評価ツールとして、EilersらのOAG（Oral Assess-ment Guide）やAnderssonらのROAG(Revised Oral Assessment Guide）があり、化学療法を受けているがん患者の粘膜炎と他の関連した口腔合併症を正確に評価するため、アセスメントに用いられています（表❶）[3]。しかし、OAG、ROAGはがん治療で重要な指標とされる有害事象（たとえば、痛み・味覚障害と口腔感染）の評価がないため、項目内容の追加修正が必要です[4]。

質の高い口腔ケアを提供するためには、局所的な疾患やデータのみにとらわれず、患者の全体的な背景や観察を

表❶　ROAG(Revised Oral Assessment Guide)

カテゴリー	1度	2度	3度
声	正常	低いorかすれた	会話しづらいor痛い
嚥下	正常な嚥下	痛いor嚥下しにくい	嚥下不能
口唇	平滑でピンク	乾燥or亀裂and/or口角炎	潰瘍or出血
歯・義歯	きれいで食物残渣なし	部分的に歯垢や食物残渣　むし歯や義歯の損傷	全般的に歯垢や食物残渣
粘膜	ピンクで潤いあり	乾燥and/or赤、紫や白色への変化	著しい発赤or厚い白苔　出血の有無にかかわらず水疱や潰瘍
歯肉	ピンクで引き締まっている	浮腫性and/or発赤	手で圧迫しても容易に出血
舌	ピンクで潤いがあり乳頭がある	乾燥、乳頭の消失、赤や白色への変化	非常に厚い白苔、水疱や潰瘍
唾液	ミラーと粘膜との間に抵抗なし	抵抗が少し増すが、ミラーが粘膜にくっつきそうにはならない	抵抗が明らかに増し、ミラーが粘膜にくっつく、またはくっつきそうになる

行います。治療前から予測される有害事象の因子、口腔疾患の発現に関連するケア方法の選択と実施をスムーズに計画できることが重要です。

全身評価

がん治療方針、全身状態、既往歴の確認を行います。治療方針によって、根治的治療・緩和的治療に分けられ、それぞれ目標の設定地点が異なるため、設定に適した介入が必要となります。

PS (Performance Status)、全身状態評価および自他覚的な口腔機能評価として頭頸部がん患者用のPSスケール (Performance status scale for head and neck cancer patients) も指標にして状態を把握します。頭頸部PSスケールは、会食・食事内容・会話明瞭度の3項目からなっており、簡便に患者の機能を評価することができます(表❷)[5]。

既往歴を確認します。脳血管障害・糖尿病などを有している場合は、易感染状態や止血困難を呈していることもあり注意を要します。臨床検査データや服用薬を調べ、ケアの妨げになる要因が存在しないか確認します。

口腔ケアを行ううえでの身体運動機能の障害、嚥下に関する機能の低下を含む麻痺や麻痺以外の機能障害など、日常生活を送るための動作を確認し、ケアに影響が及ぶ要因を多角的に評価・検討することが大切です。

口腔内評価

局所の口腔アセスメント内容はさまざまありますが、治療方針に応じた評

表❷　頭頸部がん患者用のPSスケール(Performance status scale for head and neck cancer patients)

食事に関して（公共での食事）	100	場所、食事の制限がなく、同伴者も選ばない
	75	場所に制限はないが、外食のときは食事内容に制限がある（どこでも食事できるが、液体など食べずらい食事は難しいかもしれない）
	50	特定の場所、特定の同伴者といるときだけ食事をする
	25	自宅で特定の人といるときだけ食事をする
	0	常に1人で食事をする
言葉のわかりやすさ	100	常に理解できる
	75	必要なときは繰り返すが、ほとんど理解できる
	50	直接会って話すとき、通常理解できる
	25	理解するのが困難である
	0	理解が困難である。書面を使用する可能性がある
食事の形態	100	食事の制限はない
	90	ピーナッツを摂取できる
	80	すべての肉を摂取できる
	70	ニンジン、セロリを摂取できる
	60	パンやクラッカーを摂取できる
	50	軟らかく噛み砕きやすい食品（マカロニ、缶詰の軟らかい果物、調理された野菜、魚、ハンバーガー、小さくした肉）を摂取できる
	40	咀嚼を必要としない軟らかい食品（マッシュ・ポテト、アップルソース、プリン）を摂取できる
	30	とろみのある、ややなめらかな半液体状の食品（ピューレフード）を摂取できる
	20	温かい液体を摂取できる
	10	冷たい液体を摂取できる
	0	経口から栄養補給ができない（経管）

価をする必要があります。病態進行度／治療方針によって、化学療法口腔アセスメント、放射線口腔アセスメント、周術期口腔アセスメント、緩和医療口腔アセスメントに分けられます。それらを理解することにより、今後出現すると考えられる有害事象がある程度予測でき、特定部位を注意して診察・評価することが可能となります。

■ 口腔衛生状態

口腔管理の不備により、術後合併症・粘膜炎からの感染リスクが上昇するため、歯垢・歯石の付着やブラッシング回数、口臭の有無、適切な清掃器具が用いられているかを確認します。

■ 歯の植立状態

口腔内に高度動揺歯、易脱離の補綴物がないかを確認します。存在する場合には誤飲の可能性があるため、除去

または固定の必要性を説明し、治療前に実施します。歯肉に明らかな腫脹排膿等を併発している場合は、化学療法の治療によって歯性感染症のリスクが高まるため注意します。

■粘膜の評価

粘膜炎は化学療法、放射線療法を受けている患者の多くに出現し、疼痛や出血・感染を伴って悪化することがあるため注意を要します。

■味覚

化学療法、放射線療法によって味蕾が閾値の変化やダメージを受け、味覚障害が出現します。摂食量が減少することがあるため、体重減少や摂取状況等に注意します。

■口腔乾燥

治療によって唾液腺腺房細胞がダメージを受け、唾液の分泌量が低下する場合があります。また、脱水や全身状態の悪化によって口腔乾燥を生じていないか観察し評価します。

■開口量

治療後創部痛や組織線維化などにより、開口量の減少が考えられます。治療前の開口量を計測しておき、治療後の指導指標にします。

■嚥下状態

意識レベルや残存している摂食嚥下の機能を十分に理解し、口腔ケアによる誤嚥の可能性も踏まえ、安全な姿勢を保持できるかを評価します。

■その他

義歯の有無・適合状態を確認し、治療の妨げとなる要因の抽出を行います。

■X線検査

治療前のデンタルX線は、今後の歯および歯周組織を評価するための指標となるため、撮影の有無を確認します。病院に歯科医師・歯科衛生士が在籍している場合、治療前にう蝕や歯周病の検査など専門的口腔内評価の検討を行います。

観察項目と基準を明確にしたアセスメント表の導入により、多職種で口腔内の問題点の抽出を図ることができるようになり、職種間で統一した口腔支援介入が行えます。前述したように、口腔アセスメント表は統一されたものがないため、病院施設間で評価に差が生じることもあります。今後、標準的で簡便な口腔ケアアセスメント表の作成と検討が必要と考えます。

【参考文献】

1) 瀬戸一代:口腔ケアにおける標準プロトコールの確立に向けて看護師の口腔ケアの適切な介入を目指して,第36回日本看護学会論文集(老年看護), 124-126, 2006
2) 大田洋二郎, 百合草健圭志, 他:がん看護. 南江堂, 2010
3) 寺岡加代, 他:入院患者に対するオーラルマネジメント. 財団法人8020推進財団, 8-17, 2008.
4) Epstein:Oral complications of cancer and its management, Oxford University Press, 21-25,2010.
5) Marcy A.List:A Performance Status Scale for Head and Neck Cancer Patients. Cancer. Aug1: 66(3): 564-9.1990.

9 がん治療で汎用される薬剤

福島県立医科大学附属病院 臨床腫瘍センター　石田 卓
新潟大学医歯学総合病院 腫瘍内科　西條康夫
福島県立医科大学附属病院 歯科口腔外科　長谷川 博

1 トポイソメラーゼ阻害薬

　DNAトポイソメラーゼは細胞核にある酵素です。この酵素はDNAが複製されたり合成されたりする際に、DNAの二重らせん立体構造を適切に保つ働きがあります。DNAはトポイソメラーゼで切断されたのち、DNAとこの酵素は共有結合を起こします。そして、切断されたDNAの立体構造が適切に修正されたのちにDNAは再度結合します。

　トポイソメラーゼ阻害薬（表❶）は、上記のDNAの切断-再結合反応を中止させることにより、細胞分裂を停止させ、結果的にアポトーシスを起こして細胞死に至らせると考えられています。トポイソメラーゼは、Ⅰ型酵素（topoⅠ）とⅡ型酵素（topoⅡ）に分類されます。このうちtopoⅠはDNAの二重らせんの一方を切断し、topoⅡは両方を切断します。

■トポイソメラーゼⅠに対する阻害薬

　1966年、中国の喜樹（Camptotheca acuminata）といわれる植物からカンプトテシン（camptothecin）が抽出されました。この薬剤は骨髄抑制が強く、出血性膀胱炎の副作用が強く出現するため、臨床で用いられることはなかったのですが、その誘導体のイリノテカンが1983年に日本で合成され臨床で用いられています。イリノテカンは、大腸がんや肺がん等、多くの腫瘍の治療に用いられています。

■トポイソメラーゼⅡに対する阻害薬

　古くから用いられてきた抗がん剤ですが、これらの作用機序が明らかになったのは1980年代に入ってからです。アントラサイクリン系抗がん剤とエトポシドに大別されます。

　アントラサイクリン系抗がん剤の代表はドキソルビシンで、ストレプトマイセス属の真菌：*Streptomyces peucetius var. caesius*から抽出されました。現在、固形腫瘍から血液腫瘍まで多くのがん腫の治療に用いられています。この薬剤の仲間にはダウノルビシン、エピルビシン、アムルビシンなどがあります。アムルビシンは日本で開発された薬剤であり、化学的に半合成されて製造され、肺がんの治療に用いられています。

　一方、エトポシドはナンテンなどと類縁のメギ科植物である*Podophyllum peltatum*の根から抽出されたポドフ

表❶ トポイソメラーゼ阻害薬

	薬剤名	おもな適応疾患*
トポイソメラーゼⅠ阻害薬	イリノテカン irinotecan（CPT-11）	大腸がん、肺がん、子宮頸がん、卵巣がん、胃がん、乳がん、有棘細胞がん、悪性リンパ腫
	ノギテカン nogitecan**	小細胞肺がん
トポイソメラーゼⅡ阻害薬***	ドキソルビシン doxorubicin****	悪性リンパ腫、肺がん、消化器がん、乳がん、膀胱腫瘍、骨肉腫、子宮体がん、悪性骨軟部腫瘍、小児悪性固形腫瘍
	ダウノルビシン daunorubicin	急性白血病
	アムルビシン amrubicin（AMR）	肺がん
	エピルビシン epirubicin	急性白血病、悪性リンパ腫、乳がん、胃がん、肝がん、尿路上皮がん、卵巣がん
	イダルビシン idarubicin	急性白血病
	エトポシド etoposide（VP-16）	小細胞肺がん、胚細胞腫瘍、悪性論破腫、急性白血病、小児悪性固形腫瘍

*正式な適応症は添付文書を参照のこと
**海外ではトポテカンtopotecanともよばれる
***エトポシド以外はアントラサイクリン系抗がん剤に分類される
****ドキソルビシンには水溶性のポリエチレングリコールで修飾した脂質二重層（リポゾーム）に封入した剤型もあり、腫瘍組織内濃度を高く、正常組織内での濃度を低くして効果を改善し、副作用を軽減することができる

ィロトキシンと呼ばれるアルカロイドから合成された抗がん剤です。小細胞肺がん、胚細胞腫瘍、悪性リンパ腫、急性白血病に用いられます。また、胸部への放射線療法と化学療法の併用治療において、シスプラチンとともに投与されることがあります。

おもな副作用とその対応

これらの薬剤に共通した副作用は骨髄抑制であり、定期的な血液検査が必要です。イリノテカンは肝臓で活性代謝物のSN-38となり、さらにUDP-グルクロン酸転移酵素1A1（UGT1A1）という酵素でグルクロン酸抱合を受けて活性の少ない状態に代謝されます。この酵素の活性を規定する遺伝子変化として、UGT1A1*6、UGT1A1*28の2つがわかっており（この変化では1つの塩基が置換されており、一塩基多型Single Nucleotide Polymorphisms；SNPsともいい、「スニップ」と発音します）、末梢血中リンパ球のDNAを分析して調べることができます。これらのいずれかがホモ接合体であればSN-38の代謝が遅くなるため、骨髄抑制が強くなることが予測できます[1]）。高齢者、全身状態が不良な患者、血清ビリルビン値が高い患者などでは測定

が望ましいと思われます。

また、イリノテカンは下痢が問題になります。イリノテカンから代謝されたSN-38は、グルクロン酸抱合後、胆汁を経由して腸管に排泄されます。ところが、腸管にはグルクロン酸分解酵素（グルクロニダーゼ）が存在するため、腸管内でSN-38が脱抱合されて活性体に戻り、腸管の粘膜を障害して下痢を起こします。重度な下痢は脱水や電解質異常により致命的になることもあり、止痢剤投与や適切な食事療法が必要です。

アンスラサイクリン系薬剤で注意すべき副作用は心毒性です。不整脈は早い場合、24時間以内に出現することがあります。また、心筋毒性から心機能低下が起こることがあります。心筋毒性は蓄積性に出現しやすいため、累積の投与量のチェックが必要です。たとえば、総投与量がドキソルビシンで体表面積当たり500mg/㎡、ダウノルビシンで体重当たり25mg/kg以上になると、心筋障害が発生しやすいといわれています。ただし、これらはあくまで参考値で、症状発現には個人差が大きいことに注意しましょう。早期発見のために投与前、投与中の心電図や心エコーによる定期的な心機能の評価が望まれます。アンスラサイクリン系の薬剤は乳がんでよく用いられますが、同様に心毒性があるトラスツズマブ（ハーセプチン®）との併用は避けるべきです。製剤を改善したリポソーム封入ドキソルビシン（ドキシル®）では、心毒性の副作用が軽減されています。アドリアシンは乳がんに対してエンドキサンと併用される（AC療法）ことが多いのですが、嘔気・嘔吐の副作用が高頻度に出現します。

［石田］

【参考文献】
1）Ando Y. et al: Curr Opin Mol Ther. 9:258, 2007.

❷ 白金化合物

白金（プラチナ）の分子構造を有する抗がん剤を白金化合物といい、がん治療のキードラッグとして多くのがん腫の治療に用いられています。大腸菌の増殖における電場の作用を研究する際に、電極として用いた白金による細胞増殖の抑制が偶然に見出されたことをきっかけに開発されました[1]。

おもな薬剤

おもな白金化合物を表❷に示します。

第一世代の白金化合物で、現在もよく用いられるものがシスプラチン（略号CDDP）です。腎毒性と嘔気・嘔吐の副作用を軽減した第二世代のカルボ

表❷　日本で用いられる白金化合物

薬剤名	おもな適応*
シスプラチン cisplatin（CDDP）	睾丸腫瘍、食道がん、子宮がん、胃がん、骨肉腫、胚細胞腫瘍、中皮腫、悪性骨腫瘍、悪性リンパ腫など
カルボプラチン carboplatin（CBDCA）	頭頸部がん、肺がん、睾丸腫瘍、卵巣がん、子宮頸がん、悪性リンパ腫、乳がん、小児悪性固形腫瘍
ネダプラチン nedaplatin**	頭頸部がん、肺がん、食道がん、膀胱がん、精巣腫瘍、卵巣がん、子宮がん
オキサリプラチン oxaliplatin（L-OHP）	大腸がん

*正式な適応症は添付文書を参照のこと
**ネダプラチンは標準治療としての位置づけが確立していない

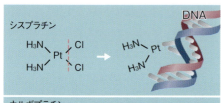

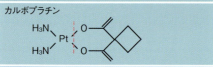

図❶　白金化合物の構造とDNAへの結合。上記の化合物はいずれも点線で結合が外れ、白金分子がDNAの塩基に新たに結合し架橋を形成する

プラチン（略号CBDCA）もしばしば用いられます。第三世代に分類されるオキサリプラチン（略号L-OHP、商品名エルプラット®）は、日本で合成された化合物で大腸がんの治療に頻用されます。これらの薬剤はすべて点滴により投与し、経口薬はありません。

■作用機序

　白金製剤はDNAを標的としています（作用はアルキル化剤と似ています）。細胞内で白金分子に結合している塩素（Cl）、または酸素（O）分子以遠の分子が外れて、DNAのグアニンまたはアデニンに共有結合します（図❶）。これによりDNAの複製が阻害され、新たなDNAの合成ができなくなります。細胞周期でG1期というDNAの合成を行う時期にある細胞において、その細胞を殺す効果が高いと考えられています。

■おもな副作用とその対応

　共通して起こるものは骨髄抑制であり、定期的な血液検査を行い、発生時には感染対策やG-CSF製剤の投与を検討します。とくにカルボプラチンは血小板減少に注意します。

　嘔気・嘔吐も起こりやすく、シスプラチンでその出現頻度が高くなっています。セロトニン（5-HT3）受容体拮抗薬やニューロキニン1（NK1）受容体拮抗薬、およびステロイドの併用で対応します。

　腎毒性も起こりやすいため、補液による利尿が重要です。従来、シスプラチンは投与時に大量な補液が併用されていましたが、最近では補液量を減ら

して経口水分摂取を促すショートハイドレーション法も広まってきています。腎毒性を有する可能性のある薬剤との併用も慎重にすべきです。カルボプラチンはカルバートの計算式[2]で腎機能を考慮して投与量を決定します（**表❸**）。オキサリプラチンでは蓄積性に出現する神経毒性が特徴的で、投与すぐに起きる急性症状（咽頭違和感、呼吸困難等）と蓄積性に起きる慢性毒性（低温で起こりやすい四肢の感覚異常など）があります。神経毒性に対するあまりよい治療法がないため、問診による早期発見に努めます。また、シスプラチンでも神経障害が用量依存性に出現し、聴覚器に起こると聴力低下や耳鳴りをきたします。

白金化合物は点滴中にショックが起こることもあり、点滴中は常にバイタルサインに留意し、緊急時の対応をマニュアル化しておく必要があります。

［石田］

表❸ カルバートの計算式を用いたカルボプラチン投与量の計算

> **カルバートの式[2]**：投与量＝AUC×（GFR＋25）
>
> ① AUCは、血中薬物濃度時間曲線下面積であり、目標とする体内の薬物量を示す。通常、5〜7を設定する。単位はmg・mL/分。
> ② GFRは、糸球体濾過量で、単位はmL/分。臨床現場では蓄尿による24時間クレアチニンクリアランス（Ccr）がよく用いられる。
> ③ 蓄尿を行わずに、ヤッフェ法で測定した血清クレアチニン値（Scr[mg/dL]）と患者背景（年齢、体重、性別など）からクレアチニンクリアランスを計算するコッククロフトの式[3]がある。この式は18歳以上の筋肉量が極端に減少していない大人に用いる。また女性は算出値に0.85をかける。酵素法でScrを測定した場合はその値に0.2を加える。
> ［コッククロフトの式：Ccr＝（140－年齢）×体重÷（72×Scr）］

【参考文献】
1) Rosenberg B, et al：Nature. 205：698, 1965.
2) Calvert AH, et al：J Clin Oncol. 7：1748, 1989.
3) Cockcroft DW, et al：Nephron. 16：31-41, 1976.

❸ 代謝拮抗薬

抗がん剤のなかで、おもに細胞内の酵素に作用してDNA、RNAといった核酸の代謝経路を阻害する薬剤を一括して代謝拮抗薬と呼びます。DNAとRNAは細胞の分裂と増殖に欠かせないものであり、これらを障害することで殺細胞効果がみられます。代謝拮抗薬はピリミジン拮抗薬、葉酸拮抗薬、プリン拮抗薬の3群に大きく分類されます。

■ 代謝拮抗薬の作用機序

5-フルオロウラシル（5-FU®）はピリミジン拮抗薬の代表薬剤です。5-FUは、細胞内で活性代謝物のフルオロデオキシウリジン一リン酸（FdUMP）に変換され、これがDNA合成に必要な酵素であるチミジル酸合成酵素（TS）と結合することによって、もともと存在していたデオキシウリジン一リン酸（dUMP）の代謝が阻害され、結果的にDNA合成が阻害されます。また、5-FUはフルオロウリジン三リ

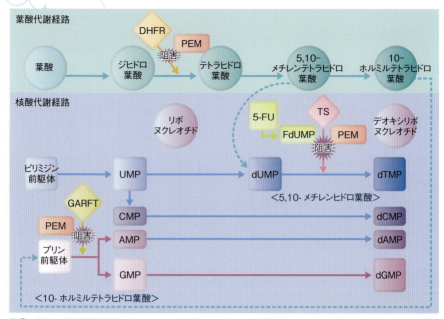

図❷ 葉酸と核酸代謝経路。5-FUはFdUMPとなってTSを阻害する。またペメトレキセドは核酸代謝経路のTSとGARFTおよび葉酸代謝経路のDHFRを阻害する。核酸代謝の補酵素（＜　　＞で示す）として働く5,10-メチレンテトラヒドロ葉酸と10-ホルミルテトラヒドロ葉酸の産生を低下させる

DHFR：ジヒドロ葉酸レダクターゼ、**TS**：チミジル酸合成酵素、**GARFT**：グリシンアミドリボヌクレオチド・ホルミル基転移酵素、**UMP**：ウリジン一リン酸、**dUMP**：デオキシウリジン一リン酸、**dTMP**：デオキシチミジン一リン酸、**CMP**：シチジン一リン酸、**dCMP**：デオキシシチジン一リン酸、**AMP**：アデノシン一リン酸、**dAMP**：デオキシアデノシン一リン酸、**GMP**：グアノシン一リン酸、**dGMP**：デオキシグアノシン一リン酸、**PEM**：ペメトレキセド、**5-FU**：5-フルオロウラシル、**FdUMP**：フルオロデオキシウリジン一リン酸

ン酸（FUTP）にも変換され、これがRNAの機能を障害します（図❷）。

近年よく用いられるようになったペメトレキセドは、葉酸に分子構造がよく似た物質で葉酸拮抗薬です。この薬剤は細胞内に取り込まれた後にポリグルタミン酸化を受け、これがプリンとピリミジンの合成に必要な酵素（前述のTSのほか、ジヒドロ葉酸還元酵素［DHFR］とグリシンアミドリボヌクレオチド・ホルミル基転移酵素［GARFT］の3つ）を阻害し、DNAとRNAの合成を阻害すると考えられています。

■ 代表的薬剤

代表的薬剤の特徴・適応を表❹に示します。

1．ピリミジン拮抗薬

核酸にあるチミン、シトシン、ウラシルをピリミジン塩基といいます。ウラシルの5位の水素をフッ素に置換した誘導体の5-FU（フッ化ピリミジン誘導体に分類されます）は、おもに肝臓においてジヒドロピリミジンデヒド

表❹ 代表的な代謝拮抗薬

	一般名	商品名	おもな適応がん腫*	備考
ピリミジン拮抗薬	フルオロウラシル fluorouracil	5-FU	胃がん、肝臓がん、大腸がん、乳がん、膵がん、子宮体がん、子宮頸がん、卵巣がん、食道がん、肺がん、頭頸部がん	
フッ化ピリミジン誘導体	テガフール tegafur	フトラフール	頭頸部がん、消化器がん、乳がん	フルオロウラシルのプロドラッグ
	テガフール・ウラシル tegafur・uracil	ユーエフティ	頭頸部がん、胃がん、大腸がん、肝臓がん、胆道がん、膵がん、肺がん、乳がん、膀胱がん、前立腺がん、子宮頸がん	テガフールとウラシルの合剤
	テガフール・ギメラシル・オテラシル tegafur・gimeracil・oteracil	TS-1	頭頸部がん、胃がん、大腸がん、胆道がん、膵がん、非小細胞肺がん	テガフールと2種類の酵素阻害薬の合剤
	カペシタビン capecitabine	ゼローダ	乳がん、大腸がん、胃がん	フルオロウラシルのプロドラッグ
	ドキシフルリジン doxifluridine	フルツロン	胃がん、大腸がん、乳がん、子宮頸がん、膀胱がん	フルオロウラシルのプロドラッグ
シチジン誘導体	シタラビン cytarabine	キロサイド	急性白血病、骨髄異形成症候群	
	ゲムシタビン gemcitabine	ジェムザール	膵がん、非小細胞肺がん、胆道がん、尿路上皮がん、乳がん、卵巣がん、悪性リンパ腫	
	アザシチジン azacitidine	ビダーザ	骨髄異形成症候群	DNAのメチル化を阻害する
葉酸拮抗薬	メトトレキサート methotrexate (MTX)	メトトレキセート	白血病、絨毛性疾患、乳がん、肉腫、悪性リンパ腫、胃がん、尿路上皮がん	髄腔内に注入されることがある
	ペメトレキセド pemetrexed	アリムタ	中皮腫、非小細胞肺がん	
プリン拮抗薬	メルカプトプリン mercaptopurine (6-MP)	ロイケリン	急性白血病、慢性骨髄性白血病	
	フルダラビン fludarabine (F-ara-A)	フルダラ	慢性リンパ性白血病、リンパ腫	
	ネララビン nelarabine	アラノンジー	T細胞性急性リンパ性白血病、T細胞性リンパ芽球性リンパ腫	ara-Gのプロドラッグ
	ペントスタチン pentostatin (2'-deoxycoformycin)	コホリン	成人T細胞白血病・リンパ腫、ヘアリーセル白血病	

*正式な適応症は添付文書を参照のこと

ロゲナーゼ（DPD）で分解され、速やかに血中から消失します。このため持続的な点滴をしたり、代謝酵素の阻害剤を配合したり、腫瘍細胞内でより選択的に5-FUとなるようなプロドラッグ製剤化[1]したりして、より強い効果と少ない副作用を得る工夫がされています。たとえば、大腸がんにおけるFOLFIRI療法やFOLFOX療法では、5-FUは一括静注に続いて持続で点滴投与が行われます。

また、S-1は5-FUの前駆体（プロドラック）であるフトラフール®に5-FU分解酵素を阻害するギメラシルと消化管毒性を軽減するオテラシルを配合した内服薬で、5-FUの血中濃度

を高めつつ消化管毒性を軽減する工夫がなされた配合剤です。カペシタビン（ゼローダ®）もプロドラッグであり、肝臓で代謝された後、さらに腫瘍組織に高濃度で存在するチミジンホスフォリラーゼ（TP）によって5-FUに変換されて効果を発揮します。

シトシンは核酸ではシチジンとして存在し、その誘導体であるシタラビン（シチジン誘導体に分類されます）は白血病、リンパ腫などの治療に用いられます。

2．葉酸拮抗薬

代表的な薬剤はメトトレキセート®で、前述のDHFRに作用してDNA合成を阻害します。前述のペメトレキセドも代表的な薬剤で、非小細胞肺がんと中皮腫の治療に頻用されます。

3．プリン拮抗薬

これらはプリン環を有するグアニンまたはアデニンの誘導体で、おもに白血病の治療に用いられます[2]。

■ おもな副作用とその対応

多くの代謝拮抗薬に共通する副作用として骨髄抑制、間質性肺炎、肝障害、腎障害などが起こりえます。薬剤によっては腎機能（クレアチニンクリアランス：Ccrの値）に応じた投与量の減量が規定されています。また内服や持続静注で血中濃度が長期間維持されると、皮膚や粘膜での副作用の頻度も増えると考えられます。

5-FUは口内炎や下痢といった消化管毒性が起こりやすい薬剤です。放射線とも併用されることが多い薬剤で、とくに頭頸部がんの放射線療法と併用された場合、口腔粘膜炎のリスクが非常に高くなるため、予防的ケアが重要です。カペシタビン、S-1は手足症候群[3]の副作用が起こりやすく、四肢の保温・保湿、外からの機械的刺激を避けるといったケアが必要です。S-1では、涙道閉塞の副作用が最近注目されています。

メトトレキセート®は腎機能が低下すると排泄が遅延し、骨髄抑制や消化管毒性が強くなるため、Ccr値とメトトレキセート®の血中濃度をモニターする必要があります。また、尿のpHが低いと沈殿物を形成して尿細管障害を起こすので、水分利尿と尿のアルカリ化が必要です。この場合、利尿剤であるフロセミドは尿が酸性化するので使用しないほうがよいでしょう。ペメトレキセドは骨髄抑制、粘膜炎、皮疹が出やすい薬剤ですが、それらの副作用を減らすため定まった用法によるビタミンB_{12}と葉酸の併用が必須です。

[石田]

【参考文献】

1) Malet-Martino M, et al: Oncologist. 7：288, 2002.
2) Lamanna N, et al: Adv Pharmacol. 51：107, 2004.
3) Gressette SM, et al: J Oncol Pharm Pract. 12：131, 2006.

4 微小管阻害薬

微小管（マイクロチューブル：microtubule）は、細胞内にある直径25nmほどの大きさの管状のたんぱく質で、αチュブリンとβチュブリンの2つのサブユニットからなるヘテロ二量体が重合してできています[1]。微小管は、紡錘体を構成して細胞分裂を起こしたり、繊毛運動や細胞内の物質を輸送したりする働きをもつ細胞内の重要な器官です。微小管は、常に重合（伸長）と脱重合（短縮）を繰り返し、構造が平衡状態に維持されています。

微小管阻害薬の作用機序

微小管の働きを阻害する薬は、微小管の正常な構造を保つことができなくなるように働きます。微小管が正常でなくなった細胞は細胞分裂ができなくなり増殖することができません。微小管阻害薬には2つのタイプがあり、1つはチュブリンの重合を阻害し結果的に微小管の崩壊を進める薬剤で、もう1つは脱重合を阻害して結果的に微小管の伸長に向かわせる薬剤です。前者がビンカアルカロイドに分類される抗がん剤およびエリブリンで、後者がタキサン系抗がん剤です。微小管阻害薬は、分裂期（細胞周期M期）付近にある細胞に対して効果を発揮します。神経細胞軸索の内部の物質輸送も微小管によって行われるため、微小管阻害薬は神経障害も起こしやすいという特徴があります。

代表的薬剤

1．ビンカアルカロイド（表❺）

ツルニチニチソウ（vinca rosa；*catharanthus roseus*）から抽出されたアルカロイドよりビンクリスチン（オンコビン®）が同定されました。その後、ビンブラスチン、ビンデシン、ビノレルビン（ナベルビン®）が開発されました。

2．タキサン系薬剤

太平洋イチイ（pacific yew：*taxus brevifolia*、タキサン［taxane］の名前

表❺　ビンカアルカロイド

薬剤名（略号）	おもな適応*
ビンクリスチン vincristine（VCR）	白血病、悪性リンパ腫、小児腫瘍、骨髄腫、悪性星細胞腫、神経膠腫
ビンブラスチン vinblastine（VLB**）	悪性リンパ腫、胚細胞腫瘍、絨毛性疾患
ビンデシン vindesine（VDS）	急性白血病、悪性リンパ腫、肺がん、食道がん
ビノレルビン vinorelbine（VNR）	非小細胞肺がん、乳がん

*正確な適応については添付文書を参照のこと
**vincaleukoblastineともいわれ、この略号が用いられる

の由来）の樹皮から抽出された液の中に抗腫瘍活性を有する物質があることが発見され、その研究からパクリタキセル（タキソール®）が開発されました[2]。樹皮をはぐとイチイは死んでしまうため、現在は植物培養により薬剤を製造しています。卵巣がん、非小細胞肺がん、乳がん、胃がん、子宮体がんと多くの固形腫瘍に適応があります。このほかのタキサン系薬剤には、ヨーロッパイチイ（European yew：*taxus baccata*）の葉の抽出物から半合成されたドセタキセル（タキソテール®）があります。頭頸部がん、食道がん、非小細胞肺がん、胃がん、乳がん、子宮体がん、前立腺がんなど多くの固形腫瘍の治療に用いられます。

3．エリブリン

神奈川県の海で採れたクロイソカイメン（*Halichondria okadai*）から単離された物質から誘導された薬剤です。微小管の重合を阻害する作用があり、ハラヴェン®という商品名で乳がんの治療に用いられています。

■おもな副作用とその対応

ビンカアルカロイドのなかでビンクリスチンは神経障害にとくに注意が必要で、この神経障害は末梢神経に起きると知覚異常、運動障害が出現し、脳神経に起こると複視や顔面神経麻痺などが出現します。自律神経が障害されると便秘やイレウスが起こることがあります。他のビンカアルカロイドでは好中球減少に留意が必要です。また、ビンカアルカロイドは一般的に血管刺激性が強く、血管外漏出時には炎症を強く起こして皮膚潰瘍を形成する場合がありますので、点滴時の観察が重要です。

パクリタキセルで問題となりやすい副作用は、好中球減少症と末梢神経障害です。シスプラチンとパクリタキセルを併用する場合、シスプラチンを先に投与すると好中球減少が増強すると報告されています（ただし、この2剤の組み合わせは現在ではあまり用いられなくなってきました）。末梢神経障害は蓄積性に発症し、ひどくなると治療を続けることができなくなります。四肢の知覚異常（感覚の低下、ピリピリした感覚など）が主体で、悪化すると箸が持てない、ボタンが留められないといった状態になり、日常生活に大きく支障を来します。ビンカアルカロイド、タキサン系薬剤のいずれにおいても神経障害の効果的な予防薬は存在しないため、問診などによって早期発見し、投与量の減量・中止を行うことが重要です。

パクリタキセルは水に溶けにくいため、製剤ではクレモホールEL®が添加されますが、これが呼吸困難、血圧低下、蕁麻疹などの過敏症を起こすことがあります。過敏症を防ぐために、投

与時にはステロイドとヒスタミン拮抗薬の前投薬が行われます。

近年、パクリタキセルをアルブミンに結合させ、ナノ粒子化して水溶性を向上させたナブパクリタキセルが開発され、乳がん治療に用いられています。クレモホールEL®の添加が不要であるため、過敏症が起こりにくくなっています。

ドセタキセルでは好中球減少、全身倦怠感、浮腫といった副作用に注意が必要です。浮腫の予防にステロイドが用いられます。皮膚障害（皮疹、爪の変化）、口内炎がみられることもあります。

[石田]

【参考文献】
1) Raff EC: J Cell boil. 99:1, 1984.
2) Rowinsky E, et al: N Eng J Med. 304, 1007, 1995.

5 アルキル化剤

第一次世界大戦の際、毒ガス兵器（マスタードガス）に被災した兵士にリンパ球の著明な減少が起きていることからヒントを得て、造血器腫瘍への適応が可能な薬剤としてアルキル化剤が開発されました[1]。代表的なアルキル化剤であるサイクロフォスファマイド（エンドキサン®）は、マスタードガスに類似した構造をもっています（図❸）。現在アルキル化剤は造血器腫瘍のみならず、多くのがん腫の治療に広く用いられています。

■ アルキル化剤の作用

本剤はアルキル基(-CH3や-CH2CH3)をもっており、これらが細胞のDNAと強固に結合してDNAの正常な複製を妨げ、結果として細胞死を起こします。DNAの塩基ではグアニン、アデニンと、とくに結合しやすくなっています。DNA鎖の2つの塩基と本剤が結合する状態を架橋といい、1本のDNA鎖内で起こる場合（intrastrand）と2本のDNA鎖の間で起こる場合（interstrand）の2タイプがあり、後者の殺細胞性効果がとくに大きいと考えられています。

また、架橋形成は細胞周期とは関係なく起こり得るので、アルキル化剤は細胞周期と関係なく殺細胞効果を示すと考えられます（図❹）。

■ 代表的な薬剤

代表的薬剤の適応を表❻に示します。前述のサイクロフォスファマイドの他に、イホスファミド、メルファランなどがよく用いられます。また、分子量が小さく脳脊髄液への移行がよいニムスチン、ラニムスチン、テモゾロミド[2]は脳腫瘍の治療にも用いられます。

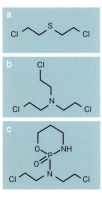
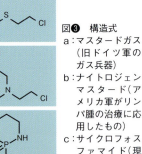
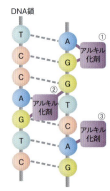

図❸ 構造式
a：マスタードガス（旧ドイツ軍のガス兵器）
b：ナイトロジェンマスタード（アメリカ軍がリンパ腫の治療に応用したもの）
c：サイクロフォスファマイド（現在用いられる抗がん剤）

図❹ アルキル化剤のDNAへの結合。1本のDNA鎖はアデニン（A）、グアニン（G）、シトシン（C）、チミン（T）の4つの塩基からなり、2本のDNA鎖が互いに相補的な塩基で結合している。アルキル化剤はAまたはGに結合しやすい性質をもち、①DNAの1本鎖2塩基での架橋形成、②DNAの2本鎖の塩基間での架橋形成、あるいは③DNA1本鎖の1塩基への結合を起こす。アルキル化剤が結合したDNAは正常な複製が阻害される

表❻ おもなアルキル化剤

薬剤名（略号）	おもな適応疾患*
サイクロフォスファマイド cyclophosphamide（CPA）	悪性リンパ腫、骨髄腫、白血病、乳がん、神経腫瘍、骨腫瘍、絨毛性疾患、造血幹細胞移植前治療
イホスファミド ifosfamide	小細胞肺がん、前立腺がん、子宮頸がん、胚細胞腫瘍、悪性骨軟部腫瘍
メルファラン melphalan（L-PAM）	骨髄腫、造血幹細胞移植前治療
ブスルファン busulfan	造血幹細胞移植前治療
ラニムスチン ranimustine（MCNU）	膠芽腫、骨髄腫、悪性リンパ腫
ベンダムスチン bendamustine	悪性リンパ腫
プロカルバジン procarbazine	脳腫瘍、悪性リンパ腫
ダカルバジン dacarbazine（DTIC）	悪性黒色腫、ホジキンリンパ腫
テモゾロミド temozolomide（TMZ）	悪性神経膠腫
ニムスチン nimustine（ACNU）	脳腫瘍、悪性リンパ腫

*正確な適応については添付文書を参照のこと

最近になり、ベンダムスチン[3]という薬剤がリンパ腫の治療薬として、新しく国内で使用されるようになりました。サイクロフォスファマイド、メルファラン、ブスルファンは髄外の毒性が比較的軽く、用量依存性に骨髄毒性が発現する性質をもつため、白血病などに対する造血幹細胞移植前治療に用いられることがあります。

おもな副作用とその対応

共通してみられる副作用は、白血球減少に代表される骨髄抑制です。また、かなり後になって性腺の機能障害や二次性の白血病を発症する場合があります。薬剤により特徴的な副作用に注意する必要があります。たとえば、エンドキサン®では出血性膀胱炎が起こりやすいため、尿量の確保が重要です。

また、エンドキサン®やニムスチンは口内炎の副作用が起きやすいため、口腔ケアが重要です。

また、これらの薬剤は常温でも揮発する性質があるため、点滴のバックや回路に放置された薬剤は、空気中に蒸発して環境を汚染することが知られています。しかし、その濃度は非常に低いため、環境汚染による人体への影響はまだよくわかっていません。現状では、とくに医療従事者においては極力不要な曝露を避けるようにすべきであり、薬剤調整はマスクや手袋・ガウンを着用のうえ、換気のできる専用のキャビネット内で行い、残った薬剤はすみやかに破棄することが望ましいと考えられます。

[石田]

【参考文献】
1) Rhoads C：JAMA. 131, 6568, 1946.
2) Stupp R, et al：Lancet Oncol. 10, 459, 2009
3) Eichbaum M, et al: Drugs Today. 431：45, 2009.

6 抗腫瘍性抗菌薬

細菌により作られる物質には抗菌作用をもつものがあり、抗生物質あるいは抗菌薬と呼ばれていますが、それ以外に抗腫瘍作用を有する物質があります。これらを一括して抗腫瘍性抗菌薬と呼びます。

抗腫瘍性抗菌薬の作用機序

作用機序が必ずしも明確でない薬剤もありますが、多くの場合、細胞のDNAと結合してDNA合成を阻害し、またDNA依存性のRNA合成を阻害して、抗腫瘍効果が発揮されると考えられています。したがって、細胞周期がDNAの合成されるS期、および合成の完了後細胞分裂が開始されるG2期にある細胞において、最も抗腫瘍効果が認められます。

代表的薬剤

ドキソルビシン（別名はアドリアマイシン、商品名はアドリアシン®）はアドリア海で採取されたストレプトマイセス属の真菌：*Streptomyces peucetius var. caesius*から見出された抗腫瘍作用をもつ抗がん剤で赤橙色の結晶です。アントラサイクリン系薬剤に分類されています（p. 151：「9. がん治療で汎用される薬剤 ❶トポイソメラーゼ阻害薬」参照）。

このほかにブレオマイシン（白色結晶）、マイトマイシンC（紫色結晶）、アクチノマイシンDなどがあり、前二者は日本人が発見した薬剤です（表❼）。

おもな副作用とその対策

ブレオマイシンは間質性肺炎（肺線維症）の副作用が起こり得ます。本剤の総投与量が体表面積当たり300mg/㎡

表❼　抗腫瘍性抗菌薬(アントラサイクリン系を除く)

薬剤名(略号)	おもな適応疾患
ブレオマイシン bleomycin(BLM)	皮膚がん、頭頸部がん、肺がん、食道がん、子宮頸がん、悪性リンパ腫、神経膠腫、甲状腺がん、胚細胞腫瘍
マイトマイシンC mitomycin C(MMC)	慢性リンパ性白血病、慢性骨髄性白血病、頭頸部がん、肺がん、胃がん、肝がん、膵がん、大腸がん、子宮がん、乳がん、膀胱がん
アクチノマイシンD actinomycin D(ACT-D)	Wilms腫瘍、絨毛上皮がん、破壊性胞状奇胎、小児悪性固形腫瘍

を超えると、発現のリスクが高くなるといわれています。

　早期発見には定期的な胸部写真の撮影、KL-6の採血チェックおよび経皮的動脈血酸素飽和度(SpO$_2$)測定が必要です。可能なら呼吸器内科医の管理のもと、動脈血酸素分圧と肺拡散能を定期的に測定するとよいでしょう。

　また、この薬剤は胸部放射線治療との併用は禁忌です。G-CSF製剤との併用も間質性肺炎のリスクを増すと考えられています[1]。本剤は骨髄抑制、嘔気・嘔吐はあまり強くありませんが、脱毛、口内炎、発熱、アナフィラキシーなどの副作用が出現しやすい傾向にあります。アクチノマイシンDも脱毛や口内炎がみられやすい薬剤です。

[石田]

【参考文献】
1) Azulay E, et al: Crit Care Med. 31:21, 2003.

7 分子標的薬

　従来の殺細胞性抗がん剤は、がん細胞への殺細胞効果を指標に開発されたのに対して、分子標的薬は「がん細胞特異的な標的分子に対する特異的な作用」を指標に開発された薬剤です。つまり、がん細胞の増殖や浸潤・転移などに関連する特定の分子を標的としています。そのなかでも、分子標的治療薬は、がん細胞がある遺伝子異常(過剰発現や遺伝子変異)に依存している状態(oncogene addiction)のがんに対して最も効果的であるとされています。分子標的薬の有害事象は、従来の殺細胞薬の有害事象である骨髄抑制、脱毛、末梢神経障害は少なく、多様であり注意が必要です。有害事象は、決して軽度ではないことも注意しなくてはいけません。

■ 分子標的薬の分類

　分子標的薬は、低分子化合物とモノ

表❽ 代表的な分子標的治療薬

薬剤名	薬剤構造	標的分子	標的分子局在場所	標的分子の機能	適応
ベバシズマブ Bevacizumab	抗体	VEGF	細胞外	増殖因子	大腸、乳腺、肺
セツキシマブ Cetuximab	抗体	EGFR	細胞膜	増殖因子受容体	大腸、頭頸部
パニツムマブ Panitumumab	抗体	EGFR	細胞膜	増殖因子受容体	大腸
ゲフィチニブ Gefitinib	小分子	EGFR	細胞膜	増殖因子受容体	肺
エルロチニブ Erlotinib	小分子	EGFR	細胞膜	増殖因子受容体	肺、膵
トラスツズマブ Trastuzumab	抗体	HER2	細胞膜	増殖因子受容体	乳腺、胃
ラパチニブ Lapatinib	小分子	HER2	細胞膜	増殖因子受容体	乳腺
イマチニブ Imatinib	小分子	Bcr-Abl KIT PDGFR	細胞質、細胞膜	細胞内シグナル伝達、増殖因子受容体	CML、GIST
ダサチニブ Dasatinib	小分子	Bcr-Abl KIT PDGFR	細胞質、細胞膜	細胞内シグナル伝達、増殖因子受容体	CML
スニチニブ Sunitinib	小分子	VEGFR KIT FLT3	細胞膜	増殖因子受容体	腎、GIST
ソラフェニブ Sorafenib	小分子	RAF B-RAF VEFGR	細胞質、細胞膜	細胞内シグナル伝達	腎、肝
リツキシマブ Rituximab	抗体	CD20	細胞膜	分化抗原	B細胞リンパ腫
クリゾチニブ Crizotinib	小分子	ALK	細胞質	細胞内シグナル伝達	肺
ボルテゾミブ Bortezomib	小分子	Proteasome	細胞質	タンパク質分解	多発性骨髄腫
テムシロリムス Temsirolimus	小分子	mTOR	細胞質	細胞内シグナル伝達	腎
エベロリムス Everolimus	小分子	mTOR	細胞質	細胞内シグナル伝達	腎、膵神経内分泌

クローナル抗体に大別されます。代表的な分子標的薬を表❽に示します。

低分子化合物は、細胞膜を通過し、細胞質内において受容体やシグナル伝達分子を阻害するチロシンキナーゼ阻害剤（tyrosine kinase inhibitor：TKI）であることが多く、EGFR-TKIであるゲフィチニブ、エルロチニブやBCR-ABL融合タンパクに対するイマチニブが挙げられます。標的分子は、変異遺伝子や融合遺伝子産物であることが多いとされています。

モノクローナル抗体は、標的分子に結合することにより、活性を阻害します。大分子であるので細胞内には入らず、細胞膜受容体や細胞外に存在する増殖因子を標的とします。抗体が、受容体やリガンド（受容体と結合する因

子）と結合することにより、リガンドが受容体に結合することを阻害して、シグナル伝達の阻害作用により抗腫瘍効果を発揮します。

抗VEGF抗体はVEGFに結合することにより、血管新生を阻害します。抗EGFR抗体は、EGFRとそのリガンド（EGF等）の結合を阻害することにより効果を発揮します。リツキシマブはBリンパ球マーカーであるCD20に結合します。抗体は標的分子に結合して作用する他に、抗体依存性細胞障害活性（ADCC）や補体依存性細胞障害活性（CDC）も誘導し、抗腫瘍効果に貢献しています。

1．EGFR、HER2阻害剤

HERファミリーはEGFR（HER1）、HER2、HER3、HER4の4つの受容体型チロシンキナーゼの総称であり、EGFRおよびHER2に対する分子標的薬が開発されています。

抗EGFR抗体としてセツキシマブおよびパニツムマブがあり、EGFRの細胞外ドメインに結合します。kras遺伝子が野生型の大腸がんに効果を示す一方、kras遺伝子変異陽性大腸がんにはまったく効果を示しません。セツキシマブはIgG1のキメラ抗体であり、パニツムマブはIgG2のヒト化抗体です。セツキシマブは頭頸部がんにも効果を発揮しますが、効果予測マーカーは不明です。EGFRに結合することにより、EGFRがリガンドと結合することを阻害し、シグナルを抑えることにより抗腫瘍効果を発揮します。特徴的な有害事象は、ざ瘡様皮疹です。

EGFR-TKIとして、ゲフィチニブとエルロチニブがあり、ともにEGFR遺伝子変異陽性の非小細胞肺がんに効果を発揮します。EGFR-TKIは、非小細胞肺がん以外には奏効せず、またアジア人の非喫煙者の肺腺がんに奏効することが知られていましたが、原因が不明でした。

その後、EGFR-TKIが奏効する非小細胞肺がんのほとんどに、EGFR遺伝子の活性型変異の存在が明らかとなりました。現在は、原則EGFR遺伝子変異陽性の肺がんに使用されています。エルロチニブはゲムシタビンとの併用で、膵がんにも使用されています。有害事象は、ざ瘡様皮疹と間質性肺炎があり、間質性肺炎は時に致死的となり注意が必要です。

HER2は特定のリガンドが存在せず、HER3と2量体を形成することによりシグナルが伝達されます。トラスツズマブは、このHER2の細胞外ドメインに結合する抗体です。HER2が過剰に発現している乳がんおよび胃がんに効果を示し、抗がん剤との併用または単独で使用されます。

特徴的な有害事象として心毒性があります。ペルツズマブは、HER2と

HER3との2量体形成を特異的に阻害する抗体です。トラスツズマブ+ドセタキセルにペルツズマブの上乗せすることにより、生存期間の延長が確認されました。国内でも使用可能です。

ラパチニブは、HER2-TKIです。HER2陽性の乳がんに対して、2次治療以降に抗がん剤と併用して使用されます。

2．BCR-ABL阻害剤、c-kit阻害剤

CMLの責任融合遺伝子BCR-ABL（フィラデルフィア染色体Phによる）のチロシンキナーゼ阻害剤（TKI）として、イマチニブが開発されました。イマチニブは、BCR-ABLと類似のキナーゼであるc-kitやPDGFRのチロシンキナーゼも阻害するため、イマチニブはCML、Ph陽性ALL、gastrointestinal stromal tumor（GIST：c-kit、PDGFR遺伝子変異陽性）にも奏効します。

第2世代のTKIとして、ニロチニブおよびダサチニブが開発され、ABL阻害活性はそれぞれイマチニブの25倍と300倍です。ともにCMLおよびPh陽性ALLに適応があります。

3．VEGF阻害剤・多標的阻害剤

血管内皮増殖因子（VEGF）は、多くのがん腫において発現が亢進しています。VEGFは、血管内皮細胞のみに特異的に発現しているVEGF受容体（VEGFR）に結合し、血管新生を促進します。ベバシズマブはVEGFに対する抗体で、VEGFに結合し作用を阻害します。抗腫瘍効果は、血管新生抑制の他に、腫瘍間質圧を正常化することにより、抗がん剤の腫瘍内移行をよくするためと考えられています。現在、乳がん、肺がん、大腸がんなどで承認されています。

一般に殺細胞性抗がん剤との併用で用いられ、長く継続して使用することが、延命に寄与すると考えられています（bevacizumab beyond progression）。特徴的な有害事象として、高血圧、タンパク尿、血栓塞栓症、消化管穿孔などがあります。

VEGFRに対する小分子TKIは、他分子（PDGFR、c-kit、FLT3、RET等）のTKも阻害することにより、多標的阻害剤と呼ばれています。

ソラフェニブは腎細胞がん、肝細胞がんと甲状腺がん、スニチニブは腎細胞がんとGIST、アキシチニブは腎細胞がん、パゾパニブは悪性軟部肉腫に承認されています。レゴラフェニブは大腸がんとGIST効果を認め、承認されています。これらの薬剤は高血圧、リパーゼ上昇、皮疹、手足症候群などの有害事象を引き起こします。

4．mTOR阻害剤

mTOR（mammalian target of rapamycin）は、細胞質内に存在する大きなセリン/スレオニンキナーゼで、多くのがんで恒常的に活性化している

PI3K/AKTシグナル伝達の下流に存在し、がんの増殖に重要な役割を担っている分子です。テムシロリムスは、腎細胞がんやマントル細胞リンパ腫に奏効しますが、わが国では腎細胞がんで承認されています。エベロリムスは、腎細胞がん、乳がん、膵内分泌腫瘍に効果を発揮します。両薬剤とも、低用量において免疫抑制剤として使用されているため、強い免疫抑制作用があることを念頭に置く必要があり、感染症の併発に注意しなければなりません。特徴的な有害事象は、間質性肺炎です。20％前後に認めますが、EGFR-TKIのように重篤化することは稀で、注意深く観察しながら継続投与が可能です。

5．ALK阻害剤

ALKは、染色体転座により、種々のがん腫で融合遺伝子を作ります。肺がんにおいてEML4-ALK、炎症性筋線維芽細胞腫瘍（IMT）でTPM-ALK、腎髄様がんでVCL-ALK、悪性リンパ腫でNPM1-ALKなどの融合遺伝子が認められ、発がんに関与します。クリゾチニブは、ALKのキナーゼ阻害剤であり、EML4-ALK陽性の肺がんに奏効します。間質性肺炎と視覚障害が特徴的な有害事象です。

6．プロテオゾーム阻害剤

プロテオゾームは、細胞内のタンパク質を分解する酵素複合体であり、蛋白分解機能を使って、細胞内の情報伝達を制御しています。とくに、がん細胞で活性上昇を認めるNF-κB活性の調節に重要です。

ボルテゾミブは、プロテオゾームを阻害することによってNF-κB活性を抑え、抗腫瘍効果を発揮し、多発性骨髄腫で承認されています。間質性肺炎および末梢神経障害がおもな有害事象です。

■細胞表面抗原に対する抗体

リツキシマブは、CD20に対する抗体であり、CDCおよびADCCにより抗腫瘍活性を示します。CD20はBリンパ球のマーカーで、CD20陽性B細胞性リンパ腫に、化学療法と併用または単独で用いられます。初回投与時にアレルギー反応（infusion reaction）がほぼ必発であり、アレルギー予防薬の投与と厳重な観察が必要です。

CCR4（chemokine receptor 4）は、Th2型CD4陽性Tリンパ球に選択的に発現し、とくに、ATL（adult T cell leukemia）のほとんどに発現しています。モガムリズマブは、Fc部分の糖鎖を変えることにより、強いADCC活性をもつCCR4に対する抗体であり、予後不良のATLに奏効します。

［西條］

8 内分泌療法薬

内分泌療法薬は、がん細胞がもつホルモン依存性増殖という性質を利用して、増殖・転移抑制を目的とした薬剤です。乳がん、子宮体がん、前立腺がんが対象となります。ホルモン療法の対象となるのは、性ホルモンのエストロゲン、プロゲステロンおよびアンドロゲンです。

ホルモン産生機序

閉経前女性では、脳の視床下部からゴナドトロピン放出ホルモン（LH-RH）が下垂体に働いて黄体形成ホルモン（LH）、卵胞刺激ホルモン（RH）が放出されます。これらが卵巣におけるエストロゲン産生を制御しています。閉経後女性では、主として副腎から産生されるアンドロゲンから、脂肪組織のアロマターゼによりエストロゲン産生が行われます（図❺）。男性では、下垂体から分泌されたLHが精巣に働いて、テストステロンの合成と分泌を促進します。一部は副腎からのアンドロゲンが精巣でテストステロンに変換されます。

おもな内分泌療法薬

1．ホルモン産生阻害剤

LH-RHアナログは、LH-RHを高濃度持続的に供給し、下垂体に存在するLH-RHの受容体の発現を低下させることによりLHやRHの分泌を抑制し、

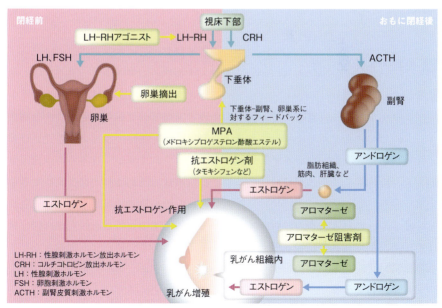

図❺　おもな乳がん内分泌療法の作用点

エストロゲン・アンドロゲン濃度を低下させ、乳がんおよび前立腺がんに効果を発揮します。アロマターゼ阻害剤は、閉経後女性においてアンドロゲンから変換酵素アロマターゼによりエストロゲンが生成されるのを阻害することで効果を発揮します。

2. ホルモンレセプター機能阻害剤

選択的エストロゲン受容体阻害薬として、タモキシフェンとトレミフェンがあります。エストロゲン受容体に結合し、エストロゲンの作用を阻害し効果を発揮します。閉経前および閉経後の乳がんに用いられます。フルベストラントは、タモキシフェンと同じようにエストロゲン受容体に結合しますが、エストロゲン受容体を阻害するだけでなく、受容体そのものを分解し、閉経後の乳がんに使用されています。

前立腺がんに用いられる抗アンドロゲンとして、クロルマジノン酢酸エステル、フルタミド、ビカルタミドがあります。アンドロゲンが受容体と結合するのを阻害します。前立腺がんには原則として、LH-RHアナログ＋抗アンドロゲン薬の併用で治療を行います。

3. プロゲステロン製剤

乳がん、子宮体がんで使用されています。明らかな作用機序は不明ですが、高用量のプロゲステロンによるエストロゲン産生低下やエストロゲン受容体の発現低下などが想定されています。

[西條]

---

❾ 免疫・生体反応薬

■ インターフェロン

インターフェロン（IFN）は、抗ウイルス作用に加えて細胞増殖抑制効果や免疫賦活効果をもっています。腎細胞がん、悪性黒色腫、多発性骨髄腫、皮膚T細胞リンパ腫の治療に用いられていますが、これらのがんに対して分子標的薬が開発された現在、その使用頻度は減っています。発熱・倦怠感といった風邪用症候群やうつ病の有害事象が特徴的です。

■ インターロイキン2

インターロイキン2（IL-2）は、活性化Tリンパ球から分泌されるサイトカインの1つであり、免疫活性を刺激します。腎細胞がんおよび悪性黒色腫に使用されますが、日本での承認用量は低用量で、あまり効果は期待できません。炎症性サイトカインが誘導されるため、毛細血管透過性亢進に伴う血圧低下、体液貯留などが問題となります。

■ PSK、OK-432

PSK、OK-432は、ともに免疫賦活

剤として開発されましたが、その後、明らかな抗腫瘍効果が確認できず、現在ではほとんど使われていません。

■ サリドマイド、レナリドミド

ともに多発性骨髄腫の治療薬です。

サリドマイドは、催眠剤として開発されましたが、新生児奇形の薬害を引き起こしたことで有名です。

その後、主として血管新生抑制作用により多発性骨髄腫に効果が示され、使用されています。

レナリドミドは、サリドマイドの誘導体であり、血管新生抑制以外に、T細胞やNK細胞の活性化や抗炎症作用を有し、強い抗腫瘍効果を示します。

[西條]

10 G-CSF製剤

■ G-CSFの作用

G-CSF（Granulocyte-colony stimulating factor）には、骨髄における好中球産生を刺激し、末梢血液中に動員する作用があるとともに、好中球の活性増強効果があります。化学療法に伴うグレード4の好中球数減少（500/ul未満）に対し、連日皮下投与することが保険上認められています。しかしながら、G-CSF使用に関するガイドラインがいくつか発表されてきており、骨髄抑制時の安易なG-CSF投与に警鐘がなされています。

■ 発熱性抗中球減少症

発熱性好中球減少症（febrile neutropenia：FN）とは、好中球が500/ul未満または1,000/ul未満で、48時間以内に500/ul未満に減少すると予測される状態で、かつ腋下温37.5℃（口腔内温38℃以上）の発熱を生じた状態を指します。がん化学療法に高頻度にみられる有害事象であり、時に重篤化するため注意が必要です。

■ G-CSFの予防的投与

FNの発症頻度が20%以上のがん薬物療法を受ける患者では、初回がん薬物療法時からG-CSFの予防投与（1次予防）が推奨されます。一方、FNの発症リスクが10〜20%の場合は、リスクがある症例に対して、予防的投与が推奨されます。治療コースでFNの発症を認めた場合、次コースからはG-CSFの投与が推奨されます。また、FNの発症リスクが10%未満の場合、予防的投与は推奨されません（図❻）。

G-CSF予防的投与により、治療関連死を含む早期死亡例の減少が明らかとなっています。G-CSFは、化学療法終了後1〜3日目で開始し、好中球数が回復するまで原則、連日投与します。

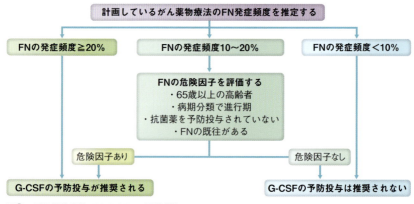

図❻　がん薬物療法でのG-CSFの予防投与
（発熱性好中球減少症診療［FN］ガイドラインより引用改変）

■ G-CSFの治療的投与

　好中球数が減少してグレード4（500/ul）になっても無熱の場合は、G-CSFの治療的投与の根拠はあまりありません。FNに対するG-CSFの投与は、入院期間や好中球回復期間の短縮は確認されているものの、生存率に差がなく、FNに一律にG-CSFの投与を行うことは推奨されません。ただし、好中球数減少が強く遷延が予想される場合や、危険因子（肺炎、高齢者、臓器障害）を有する患者において投与を検討することは妥当とされています。

［西條］

11 ビスフォスフォネート製剤

　ビスフォスフォネート（BP）製剤は19世紀半ばに合成され、腐食防止剤や錯化剤として、おもに工業用として用いられてきました。1960年代にFleischら[1]は、ピロリン酸がリン酸カルシウムの沈着や溶解を阻害することを発見し、さらに類似体の探索の結果、BPが生体内での酵素分解を受けずに同様の作用を有することも見出しました。現在では、BP製剤は骨疾患の治療に不可欠で、おもな適応としては、

①悪性腫瘍による高カルシウム血症
②多発性骨髄腫による骨病変および固形がん骨転移による骨病変
③骨粗鬆症
④骨ページェット病
⑤異所性骨化

などが挙げられます。

　本剤は、悪性腫瘍の治療において高

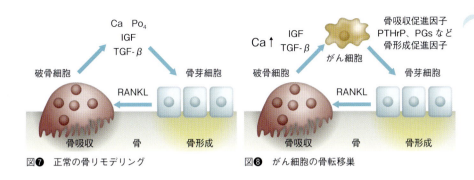

図❼　正常の骨リモデリング　　　図❽　がん細胞の骨転移巣

カルシウム血症や、骨痛、病的骨折といった骨関連事象（Skeletal-related events：SRE）の軽減に有用であり、骨粗鬆症の治療では、骨強度を高め骨折を予防する目的で使用され、それぞれエビデンスを有する治療法として確立されています[2,3]。

ところが2003年に、その優れた効果の反面、重大な副作用の1つとして「ビスフォスフォネート関連顎骨壊死」（Bisphosphonate-related osteonecrosis of the jaw：BRONJ）が報告され[4]、2010年にはわが国において、関連学会によりBRONJ検討委員会が立ち上げられました。現在、歯科領域では難治性の顎炎、顎骨壊死として広く認識されつつあります。

■ 正常な骨組織とがんの骨転移巣

　正常な骨組織では、破骨細胞が古い骨を吸収し、それと同量の骨を骨芽細胞が形成する、いわゆるリモデリングを繰り返しています。両者はカップリングしており、骨芽細胞からサイトカインであるRANKLが放出され、破骨細胞の受容体に結合し破骨細胞の分化を促進し活性化します。破骨細胞は骨の表面に接着し、塩酸とカテプシンによりリン酸カルシウムを溶解し、コラーゲンを含んだタンパク質を分解します。元来、骨基質中にはIGF TGF-βといった増殖因子が豊富にあり、これらの因子も同時に放出され、分解されたカルシウム、リン酸とともに骨芽細胞の骨形成時に使われます（図❼）[2]。

　がんの骨転移巣では、がん細胞は増殖因子であるIGFを横取りするだけでなく、さらにTGF-βを用いてPTHrやPGE2といった骨吸収促進因子などを作り出し、骨芽細胞を活性化することで、破骨細胞の分化を促進し活性化させています[2]。そもそもがん細胞は骨を破壊できませんので、非常に巧妙な悪循環を作り上げ、自らの増殖のために利用しているわけです（図❽）。

■ BP製剤の構造

　ピロリン酸は2つのリン酸を酸素原

図❾　ピロリン酸とビスフォスフォネートの化学構造
(参考文献[1]より引用改変)

	エチドロン酸	パミドロン酸	アレンドロン酸	インカドロン酸	リセドロン酸	ゾレドロン酸
側鎖 R1	CH_3	NH_2 | $(CH_2)_2$	NH_2 | $(CH_2)_3$	(シクロヘプチルNH)	(ピリジル-CH_2)	(イミダゾリル-CH_2)
骨吸収阻害能	×1	～×10^2	×10^2～10^3	×10^2～10^3	×10^3～10^5	×10^4～

図❿　ビスフォスフォネート製剤の化学構造と骨吸収阻害能(参考文献[1]より引用改変)

子が結合する構造を有し、リン酸カルシウム結晶に高い親和性があり、*In vitro*ではこの溶解を阻害しますが、生体内ではフォスファターゼによる分解を受けてしまいます。BPはピロリン酸の酸素原子の代わりに炭素原子が置換し、これにより酵素分解を受けにくくなっており、さらに、R1、R2といった2つの側鎖が結合した構造をもっています(図❾)。この側鎖のうち、R2はほとんどが水酸基ですが、R1はさまざまで、その化合物によって骨吸収抑制活性が大きく異なります。

初期に開発されたエチドロン酸ナトリウムはR1にメチル基を有し、第一世代BP製剤と呼ばれています。次に開発された窒素を含む直鎖状の炭化水素を有するもの(パミドロン酸ナトリウム、アレンドロン酸ナトリウム)は、第二世代BP製剤、さらに窒素を含み環状構造を含むもの(インカドロン酸ナトリウム、リセドロン酸ナトリウム、ゾレドロン酸水和物)は第三世代BP製剤とされています。ラットにおける骨吸収抑制活性は、エチドロン酸に比して第二世代以降は比較にならないほどに増強しています(図❿)[1]。

わが国で販売されているBP製剤を表❾に示します。

BP製剤の機序

BPはカルシウムイオンなど2価陽イオンに対して親和性が高く、骨のハイドロキシアパタイトや石灰化が進行しつつある部位に沈着します。そして、破骨細胞が骨を溶解した際にBPは遊離し、破骨細胞内へ取り込まれアポト

表❾ 市販されているビスフォスフォネート製剤

	販売年	一般名	注射用製剤名	経口製剤名
第一世代	1990年	エチドロン酸ナトリウム		ダイドロネル
第二世代	1994年	パミドロン酸ナトリウム	アレディア	
	2001年	アレンドロン酸ナトリウム	テイロック	フォサマック
			ボナロン	ボナロン
第三世代	1997年	インカドロン酸ナトリウム	販売中止	
	2005年	ゾレドロン酸水和物	ゾメタ	
	2007年	リセドロン酸ナトリウム		ベネット
				アクトネル

ーシスを誘導します。細胞内に取り込まれた後は、第一世代BP製剤と第二世代以降のBP製剤では作用機序がそれぞれ異なります。

第一世代BP製剤は、細胞内で分解されないATP類似化合物に代謝され、細胞内に蓄積し細胞毒性を発現します。

一方、第二世代以降のBP製剤は、メバロン酸経路でのファルネシルピロリン酸合成酵素を阻害することで、ファルネシルピロリン酸、ゲラニルゲラニルピロリン酸を減少させ、RAS、RhoなどのGTP結合タンパクのプレニル化を抑制し、破骨細胞の機能障害、アポトーシスを誘導するとされています[1]。

BPの標的細胞は破骨細胞ですが、作用分子は破骨細胞に特異的ではありません。単球や腫瘍細胞にもアポトーシスを引き起こすことや、免疫細胞であるγδT細胞の活性化、増加作用などが知られています[2]。

投与法と吸収・代謝

経口投与では、腸管からの吸収は低く10％以下とされています。とくに、カルシウムや鉄を含むミネラルウォーターや食事との服用は吸収率が低下するため、起床後、最初の飲食前に服用し、さらに食道の炎症を避けるため、服用後30分以上は横にならず、まっすぐ座位か立位をとることを勧められています。

静脈内投与では、BPの一部は血中でアルブミンなどの蛋白やカルシウムと結合するので、急速投与では凝集塊が形成され腎不全を引き起こす危険があります。パミドロン酸ナトリウム、アレンドロン酸ナトリウムでは4時間以上、ゾレドロン酸水和物では15分以上かけて点滴静脈内投与します。

投与法にかかわらず血中のBPは50～80％が骨に取り込まれ、残りはほとんどが代謝されず尿中に排泄されます。また、骨内での蓄積について、BPの

構造は生体内で分解されにくく、化学的に10年以上留まることが報告されています[2]。

■効能

悪性腫瘍によるSREや骨ページェット病など、作用機序から破骨細胞の骨吸収が異常に亢進している疾患に対し効果を発現します。また、骨粗鬆症では骨形成の低下による骨吸収の優位と骨量の低下がありますので、骨折の予防として使用されています。

また、第一世代BP製剤のエチドロン酸ナトリウムは、石灰化抑制作用も示し、異所性骨化に保険適応があります。

■副作用

正常な骨は、前述のように常にリモデリングを繰り返しており、過量なBPの蓄積と破骨細胞に対する過剰な抑制は、正常なリモデリングを損なうことが明らかです。もっとも深刻なのはBRONJですが、近年、大腿骨の非定形骨折も問題になってきています。BRONJについては他項に譲りますが、報告された当時は、ほとんどが静注用製剤を投与されている患者に発生するとされましたが、最近では経口用製剤での発症も稀ではないことがわかっています。窒素原子を含む第二世代BP製剤が、わが国で販売開始されてから約10年が経過しており、その蓄積性による発症率の増加や顎骨以外の骨への影響が危惧されます。

また、骨以外のおもな副作用として、注射用BP製剤により発熱やインフルエンザ様の症状が出現することがあります。これは前述しましたが、BPが$\gamma\delta$T細胞の活性化を引き起こすためと考えられています[2]。また、急性腎不全、間質性腎炎などの腎障害、低カルシウム血症などの電解質異常、他に骨痛、悪心、嘔吐などが挙げられます。

経口用BP製剤では、食道のびらんや潰瘍など上部消化管障害、肝機能障害などが挙げられます。

[長谷川]

【参考文献】

1) Fleisch H：Bisphosphonates：Mechanisms of action. Endocr. Rev. 19：80-100, 1998.
2) 尾形悦郎(監修)：ゾレドロン酸のEBM. 第1版, メディカルビュー社, 大阪, 2006.
3) 折茂 肇代表：骨粗鬆症の予防と治療ガイドライン2006年版, ライフサイエンス出版, 東京. 2006：86-92.
4) Marx RE. : Pamidronate and zoledronate induced avascular necrosis of the jaws. A growing epidemic. J Oral Maxillofac Surg 61: 1115-1117, 2003.

歯科編
がん患者の口腔機能管理

1 がん治療における口腔ケア・口腔機能管理の必要性
口腔ケアのエビデンス

愛知県・坂井歯科医院　**坂井謙介**

　近年、がん患者の口腔ケアの重要性が認識されつつあります。とくに病院で働く看護師や医師のなかでもその必要性が周知され、口腔ケアに関する講習会が多数開催されています。ケアという言葉は医療、介護業界では受け入れられやすく、広まってきました。しかし、その定義は統一されておらず、職種によって捉え方もさまざまです。狭義では、口腔衛生管理に主眼をおいた口腔保健指導、口腔清掃、義歯清掃を中心とするケアであり、広義では狭義の口腔ケアに加え、口腔機能（摂食、咀嚼、嚥下、構音、唾液分泌など）の維持・回復に主眼をおいた予防、歯科治療、リハビリテーションのあらゆる段階を包括したケア[1]です。

　歯科医師、歯科衛生士は口腔周囲の状態を包括的に捉え、口腔ケアや歯科治療、口腔機能訓練などを総合的に行っていく必要があります。2012年より周術期口腔機能管理が保険点数化され、より一層この観点が必要とされるため、口腔管理という言葉がわれわれ歯科医療従事者にとってやるべき内容を的確に表しているといえます。

　一方、歯科界でその重要性が認識され、教育の一環に組み込まれるようになったのはごく最近です。がん治療における歯科治療のマニュアルとなっているのは、American Cancer SocietyのものやMosbyの教科書です[2,3]。口腔ケア自体のエビデンスは報告されつつありますが[4]、がん治療におけるエビデンスはまだ十分ではなく、より一層の調査、研究が期待されます。とくにがん医療においては前向きの横断的研究が重要視され、徐々に取り組まれ始めています。

　われわれ歯科医療従事者が、がん患者の口腔管理を行ううえでたいへん参考になる報告もあります[6,7]。実際には治療のみならず、他職種との協働、患者および医療従事者への周知、啓発活動は大切であり、エビデンスの集積は重要です。そこで本稿では、がん治療全体における口腔ケア、口腔管理に関わるエビデンスの一部をわかりやすくチャートにまとめました。

口腔ケア

　基本となる口腔ケアのエビデンスについていくつかの文献を挙げました（**図❶**）。米山[5]の口腔ケアによる誤

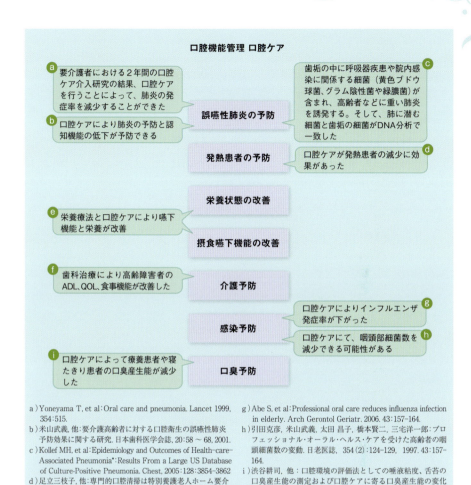

図❶　口腔ケアのエビデンス

嚥性肺炎の予防効果がもっともインパクトがあります。佐々木[5]の誤嚥性肺炎や全身疾患との関連性に関する研究[3]や口腔ケアと細菌との関連を元に臨床研究が進んでいます。口腔ケアによる発熱患者数の減少や認知機能の改善、ADLの改善、摂食嚥下機能の改善、感染症の予防効果などとの関係性も明らかにされつつあります。

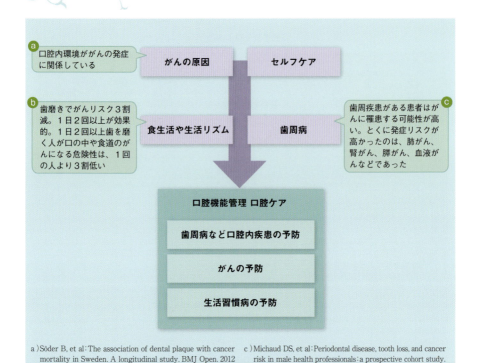

図❷　がんの予防に繋がる口腔ケアのエビデンス

がんになる前に

　がんの原因や全身との関係に関する最近の論文を挙げました（図❷）。とくに、愛知県がんセンターから報告された「1日の歯磨きの回数が2回以上で、頭頸部がんや食道がんのリスクが減少する」という報告はトピックとなりました。歯周病や口腔内環境とがんの関係も示されており、患者のモチベーションアップに重要です。

手術療法

　周術期の口腔ケアの効果についてはさまざまな施設から報告がなされており、この数年で多くのデータが示されました（図❸）。ICUでの口腔ケアによってVAP発症を減少させることは広く知られています。

　がんにおいては、食道がんや頭頸部がんに関する報告が多く、術後の発熱、在院日数、術後肺炎の予防などにおい

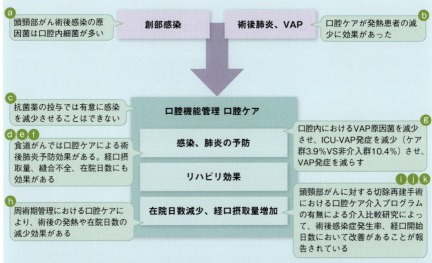

図❸　手術療法における口腔ケアのエビデンス

て効果があることがわかっています。

化学療法

化学療法による白血球数の低下のため易感染状態となり、多くの問題の原因となります。すなわち、ヘルペスやカンジダなどの感染もみられます。とくに口内炎が大きな問題となり、その予防方法としていくつかの報告があるので掲載しました（図❹）。

いずれにしても口腔ケアにより二次感染を防ぎ、重症化を予防することが重要です。

頭頸部放射線治療

頭頸部放射線治療についての論文は多くみられます。とくに、放射線性顎骨壊死はその晩期障害として問題であり、抜歯との関係性などが報告されています（図❺）。ここに掲載した以外

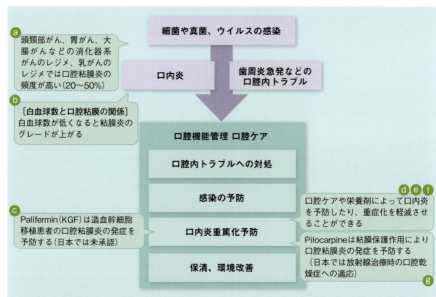

a) Rubenstein EB: Mucotitis Study Section of the Multinational Association for Supportive Care in Cancer; International society for Oral Oncology. Clinical practice induced oral and gastrointestinal mucositis, Cancer 2004; 100 (9 Suppl): 2026-2046.
b) 中村教子, 他:インドメタシンスプレーの造血幹細胞移植患者における口内炎疼痛に対する効果. YAKUGAKU ZASSHI, 123(12): 1023-1029, 2003.
c) Spielberger R, et al:Palifermin for oral mucositis after intensive therapy for hematologic cancers. N Engl J Med. 2004; 351: 2590-2598.
d) 緒方 裕, 他:成分栄養製剤エレンタール投与による大腸癌化学療法誘発口内炎の予防効果. 癌と化学療法(39)4. 583-587. 2012.
e) 福井忠久, 他:食道癌化学療法におけるエレンタールの口内炎予防・軽減効果についての検討:癌と化学療法年(38)13. 2597-2601, 2011.
f) 越野美紀, 他、がん化学療法時の口腔ケアによる口内炎予防効果: 癌と化学療法(36). 447-451, 2009.
g) Awidi A, et al:Double-blind, placebo-controlled cross-over study of oral pilocarpine for the prevention of chemotherapy-induced oral mucositis in adult patients with cancer. Eur J Cancer 2001, 37:2110-2114.

図❹　化学療法における口腔ケアのエビデンス

にも口腔乾燥、放射線性う蝕や根管治療、フッ素の使用方法などについても多くの報告がありますが、横断的な研究は多くはありません。

また、対症療法だけではなく、治療前から治療後まで継続した口腔管理が必要であり、一般開業医でできることも多いでしょう。

【参考文献】
1) 寺岡加代, 他:入院患者に対するオーラルマネージメント. 8020推進財団, 東京, 2008.
2) Oral Care of Cancer Patient. American Cancer Society
3) Little JW, et al:Dental management of the medically compromised patient. 8th ed, Mosby Elsevier, USA, 2008.
4) 日本歯科医師会(監修), 静岡県歯科医師会(編):EBMに基づいた口腔ケアのために. 医歯薬出版, 東京, 2002.
5) 佐々木英忠, 他:口腔・咽頭の機能低下と誤嚥性肺炎. 厚生省厚生科学研究費補助金長寿科学総合研究, 平成6年報告書, 4:140-146, 1995.
6) 大田洋二郎:がん患者の歯科治療を行うには. the Quintessence, 30(6):146-152, 2011.
7) 8020推進財団HPより:口腔ケアの効果に関する文献 http://www.8020zaidan.or.jp/reserach/index.html

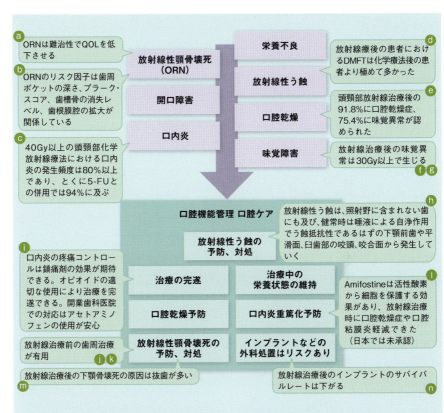

a) Curi MM, Dib LL: Osteoradionecrosis of the jaws: a retrospective study of the background factors and treatment in 104 cases. J Oral Maxillofac Surg 55:540-4; discussion 545-6, 1997.
b) Katsura K, et al: Relationship between oral health status and development of osteoradionecrosis of the mandible: a retrospective longitudinal study. Oral Surg Oral Med Oral Pathol Oral Radiol Endod 105:731-8, 2008.
c) 秦 浩信, 他：頭頸部化学放射線療法における口内炎発生頻度. 日本頭頸部癌学会 33(1), 48-53, 2007.
d) Hong CH, et al: Dental Disease Section, Oral Care Study Group, Multi-national Association of Supporive Care in Cancer, 18(8)：1007-21. 2010.
e) Epstein JB, et al: Quality of life and oral function following radiotherapy for head and neck cancer. Head Neck 1999;21:1-11.
f) Shatzman AR, Mossman KL: Radiation effects on bovine taste bud membranes. Radiat Res 1982;92:353-8.
g) Mossman KL: Radiation effects on bovine taste bud membranes. Radiat Res 1982;92:353-8.
h) Karmiol M, Walsh RF: Dental caries after radiotherapy of the oral regions. JADA 1975；91；838-845
i) 全田貞幹：頭頸部癌の化学放射線療法における口腔粘膜炎に対するオピオイドを中心とした疼痛管理法：頭頸部がん化学療法をサポートする口腔ケアと嚥下リハビリテーション. 東京：オーラルケア, 2009：30-34.
j) Epstein JB, et al: Periodontal attachment loss in patients after head and neck radiation therapy. Oral Surg oral Med Oral Pathol 1998;86(4):673-677.
k) Marques MA, Dib LL: Periodontal changes in patients undergoing radiotherapy.J Periodontol. 2004 Sep;75（9）：1178-87.
l) Sasse AD, et al: Amifostine reduces side effects and improves complete response rate during radiotherapy: results of a meta-analysis.Int J Radiat Oncol Biol Phys. 2006 Mar 1;64(3):784-91.
m) Goldwaser BR, et al: Risk factor assessment for the development of osteoradionecrosis. J Oral Maxillofac Surg 65:2311-6, 2007.
n) Granstrom G: Osseointegration in irradiated cancer patients. J Oral maxillofac.surg 2005;63(5):579-585.

図❺　頭頸部放射線治療における口腔ケアのエビデンス

2 がん治療で起こる口腔トラブル

奈良県立医科大学 口腔外科学講座　**青木久美子、桐田忠昭**

がん患者にとって口腔内にトラブルが起こるということは、どういうことを意味するでしょうか。口腔内にトラブルが起きると、①経口摂取量が減り、栄養障害が起こる。栄養障害が生じるとがん治療の継続が困難となり、がんが進行する可能性がある。もしくは、②栄養障害を改善するため、経管栄養、経静脈栄養となり、③外出がしづらくなる、入院が必要となるなど、生活の質が低下する。つまり、口腔内のトラブルは、患者の「生命」や「生活」に直結するといえます。それを認識することはもちろんのこと、私たち歯科医師は、今起こっている口腔トラブルが患者の「生命」や「生活」に直結するものなのか、そうではないのかを判断する必要があります。

歯科医師は口腔内のトラブルとなると、まずう蝕と歯周病が頭に思い浮かぶかもしれません。しかし、がん治療中の患者にとって口腔内のトラブルはそれだけではありません。「口から食べることを妨げるものすべて」が回避しなくてはいけないトラブルとなります。極端な話をすれば、もし治療を要するう蝕があったとしても、通常どおりの食事を摂ることができているのなら、治療は「今」ではなくてもよいのです。

少し観点を変えて患者の口腔内を観察してみてください。起こっているトラブルが患者の今に、どのように関わっているかを認識しながら接することが重要であると思います。

化学療法におけるトラブル

ほぼ全がん種に行われる化学療法による口腔トラブルにはさまざまものがあり、おもなものとして、口腔粘膜炎、口腔内感染症（歯性感染症、真菌・ウイルス感染症）、味覚異常、出血、口腔乾燥があります。

口腔粘膜炎

口内炎と称されることが多いですが、私たちが思いつくいわゆる「アフタ性口内炎」（図❶）とは見た目が少し異なります。表❶にがん治療における化学療法（抗がん剤や分子標的薬）によって生じる口腔粘膜炎の発生機序を示します。アフタ性口内炎のように局所にできるものもありますが、薬剤の直接的な作用で起こるとすると、通常は口腔内の粘膜全体に生じるとイメージ

表❶ 化学療法による口腔粘膜炎の発生機序（文献1)より引用改変）
化学療法による口腔粘膜炎の発生機序には、①抗がん剤等による直接的な作用による発症と、②口腔内細菌感染による間接的な発症の2つがあるとされている

①直接的な作用による発症 （一次性の口内炎）	抗がん剤等の直接作用により口腔粘膜や唾液中にフリーラジカルが産生され、口腔粘膜に酸化的ストレスを与えることにより、粘膜組織の破壊・炎症や粘膜再生の阻害が起こることで発症する
②口腔感染による間接的な発症 （二次性の口内炎）	抗がん剤等の投与により核酸やタンパク合成が低下して、白血球数減少や免疫反応低下が起こり、易感染状態となり口腔粘膜表面上で感染を引き起こして発症する

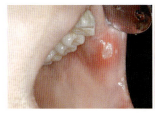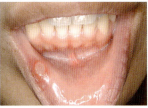

図❶ アフタ性口内炎（左頬粘膜、右下唇）。アフタの周囲は発赤や腫脹を認めるが、他の粘膜は正常である

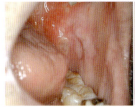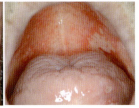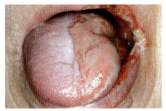

図❷ 口腔粘膜炎。化学療法による口腔粘膜炎は、粘膜全体に発赤を認め、さらに局所に潰瘍を認める場合が多い

図❸ 選択的動注化学療法による粘膜炎。選択的動注化学療法により左側舌動脈にカテーテルが挿入され、抗がん剤が投与されたことにより、左側の舌半側に著明な粘膜炎が認められる

できます。さらに、口腔内細菌による感染が引き起こされたり、歯や義歯などの接触によって症状が悪化することがあります（図❷）。

局所的な炎症、潰瘍は、口角、口唇粘膜、舌縁、頬粘膜（とくに臼歯部に接する部分）に多くみられます。痛みにより経口摂取が困難となり、自浄作用が低下するのみならず、接触痛によりブラッシングが困難となり、口腔衛生状態が不良となるため、さらに炎症が増悪し、疼痛も増強するという悪循環が生じます。

また、口腔がん治療では、腫瘍に選択的に抗がん剤を投与して薬剤の局所濃度を上げるため、腫瘍栄養動脈にカテーテルを挿入して化学療法を行う場合があります（選択的動注化学療法）。その際はとくに口腔粘膜炎が強く現れます（図❸）。

■ 口腔内感染症

抗がん剤は、とくに細胞分裂が活発な組織に大きな影響を与えます。なかでも骨髄は感受性が高く（骨髄抑制）、

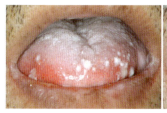
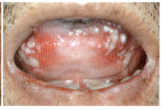

図❹ 口腔カンジダ症。口唇粘膜や舌に粘膜炎を認め、さらに舌全体に点状の白色偽膜を多数認める

とくに白血球の減少により感染の危険性が増します[2]。それに加え、全身倦怠感や嘔気、口腔粘膜炎、唾液分泌低下などの有害事象により、口腔清掃が不十分となり、衛生状態が不良となります。そのため、治療前には問題にならなかった根尖性歯周炎、辺縁性歯周炎、智歯周囲炎などが急性化することがあります。さらに重症化すると敗血症等を起こし、生命に危機的な状況を呈する場合もあります。

ヘルペスなどのウイルス感染や、カンジダなどの真菌感染も同様の理由で起こりやすくなります（図❹）。

■ 味覚異常

化学療法中の患者の訴えのなかには、「何を食べても美味しくない」というような味覚の変化に関するものがあります。味覚障害には、表❷に示すような原因がいわれていますが、現在のところその発生機序は不明です。化学療法の休止や終了により改善するとされていますが、繰り返し治療が行われる場合には、回復しづらくなることがあります。その症状の表現は患者によってさまざまであり、味別に詳しく聞い

表❷ がん化学療法における味覚異常の原因。がん化学療法における味覚障害の原因として考えられているものを示す。しかし、現状ではその発生機序は不明である

味蕾を構成する味細胞自体の障害
味細胞から味神経、中枢神経への伝達障害
味細胞再生に必要な亜鉛などの欠乏
唾液減少による味蕾の味成分に関する感度低下
舌苔付着による味蕾感度の低下

てみると、「しみる」など口腔粘膜炎による摂食時痛である場合もみられました（図❺）。そのような場合は、口腔清掃等により粘膜炎が改善することで症状が軽快した例もみられました。また、亜鉛が口腔粘膜のターンオーバーにかかわっているともいわれており[3]、亜鉛製剤の補充が行われることもあります。

■ 出血

抗がん剤治療による骨髄抑制によって血小板数が減少し、粘膜下に出血斑がみられることがあります（図❻）。また、抗凝固薬であるワルファリンと相互作用のある抗がん剤もあり、併用にてワルファリンの作用が増強され、内出血により口腔内に出血斑を認める場合もあります。明らかに異常な出血

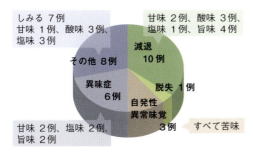

図❺ 味覚障害の症状（28症状/13例）。当科を受診して化学療法中に生じた味覚障害の症状を示す。慎重に聴取すると味覚の変化を「しみる」と表現した例が認められた

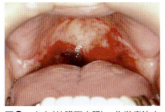

図❻ 出血（粘膜下血腫）。化学療法中に血小板数の減少を認め、粘膜炎からの出血と口蓋粘膜下に血腫を認めた

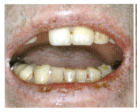

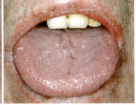

図❼ 造血幹細胞移植患者。造血幹細胞移植施行患者では、著明な口腔乾燥および舌粘膜の萎縮を認めた

斑を認めた場合には、担当医にすみやかに報告し精査してもらう必要があります。

肝がんや薬剤性の肝機能障害により血液凝固因子が不足し、出血傾向を示すこともあります。抗がん剤治療だけが理由ではなく、易出血性となっている場合もあるため、常に最新の血液検査結果を確認しておくことが重要です。

■ 口腔乾燥

化学療法により、唾液腺が障害を受けることで生じます。とくに、造血幹細胞移植を受けた患者に生じる慢性移植片対宿主病（cGVHD）では、唾液腺の腺房に萎縮が認められるとされ[4]、著明な口腔乾燥が続きます（図❼）。

そのため、う蝕の増加、歯周病の進行、味覚異常や高度な口腔乾燥により、食塊の咽頭部への送り込みが困難となり、嚥下障害が生じることもあります。

頭頸部がんの放射線治療による口腔トラブル

放射線治療は、手術療法、化学療法と並ぶがん治療の3本柱の一つです。手術ができないようないかなる部位でも照射ができ、機能・形態の温存に優れ、合併症を有する患者や高齢者にも適応できるとされています。有害事象は化学療法とは異なり、基本的には放射線が照射された部位にしか起こりません。そのため、口腔内にトラブルが

表❸　頭頸部がん原発部位

原発部位により照射範囲が異なる。原発のみならず、頸部リンパ節転移がある場合は、頸部へ照射範囲が拡大される
口唇および口腔
咽頭
喉頭
上顎洞
唾液腺
甲状腺

表❹　頭頸部放射線治療による口腔トラブル

急性期と慢性期で異なるトラブルが生じ、慢性期、晩期有害事象は治療後の患者のQOLを低下させる	
急性期	口腔粘膜炎、口腔乾燥、味覚異常、嚥下障害
慢性期	口腔乾燥、放射線性う蝕、放射線性骨壊死、開口障害、構音障害、嚥下障害

最も起こるのは頭頸部がん（表❸）です。ただし、照射範囲に口腔や唾液腺が含まれない場合は、口腔内にはほとんど影響はないと考えられます。頭頸部がん以外にも一部の食道がんや頸椎転移に対する照射、造血幹細胞移植前の全身照射などで照射範囲に口腔や唾液腺が含まれる場合には口腔トラブルがみられます。病名だけでは予測がつかないこともありますので、放射線治療医（もしくは主治医）に照射範囲を問い合わせることが重要です。照射範囲に口腔もしくは唾液腺が含まれる場合に起こり得る口腔トラブルを表❹に示します。

口腔粘膜炎

放射線照射範囲内や歯科補綴物等の金属による散乱線の影響がある部位に生じます。線量が増すごとにより重度となり、照射終了後約2～3週間ほどで軽快する急性期に認められるおもなトラブルです（図❽）。粘膜炎が生じる範囲や程度をできるだけ減らすために、金属補綴物を治療前に除去したり、スペーサーを装着して障害を減らす試みがなされます。

味覚異常

放射線照射により口腔粘膜に存在する味蕾が障害を受け[5]、味覚に異常が生じます。口腔粘膜炎同様、通常は治療終了とともに味細胞が再生し、軽快していきます。

口腔乾燥

照射範囲内に含まれる大唾液腺を中心とした唾液腺の障害で生じます。線量が増すごとに重症化し、急性期のみならず、慢性期の有害事象として最も口腔内環境に影響するトラブルです。唾液腺組織の線維化、脂肪変性、腺房萎縮などが原因として起こり、照射終了後も残存します。著明な口腔乾燥により、口腔粘膜の脆弱化（図❾）、歯周病の悪化、舌の運動が妨げられることによる構音障害、嚥下障害が生じます。

放射線性骨髄炎および骨壊死

放射線照射による慢性期有害事象として起こる場合があり、骨組織の血管

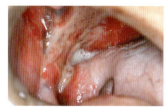
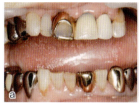
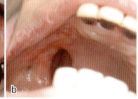

図❽　放射線照射による口腔粘膜炎。右側中咽頭がんに対し放射線が照射され、重度の口腔粘膜炎が生じている

図❾　放射線治療後の口腔乾燥。上顎歯肉がんに対し、総線量66Gyの放射線治療が行われた後に口腔乾燥が生じている
　a：舌粘膜の著明な乾燥
　b：乾燥により脆弱化して口蓋粘膜に炎症が認められる

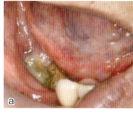
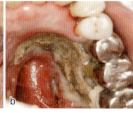

図❿　放射線性顎骨壊死。放射線治療後に生じた顎骨壊死
　a：右側顎下腺がんに対し、総線量66Gyの放射線治療が行われ、治療後顎骨壊死が生じた。腐骨の露出と排膿が認められる
　b：右側口蓋がん術後、総線量60Gyの放射線治療で生じた顎骨壊死。広範囲にわたる腐骨の露出が認められる

減少、低酸素、低細胞により引き起こされるといわれています[6]。とくに治療後の抜歯が誘因といわれていますが、外傷や歯性感染、義歯による褥瘡性潰瘍からも生じることがあります。症状としては、骨露出や腐骨形成を認め（図❿）、持続的な排膿や口腔および皮膚に瘻孔が認められ、疼痛が生じます。さらに、顎骨の病的骨折がみられる場合もあります。治療法としては、洗浄や口腔衛生管理、抗菌薬投与などの保存的療法や高気圧酸素療法、外科的治療がありますが、通常は難治性です。一度発症してしまうと、患者のQOLを著しく低下させてしまうことになるため、予防が重要となります。放射線治療前に保存不可能な歯の抜去を行ったり、治療後には継続した口腔衛生管理が必要となります。

手術における口腔トラブル

　口腔にトラブルが起こる手術として、頭頸部がん手術が挙げられます。術後のトラブルには創部感染、創部痛、組織欠損と口腔および咽頭部の形態変化による開口障害、構音障害、嚥下障害、審美障害などがあります。他のがん種においても、術後経口摂取が進まない場合、口腔内の自浄作用低下による口腔衛生状態の不良や摂食時の刺激性唾液分泌低下による口腔乾燥が生じることもあります（図⓫）。

　手術では全身麻酔の際、口腔内細菌が挿管チューブを通じて肺に入りやすくなります。術後も長期にわたり挿管が続くと、人工呼吸器関連肺炎（VAP：

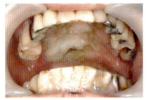
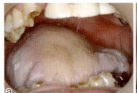
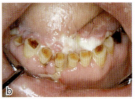

図⓫　術後経口摂取を行っていない口腔内。口蓋に分泌物が多量に付着している

図⓬　舌がん術後の口腔内（皮弁再建）
a：舌がんにて皮弁移植施行後の口腔内
b：下顎前歯部舌側歯肉に皮弁が縫合されているため、清掃が困難となる

ventilator associated pneumonia）を起こす可能性が高くなります。また、口腔内の不衛生は頭頸部がんだけでなく、食道がんにおいても、術後の創部感染や術後肺炎（誤嚥性肺炎）を起こす可能性があります。

頭頸部がん周術期のトラブル

　頭頸部がんのなかでも、口腔がん・中咽頭がんは創部が直接口腔内に存在するため、口腔衛生状態が創部感染に影響します。また、術後の口腔内は腫瘍の切除および再建によって生じる組織の形態・性状の変化、知覚・運動の低下、唾液分泌の低下により、口腔清掃が困難となるため、口腔衛生管理の介入、セルフケアの指導が術前以上に重要となります（図⓬）。

　進行がんの場合、切除部位が広範となるため、術後の組織欠損と機能の回復を目的に、多くは遊離組織移植による再建手術がなされます。また、高頻度に頸部リンパ節転移を伴うため、原発巣切除に加え、頸部郭清術も施行さ

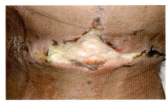

図⓭　舌がんにて皮弁移植施行後の創部感染。口腔内と頸部が交通したことにより、創部感染が認められた

れます。口腔と頸部が交通するため、術創部は長時間にわたり、鼻汁や唾液などにより汚染されます[7]。そのため、術前・術後の口腔衛生状態が不良であれば、創部感染のリスクが高くなります（図⓭）。

　口腔、頸部にわたる広範囲の切除が必要な手術では、術後の腫脹による気道圧迫で呼吸困難が生じるため、気管切開が施行されます。気管切開で挿入されたカニューレで喉頭挙上が妨げられ、食道が圧迫され、通過障害が起こる[8]などの理由から、さらに嚥下が困難となり、誤嚥性肺炎のリスクが高くなります。

表❺ 食道がん周術期における口腔衛生管理の意義
(参考文献11)より引用)

①誤嚥性肺炎の防止により全身予備力を早期に改善できること
②吻合部哆開の防止により経口摂取への早期移行を促進できること
③食行動への意欲を維持、増進できること

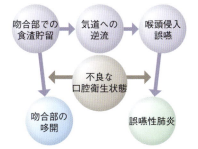

図❹ 食道がん周術期における口腔内の影響。食道がん周術期では不良な口腔衛生状態が、吻合部の哆開や誤嚥性肺炎に影響する
(参考文献11)より引用改変)

食道がん周術期のトラブル

食道がん手術は、頸部、胸部、腹部の3領域に手術操作が及ぶことから侵襲が大きく、術後の感染症、とくに誤嚥性肺炎の頻度が高いとされています。術中、術後の長期にわたる気管挿管や反回神経麻痺による不顕性誤嚥により、口腔内細菌が気道内に侵入することが原因とされており、術前の口腔衛生管理がその予防に重要です[9]。

術後も気管切開や創部瘢痕にて喉頭挙上が困難となったり、頸部創部の瘢痕にて前屈位が困難となったりと嚥下障害が生じる可能性が高く、誤嚥性肺炎のリスクも高くなります。そのため、術後も継続した口腔衛生管理が必要です。

また、術後には食道と再建臓器との吻合部が狭窄することにより、食塊の通過障害が生じる場合があります。吻合部狭窄が認められなくても食道への送り込み機能に低下を認め、術前と同様の咀嚼機能では通過障害を訴えることがあります[10]。そのため、咀嚼機能が低下している場合は歯科治療にて改善することが重要です。

食道がん周術期における口腔衛生管理の意義を表❺、図❹にまとめました。

【参考文献】

1) 菊谷 武:基礎から学ぶ口腔ケア. 学習研究社, 東京, 2007.
2) 田村和夫:悪性腫瘍のとらえかた. 文光堂, 東京, 2005.
3) 大木光義:亜鉛欠乏による味覚障害ラットの味蕾細胞のturnoverについて. 日大医学雑誌, 49, 215-225, 1990.
4) 伊藤雅文, 藤野雅彦:慢性GVHDの病理. 病理と臨床, 26, 25-32, 2008.
5) 窪田秀治:放射線照射ラットの味覚障害と味蕾に関する動態的研究. 歯学, 86, 623-641, 1998.
6) 楠川仁悟:放射線性下顎骨骨壊死の予防と治療. 頭頸部癌, 30, 434-438, 2004.
7) 本多啓吾, 安里 亮, 他:頭頸部進行癌術後創部合併症の予測因子. 頭頸部癌, 38(1), 101-105, 2012.
8) 大西淑美, 野口一馬:入院患者に対するオーラルマネージメント. 財団法人8020推進財団, 東京, 2008.
9) 上嶋伸知, 坂井謙介, 他:食道癌手術患者に対する専門的口腔ケア施行の効果. 日本外科感染症学会雑誌, 6(3), 183-188, 2009.
10) 野原幹司, 舘村 卓:食道がんの「患者さんを治す」口腔ケア①. デンタルハイジーン, 23(6), 540-543, 2004.
11) 舘村 卓:摂食・嚥下障害のキュアとケア. 医歯薬出版, 東京, 2009.

3 がん全身麻酔手術患者の口腔管理・口腔ケア

北海道大学大学院 歯学研究科 口腔診断内科学　秦 浩信

　平成24年度の診療報酬改定により、「周術期口腔機能管理料」が保険収載されました。また、平成26年度からは、日本歯科医師会が厚生労働省から委託を受けるかたちで、「全国共通がん医科歯科連携講習会」が全国各地で開催されています。本講習会を修了した「がん患者歯科医療連携登録医」の名簿は全国で共有され、全国どこにいてもがん患者が安心して口腔ケアを受けられるような体制が整備されつつあります。

　さて、頭頸部の放射線療法や全身化学療法によって、口腔内にさまざまなトラブルが生じることは周知の事実です。本稿では、がんの手術の際に生じる全身と口腔の合併症についての解説と、歯科的な対応による予防法のポイントを紹介します。

全身麻酔による合併症

■ 全身麻酔後の周術期肺炎

　全身麻酔による合併症で特筆すべきものは肺炎です。口腔内が不衛生な状態で経口挿管を行った場合には、口腔内の細菌が気管チューブによって気管内に押し込まれる可能性があります。さらに、全身麻酔や人工呼吸管理中は筋弛緩薬によって咽喉頭の運動機能、嚥下・咳嗽反射が消失します。気管チューブが介在するため、気道が常時開口した状態となり、長時間の手術では気管チューブを伝って口腔・咽頭の多くの細菌を含む分泌物や逆流した胃内容物が気管に侵入しやすい状態となります（図❶）。

　また、術直後で麻酔薬の影響下にある患者が嘔吐（あるいは胃内容物が逆流）すれば、嘔吐物が気管から肺に入ってしまう（誤嚥性肺炎）ことがあります。全身麻酔下では腸管の動きが悪くなることによって胃液が貯留しやすく、嘔吐も生じやすくなるため注意が必要です。誤嚥性肺炎を予防するため、術前は一定時間、禁飲食とします。

　全身麻酔中の誤嚥の発生率は、1万件あたり1.4〜4.7件と決して多くはありませんが、誤嚥性肺炎は麻酔関連死亡の10〜30%を占めると報告されており[1]、予防が重要となります。

■ 手術内容による肺炎リスク

　手術の内容によっては、術中・術直後のみならず、術後もしばらくは誤嚥性肺炎のリスクは継続します。頭頸部がんの手術では術後の咽喉頭浮腫が落

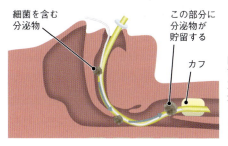

図❶ 口腔内が不衛生な場合、多量の細菌を含む分泌物が気管チューブを伝わり声門上に到達する。カフは気管内への分泌物の侵入に対し堤防の働きをしている。術前に口腔内の清掃状態を改善しておくこと、術中は適切なカフ圧を保つことが大切である

ち着き、嚥下機能が回復してくるまで気管切開を行い、気管カニューレを挿入します。一般的には術後数日間はカフ（気管への垂れ込み防止用の風船）付きの気管切開チューブを使用し、誤嚥リスクが減じてきた時点で、カフなしのスピーチカニューレ、カニューレ抜去というように徐々に移行します。手術内容によっては嚥下訓練に時間を要し、容易にカニューレの抜去ができない場合もあります。

術後の嚥下訓練期間に口腔清掃状態が不良で、栄養状態も低下している場合は、わずかな誤嚥で重篤な肺炎に繋がる可能性があり注意が必要です。

食道がんの手術も非常に侵襲が大きく、反回神経という声帯を動かす神経を損傷する可能性があります。反回神経を損傷すると患側の声帯は固定し、誤嚥性肺炎を起こしやすくなります。Kinugasaらの報告では、食道がん術後の肺炎発症率は32.2%[2]であったのに対し、術前に口腔ケアを十分に行った静岡がんセンターでの肺炎発症率は6.0%であったという報告[3]もあり、頭頸部がんと同様に口腔ケアが非常に重要です。

頭頸部がんや食道がん以外の手術においても術前の口腔ケアは必要です。とくに、高齢者で多くの基礎疾患を抱えた患者や、侵襲の大きな長時間の手術を受けた場合、術後の容態によってはそのまま気管チューブを抜管せずに集中治療室で人工呼吸器を装着し、全身管理を行うことがあります。この場合、人工呼吸器関連肺炎（ventilatorassociated pneumonia：VAP）についてもケアが必要となります。

VAPは、医療施設関連感染症のなかで最も頻度の高い感染症で、「気管挿管または気管切開後48時間以降の人工呼吸管理中に新たに発症した肺炎」と定義されています。その発症時期によって、挿管後96時間以内の早期VAP（early-onset VAP）とそれ以降の晩期VAP（late-onset VAP）に分けられます[4]。

早期VAPは口腔、咽喉頭細菌叢が原因となることが知られており、晩期VAPでは菌交代によるグラム陰性桿菌やMRSAなどが原因になるといわ

れています。早期VAPの予防には、集中治療室入室後の口腔ケアはもちろんのこと、術前にしっかり口腔内の状態を整えておくことが重要です。

以上のように、全身麻酔中あるいは術後の人工呼吸器管理中、そして術後の嚥下機能低下時における誤嚥性肺炎のリスクをいかに減じるかは、われわれ歯科医師の術前のケアにかかってきます。

口腔内の合併症

■歯牙損傷

がんの手術に限らず、すべての全身麻酔中に歯牙損傷が生じる可能性があります。全身麻酔の気管内挿管時に喉頭鏡を用いて喉頭展開を行いますが、その際に上顎前歯は損傷のリスクが高く（図❷）、歯周病で動揺が認められる場合にはとくに注意が必要です（図❸）。

また、喉頭がんの手術等で顕微鏡下喉頭微細手術（ラリンゴマイクロサージェリー）を行う場合、喉頭展開装置をセットする際にも愛護的に行わないと動揺歯を誤って脱臼させる危険性があります（図❹）。

全身麻酔の覚醒時も歯に関するトラブルが生じやすく、気管挿管チューブの噛みしめによる狭窄を防ぐために挿入するバイトブロックも、動揺歯の付近に挿入すると、前歯、小臼歯を損傷するケースもあり注意が必要です（図❺）。

歯牙損傷の頻度は0.1～12%と施設によってかなり差異が見受けられます。麻酔科医は事前に同意書を取得しており、訴訟にまで発展するケースは少ないようですが、患者との信頼関係を損なうきっかけになり得るので、術前に残存歯の状態の評価を行い、後述するような適切な対応が必要となります。

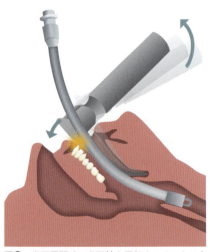

図❷　喉頭展開時に喉頭鏡を回転させることは上顎前歯を損傷する可能性が高くなるため、禁じられている。上顎前歯の動揺が強い場合、慎重な喉頭鏡の操作と、歯牙損傷の予防措置が必要となる

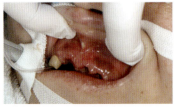

図❸　挿管時に上顎前歯部が完全脱臼した症例

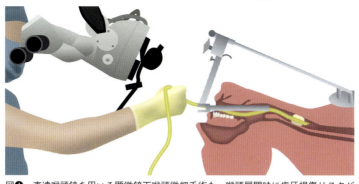

図❹　直達喉頭鏡を用いる顕微鏡下喉頭微細手術も、喉頭展開時に歯牙損傷リスクが高い

全身麻酔患者の口腔管理

■ 口腔衛生状態の改善

　誤嚥性肺炎は口腔内細菌を含む分泌物の誤嚥が原因なので、その菌数を減らすことで予防できる可能性があります。術前の口腔ケアでは、まずはスケーリングおよびPMTCといった機械的清掃でしっかりと口腔衛生状態の改善を図ります。そして、手術当日までよい清掃状態を維持するためにも、患者に術前口腔ケアの意義について理解を得ることが大切です。

■ 動揺歯の評価

　口腔内のクリーニングとともに重要なのが動揺歯の評価です。歯周病の進行度によって、保存の可否を判断しなければなりません。つまり、問題となる歯が数本で隣在歯の動揺が少ない場合には、エナメルボンディングによる固定を行い、全体的に動揺が強い場合には、歯牙保護床を装着します（図❻）。また、残存歯数が少ない場合には、気

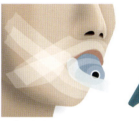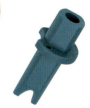

図❺　麻酔覚醒時に興奮状態を示し、バイトブロックを強く噛みしめる場合がある。重度歯周病による動揺歯は損傷する可能性がある

管挿管時に義歯を装着したほうが歯の保護に好都合な場合もあります（その場合は、麻酔担当医に宛てた診療情報提供が必要となります）。

　歯牙の損傷や脱臼のリスクがあまりに高い場合には、術前のケアの一環として抜歯を行う必要がありますが、がんの手術を目前に控え不安を抱えている患者に対し、局所麻酔での抜歯という精神的、肉体的負担を強いることになり、患者の同意が得られにくいこともあります。そうした場合でも、動揺歯を残すことで生じるリスクについて時間をかけて説明し、納得していただき同意を得る必要があります。

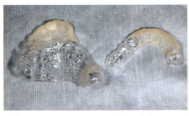
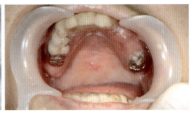

図❻　歯牙損傷のリスクが高い患者には、術前に保護床を準備することでリスクを減らすことができる。術前の口腔管理の一環としての対応が求められる

　上田らは、30,845症例の全身麻酔中、保護床非装着例では歯牙損傷109例（0.37％）、保護床装着例（1,681症例）では歯牙損傷が1例（0.06％）にのみ認められ、発生率が有意に低かったと報告しています[5]。歯牙損傷のリスクを評価し、予防処置を行うことが、術前口腔管理の重要なポイントといえます。

◆

　がん治療を開始する前のわずかな時間に、すべての歯科治療を終えることは不可能なことが多いと思います。われわれは優先順位の高い治療、つまり今後トラブルが生じる可能性が高い歯の治療（抜歯も含め）から開始し、がん治療を行う病院に歯科があれば、積極的に連携して治療を引き継いでもらう、臨機応変な対応が求められます。また、がん患者の場合、生命予後によっても歯科の治療内容が変わってきます。歯科治療で患者に不要なストレス、苦痛を与えずに、なおかつ大切な時間を口腔内の問題で悩むことなく過ごしていただけるような、治療内容をよく考える必要があります。ただし、一人で抱え込まずに医科の主治医（がん治療医）に相談し、病院歯科とも積極的に連携を図りましょう。

　また、がん患者のなかにはがんの治療を目前に控え、大きな不安のなかで、「なぜ、いま歯科にかかる必要があるのか」という疑問、あるいは不信感をもって来院される方もおられます。そのような患者に「口腔内の状態を整えることが、がん治療の大切な第一歩なのだ」ということをしっかり理解してもらうための知識とコミュニケーション能力が、がん患者歯科医療連携医には求められていると思います。

【参考文献】
1) Olsson GL, et al : Aspitation during anaesthesia : a computer aided study of 185,358 anaesthetics. Acta Anaesthesiol Scand 30 : 84-92, 1986.
2) Kinugasa, et al : J Surg Oncol. 2004.
3) 坪佐恭宏 : 病院内において歯科の果たす役割とは-食道外科の立場から-. 歯界展望, 106(4) : 773-777, 2005.
4) Kress, JP, et al : Daily interruption of sedative infusion in critically ill patients undergoing me-chanical ventilation. N Engl J Med. 342 : 1471-1477, 2000.
5) 上田順宏, 他 : 全身麻酔中に生じる歯牙損傷と防止対策についての検討. 麻酔, 59(5) : 597-603, 2010.

4 がん化学療法患者の口腔管理・口腔ケア
①がん化学療法による口腔粘膜炎

岡山大学病院 中央診療施設 医療支援歯科治療部 　曽我賢彦

疾患の概要

　がん化学治療では、副作用として口腔粘膜の広範かつ重篤なびらん（口腔粘膜障害）を引き起こすことが多くあります。重度の口腔粘膜障害は、麻薬性鎮痛薬を必要とするほどの耐え難い疼痛を引き起こします。がん治療における口腔粘膜障害への国際的な臨床ガイドラインの1つに、Multinational Association of Supportive Care in Cancer/Inter-national Society of Oral Oncology（MASCC/ISOO）が作成したものがあります。これによると、大量化学療法や造血幹細胞移植治療を受ける患者の口腔粘膜障害発症率は100％に至り、その他の化学療法でも頻繁に起こる副作用とされています[1]。筆者らの造血幹細胞移植患者を対象とした調査でも、大量化学療法を行う造血幹細胞移植で、適切な口腔内の介入が行えていなかった時期には、移植後7～10日をピークとして約80％の患者が口腔粘膜障害を発症[2]しており、口腔粘膜全面に潰瘍を来すような重篤なケースも経験しています。

　口腔粘膜障害は、骨髄抑制による白血球減少期と時期を同じくして発生し、感染の危険を高めます。骨髄抑制期に何らかの感染を併発した場合には、多種多様の抗菌薬による治療が行われる結果、口腔内においても常在菌叢が消失し、日和見感染に関与する菌への菌交代現象が起こることがあります。口腔内にメチシリン耐性黄色ブドウ球菌（Methicillin-resistant Staphylococcus aureus；MRSA）等の耐性菌が検出されることもあります。筆者らも血液内科とまだ十分な連携がとれておらず、超大量化学療法を伴う造血幹細胞移植前後の口腔内管理について手探りの状態であった時期に、敗血症の原因菌と同一の抗菌薬多剤耐性菌が口腔内に検出された症例を経験したことがあります[3]。

　白血病等の血液悪性疾患では疾患自体が易感染性を呈しますので、口腔粘膜障害が感染リスクを高めることは容易に想像がつく一方、固形腫瘍に対するがん化学療法でも、使用される抗がん剤によっては時に強い骨髄抑制による易感染状態を呈することがあり、口腔粘膜障害対策は疼痛のみならず、感染対策上極めて重要な課題といえます。

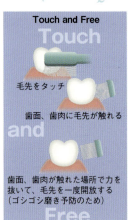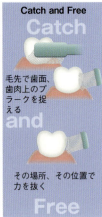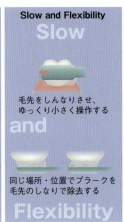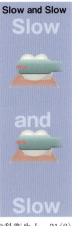

図❶　がん化学療法中の患者に対するプラークコントロールの指導の一例(杉浦裕子：歯科衛生士，31(8)：84, 2007から引用改変)

　口腔粘膜障害の原因は、抗がん剤の直接的な細胞毒性によるもので、その発生については致し方ないものという認識が強いと思われます。しかし、その増悪の過程には、細菌感染やサイトカインの過剰な放出による炎症の増幅機構もかかわっているものと考えられます[4]。また、口腔粘膜の保護において唾液は重要な役割を果たしますが、がん化学療法では唾液腺障害で口腔乾燥を伴うことがあり、粘膜保護機能が低下するものと考えられます。したがって、筆者らはがん化学療法による口腔粘膜障害に対する臨床において、口腔内を清潔に保つこと、そして唾液に替わる口腔粘膜の保護手段を講じることが、まず重視されるべきポイントと考えています。

　筆者らは、骨髄抑制やそれに伴う白血球減少期に口腔粘膜障害を発生する可能性が高いがん化学療法患者に対し、その施行前から口腔内の感染源の量的減少を目的に、徹底した口腔衛生指導を歯科衛生士らと行っています。血液像が良好な時期に、積極的にスケーリング等の歯周基本治療と口腔衛生管理を行います。炎症が消退した歯肉では、ブラッシング時の出血が大幅に減りますので、骨髄抑制期に血小板数が相当下がっても、ある程度のブラッシングは可能となります。

　骨髄抑制期には、傷を作らずにデンタルプラーク・バイオフィルムを除去するような丁寧なブラッシングを指導しています。筆者らのチームの歯科衛生士が指導しているプラークコントロールの方法を例として図❶に示します。要は傷を作らず、かつプラークが除去

できればどのような方法でもよいと考えます。

ある程度全身状態が保たれている間は、可能な限り患者自身が行えるよう、指導を中心に置いています。嘔気の誘発、傷を作らない力の入れ具合等、患者本人の感覚を大切に自身で行ってもらうほうが効果的と考えています。一方、がん化学療法の副作用によってブラッシングが行えないほどの倦怠感等を来す場合は、看護師や歯科衛生士、時には歯科医師による術者磨きや口腔清拭などで対応し、口腔衛生管理を行っています。

口腔粘膜障害対策・粘膜保護

最近では市販の口腔用保湿剤で、がん患者の口腔粘膜障害対策に適した、あるいは特化した製品が多く発売されており、これを積極的に使用しています。また、口唇には白色ワセリンを使用し、乾燥して傷つきやすくなっている粘膜に、歯などによる物理的な刺激で傷を作らせないような対策を積極的に講じています。残念ながら、口腔粘膜障害が発生した患者に対しては、歯科側の局所の対応としてキシロカイン入り含嗽剤を処方し、それにより除痛を図るとともに口腔衛生状態の維持・改善、粘膜保護を継続します。医科側の協力が得られ、麻薬性鎮痛薬で疼痛管理がなされているときには、口腔ケアの際にそれをフラッシュしてもらい、ケアを継続することもあります。

なお、口腔粘膜障害対策として一般の口内炎用の口腔用ステロイド軟膏薬が使用されているケースを時にみますが、mTOR阻害薬：エベロリムス（アフィニトール®）によるものを除き、筆者はこの使用を勧めません。ステロイドは感染を助長させ、口腔カンジダ症の発生リスクを高めます。粘膜を軟膏様のもので保護したいのであれば、ワセリンで十分です（mTOR阻害薬：エベロリムス［アフィニトール®］による口内炎対策では、分子標的薬であるがゆえに古典的な細胞毒性、骨髄抑制を伴う抗がん剤による口腔粘膜障害とは異なり、ステロイド軟膏の使用がむしろ推奨されています）。

がん化学療法を中心とするがん治療で、最も口腔粘膜障害の発生率が高いものは、冒頭に述べたとおり、造血幹細胞移植に伴う超大量化学療法ですが、口腔内の細菌の量的減少と市販の保湿剤やワセリン等による粘膜保護を、筆者らがかかわる移植病棟で一丸となって実施したところ、驚くべき結果を得ています。造血幹細胞移植を受けた患者で潰瘍を伴う口腔粘膜障害を呈した者の割合について、当初76%であったものが半分から1/3にまで減少し[5]、重篤な口腔粘膜障害を発症させずに移植を乗り切ることができたケースが多

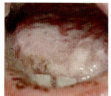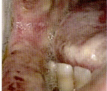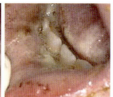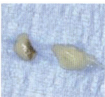

図❷　がん化学療法患者の口腔内の管理について暗中模索だった時期の口腔内の一例

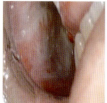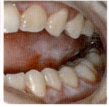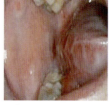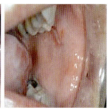

図❸　口腔衛生管理をしっかり始めたが、頬粘膜全面に潰瘍を伴う口腔粘膜障害の形成を許してしまった口腔内の一例

図❹　口腔衛生管理に加え市販の保湿剤、ワセリン等による粘膜保護対策も行った、がん化学療法中患者の口腔内の一例

くなっています。

　筆者らが行った介入当初でまだがん化学療法患者の口腔内の管理について暗中模索だった時期の口腔内の一例（図❷）、口腔衛生管理をしっかり始めたが、頬粘膜全面に潰瘍を伴う口腔粘膜障害の形成を許してしまった口腔内の一例（図❸）、そして、口腔衛生管理に加え粘膜保護対策も徹底的に行った後の患者の口腔内の一例（図❹）を示します。非常にシンプルな対応ですが、口腔衛生状態を良好に保たせること、粘膜保護を積極的に図ることが、がん化学療法患者の口腔管理・口腔ケアとして非常に有効です。

【参考文献】

1）Rubenstein E B, Peterson D E, Schubert M, Keefe D, McGuire D, Epstein J, Elting L S, Fox P C, Cooksley C and Sonis S T: Clinical practice guidelines for the prevention and treatment of cancer therapy-induced oral and gastrointestinal mucositis. Cancer, 100(9 Suppl): 2026-2046, 2004.

2）Takahashi K, Soga Y, Murayama Y, Udagawa M, Nishimoto H, Sugiura Y, Maeda Y, Tanimoto M and Takashiba S: Oral mucositis in patients receiving reduced-intensity regimens for allogeneic hematopoietic cell transplantation: comparison with conventional regimen. Support Care Cancer, 2009.

3）Soga Y, Saito T, Nishimura F, Ishimaru F, Mineshiba J, Mineshiba F, Takaya H, Sato H, Kudo C, Kokeguchi S, Fujii N, Tanimoto M and Takashiba S: Appearance of multidrug-resistant opportunistic bacteria on the gingiva during leukemia treatment. J Periodontol, 79(1): 181-186, 2008.

4）Sonis S T: Mucositis as a biological process: a new hypothesis for the development of chemotherapy-induced stomatotoxicity. Oral Oncol, 34(1): 39-43, 1998.

5）Soga Y, Sugiura Y, Takahashi K, Nishimoto H, Maeda Y, Tanimoto M and Takashiba S: Progress of oral care and reduction of oral mucositis--a pilot study in a hematopoietic stem cell transplantation ward. Support Care Cancer, 19(2): 303-307, 2010.

4 がん化学療法患者の口腔管理・口腔ケア
②口腔粘膜炎以外の口腔有害事象

岡山大学病院 中央診療施設 医療支援歯科治療部　曽我賢彦

歯性感染
—発熱性好中球減少症との関連

　白血球減少期には、発熱性好中球減少症（febrile neutropenia；FN）が高頻度に発生します。日本におけるFNの定義は、好中球数が「500/μL未満」あるいは「1,000/μL未満で500/μL未満になる可能性がある状況下」で、1回の腋窩温で37.5℃以上（口腔内温≧38℃）の発熱が生じ、薬剤熱、腫瘍熱、膠原病、アレルギーなどの発熱の原因が除外できる場合とされています[1]。

　急性白血病をはじめとする造血器疾患や固形がんに対する強力な化学療法、放射線療法、そして造血幹細胞移植に伴うFNは敗血症様の症状を呈しながらも原因菌が不明の場合が70～80%を占め[2,3]、重症化して致死的となることも稀ではありません。

　FN発症時には複数の感染症が疑われ、歯性感染巣単独との関連を考察するに困難なケースが多いのですが、筆者はFNの原因に歯性感染も相当に含まれていると推察しています。中等度～局所的に重度の歯周炎を有する患者において、口腔以外の感染症の発症が白血病治療を通じて否定的であり、複数回行われたがん化学療法の合間の血液像改善時期に歯周病治療を施すことでFNが減少した症例を（p.207：「④がん患者の歯科治療」）で詳細に紹介します[4]。

　提示症例は、骨髄抑制を伴うがん化学療法における慢性（辺縁性）歯周炎の管理の必要性を示唆するものですが、根尖性歯周炎、智歯周囲炎等も当然ながらFNの原因になり得ます。感染対策上しっかり治療あるいは管理がなされるべきです。

　白血病のみならず、骨髄抑制で白血球減少を伴う抗がん剤あるいは放射線治療全般において、歯性感染巣はFNの原因となり得ます。がん化学療法の合間の血液像の回復期に歯性感染巣の除去を目的とした歯科治療を行えるケースは想像以上にあります（p.204：「③がん化学療法中の患者の口腔管理の考え方」参照）。可能な時期に適切な歯性感染巣の除去を行うことはFNの発生予防に役立ち、腫瘍医の治療が歯性感染巣で妨げられることを防ぎ得ます。また、歯性感染巣に対応するための抗菌薬の使用を減らし、耐性菌の発生を

減らすとともに、医療経済的な貢献にも繋がり得ます。

薬剤関連顎骨壊死

悪性腫瘍時の高カルシウム血症、多発性骨髄腫による骨病変および固形がん骨転移による骨病変、乳がんの溶骨性骨転移等の治療において、ビスフォスフォネート(BP)系注射薬剤(アレディア®、オンクラスト®、テイロック®、ビスフォナール®、ゾメタ®)が用いられるケースが多くあります。この治療の副作用である顎骨壊死(旧来Bisphosphonate-related osteonecrosis of the jaw；BRONJと呼ばれていた)について、注意が喚起されています(p.226参照)。

近年、「多発性骨髄腫による骨病変および固形がん骨転移による骨病変」を適応とするデノスマブ(ランマーク®)が開発されました。いわゆる分子標的薬(ヒト型抗Receptor activator of nuclear factor kappa-B ligand [RANKL]モノクローナル抗体)であり、BP系薬剤ではないものの、デノスマブも顎骨壊死の副作用に対して注意が喚起されています。従来のBP製剤が点滴投与であったのに対し、デノスマブは皮下投与であり、投与しやすく、最近投与例が増えています。顎骨壊死のリスク因子として化学療法も挙げられており、上述の製剤を併用するがん化学療法のレジメンでは、施行前の歯性感染巣の除去、口腔衛生管理が重要になります。

また近年、治癒切除不能な進行・再発の結腸・直腸がん等に対してベバシズマブ(アバスチン®)という血管内皮増殖因子(vascular endothelial growth factor；VEGF)阻害薬が多く用いられます。創傷治癒が遷延することから、投与患者の手術においては休薬期間が設けられます。歯科領域においても、抜歯等の外科的処置の施行にあたっては注意が必要と思われます。「ベバシズマブを含む血管新生阻害薬とBP系製剤の併用時に、顎骨壊死の発現が増加する可能性が示唆された」との報告があると、アバスチン®の添付文書に記載されており、このような製剤を併用するがん化学療法のレジメンでは、施行前の歯性感染巣の除去、口腔衛生管理がより一層重要になります。

なお、旧来ビスフォスフォネートとの関連により「BRONJ」と呼ばれていた顎骨壊死の副作用ですが、近年のデノスマブ、ベバシズマブ等も関連する顎骨壊死の副作用発現を背景に、2014年、アメリカ口腔外科学会は薬剤関連顎骨壊死(Medication-Related Osteonecrosis of the Jaw：「MRONJ」)と呼称を変えることをPosition Paperで提唱しています[5]。

これは実態に即した提唱であり、今後、BRONJはMRONJとして議論され

ることが望ましいと考えられます。

味覚障害

がん化学療法を受ける多くの患者が味覚障害を訴えます。3～4週間経つと味覚が戻ることが多いといわれ、抗がん剤による味覚障害の多くは自然に改善することもあって、メカニズムや治療法などは深く研究されていないのが現状と思われます。味覚障害の要因は、抗がん剤の細胞毒性が味蕾の細胞や末梢神経に影響したり、味蕾が味を感知するには水分が必要ですが、抗がん剤の副作用である口腔乾燥により、それが妨げられたりすることで発症しているものと考えられています。栄養状態が悪くなることにより、亜鉛が不足することが影響しているとの見解もあります。残念ながら、これといった対応策は見出しにくいことが多いのですが、上述する以外にも、口腔粘膜障害や嘔気により口腔衛生状態が悪化し、舌の粘膜も不潔になり（カンジダ症を呈しているケースもしばしば経験します）、炎症を来して味覚障害を呈しているのではないか、と推察されるケースもよく経験します。基本的な口腔衛生管理を徹底することが対応策となる（時間の経過によって口腔衛生管理によらずとも味覚が戻っている可能性もありますが）ケースを多く見受けます。

【参考文献】

1) Masaoka T: Management of fever of unknown origin in the neutropenic patient: the Japanese experience. Int J Hematol, 68 Suppl 1(S9-11), 1998.
2) Tamura K, Imajo K, Akiyama N, Suzuki K, Urabe A, Ohyashiki K, Tanimoto M and Masaoka T: Randomized trial of cefepime monotherapy or cefepime in combination with amikacin as empirical therapy for febrile neutropenia. Clin Infect Dis, 39 Suppl 1(S15-24), 2004.
3) Tamura K, Matsuoka H, Tsukada J, Masuda M, Ikeda S, Matsuishi E, Kawano F, Izumi Y, Uike N, Utsunomiya A, Saburi Y, Shibuya T, Imamura Y, Hanada S, Okamura S and Gondoh H: Cefepime or carbapenem treatment for febrile neutropenia as a single agent is as effective as a combination of 4th-generation cephalosporin + aminoglycosides: comparative study. Am J Hematol, 71(4): 248-255, 2002.
4) Soga Y, Yamasuji Y, Kudo C, Matsuura-Yoshimoto K, Yamabe K, Sugiura Y, Maeda Y, Ishimaru F, Tanimoto M, Nishimura F and Takashiba S: Febrile neutropenia and periodontitis: lessons from a case periodontal treatment in the intervals between chemotherapy cycles for leukemia reduced febrile neutropenia. Support Care Cancer, 17(5): 581-587, 2009.
5) Ruggiero S L, Dodson T B, Fantasia J, Goodday R, Aghaloo T, Mehrotra B and O'Ryan F: American Association of Oral and Maxillofacial Surgeons. American Association of Oral and Maxillofacial Surgeons position paper on medication-related osteonecrosis of the jaw-2014 update. J Oral Maxillofac Surg, 72(10): 1938-1956, 2014.

4 がん化学療法患者の口腔管理・口腔ケア
③がん化学療法中の患者の口腔管理の考え方

岡山大学病院 中央診療施設 医療支援歯科治療部　曽我賢彦

歯科治療を行うにあたって

　骨髄抑制を伴うがん化学療法を繰り返し行うがん治療で、腫瘍細胞数と正常白血球数（とりわけ好中球数）の推移は、多くのケースにおいて図❶のようなイメージで捉えることができます。化学療法の期間中に、最下点（ナディア：nadir）という言葉が使われます。造血能が低下し、白血球数や血小板数が最低値となっている状態を指します。おおむね抗がん剤の種類によって予想がつくことが多く、nadirから血液像が回復し、次の化学療法開始まで、あるいは開始後白血球数や血小板数が低下するまでの間が、積極的に歯科治療を行い得る期間となります。観血的処置であれば治癒期間も見越して、好中球数・血小板数が保たれる期間が得られるか検討が必要です。

　筆者らの診療部では、菌血症を伴う観血的処置の目安を、好中球数で>1,000/μL、血小板数で>50,000/μLとしています。しかし、この数値はあくまで感染、止血に関する大雑把な数的目安であり、また血液像が保たれていても、とりわけ臼歯部の治療にあたっては、副作用による嘔気で歯科治療が実際的に不可能なこともあります。当然のことながら、腫瘍医との連携・情

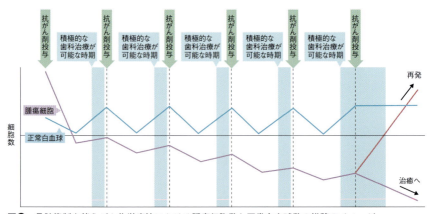

図❶　骨髄抑制を伴うがん化学療法における腫瘍細胞数と正常白血球数の推移のイメージ

報交換のもと歯科治療を行う必要があります。難しく感じられるかもしれませんが、歯科治療のタイミングを同一の患者で同一のがん化学療法のレジメンが繰り返されているケースでは、おおむね血液像の推移や嘔気等の副作用発現の予想はつきやすく、また腫瘍医の判断によっては、腫瘍のコントロールが良好な場合等に、次クールに入るまである程度の猶予を設け、歯科治療が優先される場合もあります。意外に必要な歯科治療・処置を可能な時期に積極的に行えるケースがあります。

歯性感染巣の除去等を目的とした歯科治療が困難な場合

歯性感染巣の除去等を目的とした歯科治療が困難な場合においても、可能な限りX線等による口腔内の評価は行っておくべきです。発熱等感染が疑わしいイベントが発生した場合に、口腔内感染巣の関与を知るための重要な判断材料となることがあります。nadirの時期の感染の急性化にあたっては、白血球数（とりわけ好中球数）が減少しているため、発赤、腫脹、疼痛等の炎症所見に乏しく、排膿も典型的な白色の膿性滲出液を認めないケースがあり、視診上見落としやすい状況にあります。こうした状況において、歯科の専門性をもって感染巣の存在、あるいは感染イベントへの影響の可能性を腫瘍医に情報提供するケースがあり、たとえ歯科治療・処置が困難であっても評価を行っておくことはきわめて重要です。

顎骨壊死のリスクがある薬剤が使用されている場合には、パノラマX線写真を撮影しておくと、その発症の推定に繋がることもあり得ます。

易感染期の口腔管理

前述した評価で口腔内感染巣を把握したうえで、その管理を行います。易感染期の対応は口腔衛生指導がメインとなり、慢性（辺縁性）歯周炎や智歯周囲炎を有しながらも骨髄抑制を伴う化学療法を受けている患者であれば、その急性化の予防の目的とともに、口腔粘膜障害の発症、あるいはそれによる感染対策の一環としても口腔衛生管理を行う必要があります（p.197：「がん化学療法患者の口腔管理・口腔ケア①がん化学療法による口腔粘膜炎」参照）。

歯性感染巣の急性化等、口腔内感染巣による感染が疑われる場合には、歯科の専門の見地から腫瘍医へ早急に情報提供を行うとともに、必要な抗菌薬による治療をただちに開始する必要があります。抗菌薬による治療については、基礎疾患の兼ね合いで腫瘍医に依頼するケースが多くありますが、一方で歯科の専門性をもって感染局所への

対応（洗浄等）を行うことも重要です。

将来を、そして終末期をも見据えた歯科治療

　がん化学療法を受けている患者のなかには、すでに根治的ながん治療が困難であり、抗がん剤により腫瘍のコントロールが図られ、いわば延命的な治療を受けられているケースがあります。また、根治を見込んだがん治療であっても、残念ながら再発を来すこともあります。

　現在、わが国においては2人に1人ががんにかかり、3人に1人はがんで亡くなる状況であり、がんは決して珍しいものではありません。本稿で述べたがん化学療法に伴う副作用のような、さまざまな口腔内の問題を抱えながら生活されている方は多くおられます。しかし、残念ながらこのような患者に対する歯科の対応はまだまだ十分になされているといえない状況です。骨髄抑制期に歯性感染巣の急性化で苦しむ患者を頻繁に経験しますし、とりわけ骨転移したがん患者で、重度の歯周病を有しながらもその歯科治療はなされることなく、ビスフォスフォネート製剤等の投与を受けて顎骨壊死を起こし、終末期を迎えるようなケースを診ますと、非常にやるせなさを感じます。可能な時期に必要な歯科治療が適切に行われる必要があります。

　一方で、歯性感染巣対策で抜歯等を検討する際、実際問題として基礎疾患の状態が思わしくなかったり、ブリッジの支台歯等となっているために抜歯を行うことにより著しく機能を損なってしまう場合もあります。また、もっと現実的なケースとして「つい最近治療したばかりの歯を抜くの？」といった状況に遭遇することもあります。抜歯のみならず、他の処置も含め、こういった患者の歯科治療基準の設定は非常に難しいと思います。

　筆者らの臨床においても、顎骨壊死を例とすれば、天寿をまっとうされるより早く発症する可能性があるのか、抜歯等は必要なのかといった議論がしばしばなされます。筆者は、このような微妙な問題に対応するさじ加減が必要であるからこそ、歯科「医師」の存在意義があるのではないかと考えています。可能な時期に、必要な歯科治療が、患者の将来、そして終末期をも見据えた生活の質、幸せを考えたうえで行われることが望まれます。

4 がん化学療法患者の口腔管理・口腔ケア
④がん患者の歯科治療

岡山大学病院 中央診療施設 医療支援歯科治療部　曽我賢彦

白血病患者の歯科治療

化学療法を中心としたがん治療における歯科治療の例として、白血病患者の歯科治療[1]を示します。

■ 初診時

61歳、男性。急性骨髄性白血病を発症し、近医（内科）の紹介により大学病院血液・腫瘍内科を受診したところ、白血病治療にあたり口腔内の感染管理を目的に、本院歯科を紹介されました。なお、特記すべき既往疾患はありませんでした。

歯科初診日は急性骨髄性白血病に対する初回の化学療法（初回寛解導入療法）施行開始日でした。病棟（Bio-Clean Room；BCR）に往診し、口腔内診査を施行しました。

初診時口腔内所見を図❶に示します。口腔衛生状態は比較的良好でした。歯肉の発赤・腫脹はないものの、白血球数7,600にもかかわらず芽球の増加により好中球数の割合は12.5％であり、正常白血球が少ないため炎症所見に乏しいとも考えられました。

歯周組織検査結果は、全顎的に4～

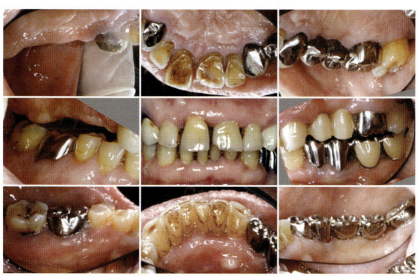

図❶　初診時の口腔内写真

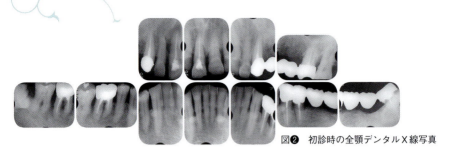

図❷ 初診時の全顎デンタルX線写真

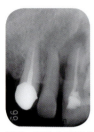

図❸ 初診時1|部デンタルX線写真拡大

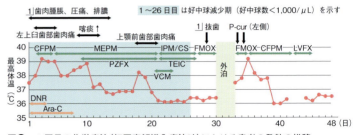

図❹ 1回目の化学療法（初回寛解導入療法時）における患者の発熱の推移

6mmの深さの歯周ポケットが存在し、歯根面に粗造感を触知しました。1|部には10mmを超え、根尖相当部に至ると思われる歯周ポケットが存在しました。

X線所見（図❷）では、全顎的に歯根の1/2～1/3程度の骨吸収が認められ、1|部（図❸）は歯内-歯周病変を呈していました。

治療方針

血液・腫瘍内科主治医と歯科治療方針の検討を行いました。

患者は3回の化学療法を施行予定であり、その経過および検査結果により造血幹細胞移植を検討するとのことでした。

初回の化学療法（寛解導入療法）中に観血的な歯科処置を施行することは不可能であり、寛解導入終了後、各々の化学療法の合間で骨髄抑制による易感染状態から脱し、血液像が良好な時期［（好中球数＞1,000/μL、血小板数＞50,000/μL）］に1|の抜歯、全顎のスケーリング・ルートプレーニングを行うことにしました。

また、観血的な処置が不可能な時期には、歯科衛生士とともに積極的な口腔衛生指導および口腔衛生管理を施行することにしました。

経過

初回寛解導入療法時における患者の発熱の推移を図❹に示します。水色で示した期間は好中球＜1,000/μL以下の易感染期です。

初日に37.5℃程度であった日中最高

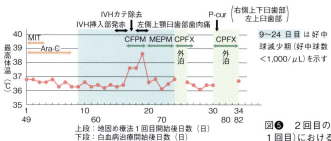

図❺ 2回目の化学療法（地固め療法1回目）における患者の発熱の推移

体温は、3日目以降39℃を超えました。医師のCT等による全身的な検索で感染巣が見つからず、局所の感染所見を呈したのは1部をはじめとする歯肉のみであり、歯周炎からの感染が疑われました。

血液・腫瘍内科医師と緊密な連携をとり、口腔内の情報を逐次伝え、その情報を参考に抗菌薬点滴による治療が行われました。白血病治療開始10日後に喀痰が増え、胸部X線写真の所見から呼吸器系の感染が疑われたものの、その後数日で改善しました。初回寛解導入療法期の発熱の推移は、口腔内の感染を疑う臨床所見と合致しており、内科医師と検討するなかで、初回寛解導入療法後に歯性感染巣の除去が必要との見解に至りました。

初回寛解導入療法後に、1の抜歯を施行しました。これとともに、スケーリング・ルートプレーニングを開始しました。処置後発熱を呈しましたが、このときには白血球数が十分にあり、数日で解熱しました。外泊で何らかの感染を来した可能性がある一方、化学療法期に問題となった歯性感染巣を触ったために発熱を来したのかもしれません。

この後、患者には予定どおり残り2回の化学療法（地固め1～2回目）が施行され、その後造血幹細胞移植が施行されました。化学療法の合間に、歯性感染巣の除去を時間と全身状態が許される範囲で施行しました。その際の発熱の推移を図❺～❼に示します。

歯周ポケット深さは初診時4.1±1.5

【略語説明】

抗生剤
CFPM：cefepime（セフェピム）、MEPM：meropenem（メロペネム）、PZFX：pazufloxacin（パズフロキサシン）、VCM：vancomycin（バンコマイシン）、IPM/CS：imipenem/cilastatin（イミペネム・シラスタチン合剤）、TEIC：teicoplanin（テイコプラニン）、FMOX：flomoxef（フロモキセフ）、LVFX：levofloxacin（レボフロキサシン）、CPFX：ciprofloxacin（シプロフロキサシン）

抗がん剤
DNR：daunorubicin（ダウノルビシン）、Ara-C：cytosine arabinoside（シタラビン）、MIT：mitoxantrone（ミトキサントロン）、Flu：fludarabine（フルダラビン）、Bu：busulfan（ブスルファン）、CyA：cyclosporin（シクロスポリン）、MTX：methotrexate（メトトレキサート）

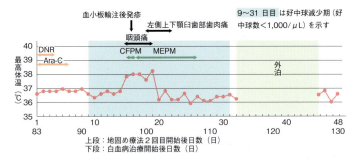

図❻ 3回目の化学療法（地固め療法2回目）における患者の発熱の推移

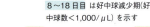

表❶ 歯科治療の進行と好中球減少性発熱発生日数の推移

	好中球数<1,000（日）	うち腋下温>37.5℃（日）	割合（％）
初回寛解導入	25	12	48
地固め1回目	15	3	20
地固め2回目	23	5	25
移植期	10	0	0

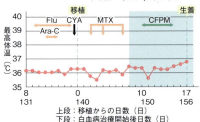

図❼ 造血幹細胞移植前後における患者の発熱の推移

mmであったものが、移植前には3.0±0.6mmに減少しました。歯周病の改善の推移に合わせて、化学療法による易感染期の発熱は**表❶**に示すように減少しました。

なお、造血幹細胞移植期には大量化学療法の副作用で口腔粘膜障害（口腔内の広範なびらん）が頻繁に生じます。筆者らは、口腔衛生管理と保湿を中心としたシンプルな粘膜保護で、この発生率を80％前後から30％前後にも減らし得ることを報告しています[2]（p.201：「がん化学療法患者の口腔管理・口腔ケア②口腔粘膜炎以外の口腔有害事象」参照）。

本症例でも往診による口腔衛生管理、口腔粘膜障害対策を移植期に施行しました。潰瘍を伴う口腔粘膜障害は発生しませんでした。

造血幹細胞移植27日後の生着までに起こった患者の白血病治療上の感染イベントのほとんどは、口腔内との関連が疑われるものであり、感染管理にあたっては口腔内の管理がキーを成し、成功した例といえると思います。

多くの症例で易感染期には肺炎等、他の感染症を合併することが多く、歯性感染巣と発熱との関連をここまでク

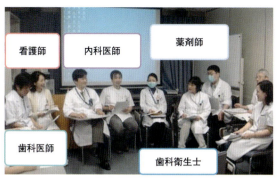

図❽ 血液・腫瘍キャンサーボードの風景。多職種が一堂に会し忌憚のない意見を交わしている

リアに見出せる症例は少ないのです。しかし、がん化学療法の骨髄抑制で易感染期に起こる不明熱・好中球減少性発熱のなかには、口腔内感染巣由来のものも相当に含まれているものと考えられます。

筆者らは、血液・腫瘍内科と連携し、血液悪性疾患患者の治療をサポートするシステムを構築していて、週に1回の多職種連携カンファレンス（図❽）では、歯科の専門性を内科治療に活かすべく、忌憚のない意見を交わせる環境を築いています。このような連携が効果的な口腔内の管理とともに、内科医の感染管理にも役立ち得ると考えます。

がん患者の歯科治療をテーマに、疾患自体の易感染性に加え、がん化学療法に伴う易感染性により口腔内の管理が有効な典型例として白血病患者の管理を示しましたが、固形腫瘍に対するがん化学療法においても骨髄抑制による易感染性を伴うことは多く、さらに外来がん化学療法を受けている患者も多く、易感染期の口腔内のトラブルに悩む患者が多くみられます。

医療連係が国策として推進されるなか、病院歯科のみならずかかりつけ歯科医にも、がん化学療法を受ける患者を対象として、血液像の回復期の効果的な歯科治療や口腔粘膜障害対策等を求められるケースが増えると思われます。

【参考文献】

1) Soga Y, Yamasuji Y, Kudo C, Matsuura-Yoshimoto K, Yamabe K, Sugiura Y, Maeda Y, Ishimaru F, Tanimoto M, Nishimura F and Takashiba S: Febrile neutropenia and periodontitis: lessons from a case periodontal treatment in the intervals between chemotherapy cycles for leukemia reduced febrile neutropenia. Support Care Cancer, 17 (5): 581-587, 2009.
2) Soga Y, Sugiura Y, Takahashi K, Nishimoto H, Maeda Y, Tanimoto M and Takashiba S: Progress of oral care and reduction of oral mucositis-a pilot study in a hematopoietic stem cell transplantation ward. Support Care Cancer, 19(2): 303-307, 2010.

5 頭頸部がん放射線治療患者の口腔管理・口腔ケア
①放射線治療による口腔合併症

新潟大学医歯学総合病院 歯科放射線科　**勝良剛詞**

放射線粘膜炎

放射線粘膜炎（図❶）は、放射線治療中の患者をもっとも苦しめる合併症です。頰粘膜、舌縁、軟口蓋に好発し、疼痛だけでなく口腔・咽頭の機能障害を起こし、低栄養や誤嚥を引き起こします。照射開始7日頃から出現し、線量依存性に増悪し、二次感染等がなければ照射終了後14日ほどですみやかに消失します。頭頸部放射線治療患者のほぼすべてに認められますが、併用化学療法の有無で重篤度が異なり、治療の休止・中断や誤嚥を招く高度なものは、放射線治療のみ、化学放射線治療でそれぞれ35%、45%に認められます。がん治療による粘膜炎発生機序を図❷に示します。

現在、塩酸ベンジダミンの塗布、スルファサラジンの内服、サルコート・アルロイドG合剤やレバミピドの含嗽等の放射線粘膜炎を緩和する試みがさ

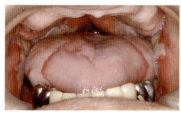

図❶　化学放射線治療60Gy時点の中咽頭がん患者。頰粘膜、軟口蓋、舌縁に限局した放射線粘膜炎が認められる

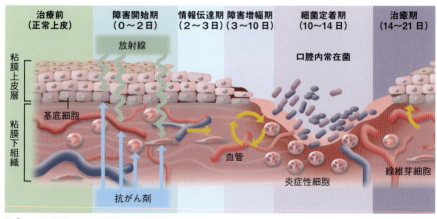

図❷　がん治療による粘膜炎の発生機序

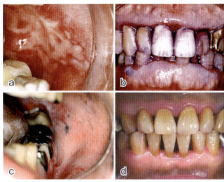

図❸ 放射線粘膜炎のリスク因子

図❹ 化学放射線治療56Gy時点の舌がん患者の粘膜炎と口腔衛生状態。口腔衛生不良な患者（a, b）は口腔衛生良好な患者（c, d）より粘膜炎が重度である

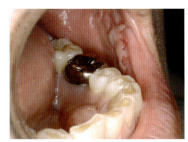

図❺ 放射線治療40Gy時点の耳下腺がん患者の頬粘膜。6全部鋳造冠に接した口角付近の頬粘膜に散乱線によると思われる粘膜炎の限局した増強が認められる

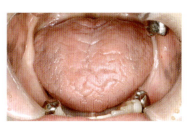

図❻ 5年前に化学放射線療法（70Gy）を受けた上咽頭がん患者。唾液分泌低下から口腔は乾燥し、舌は滑沢化している

れていますが、決定的な緩和法は見つかっていません。

一方、患者因子（図❸）は除去可能なものが多く、口腔内常在菌の粘膜炎部位への関与が最大の増悪因子であることから、口腔管理・口腔ケアが大切になります（図❹）[1]。

口腔独特の増悪因子に金属修復物や矯正装置があります（図❺）。これらが照射野内にある場合、放射線が金属により散乱し金属に接する粘膜線量が増強します。粘膜炎は線量依存性に増悪するため、放射線治療開始前に除去したり、スペーサー（散乱線緩和装置：p.221：図3参照）を作製します。

唾液分泌障害と味覚異常

唾液分泌障害（図❻）と味覚異常も放射線粘膜炎同様、ほぼすべての患者

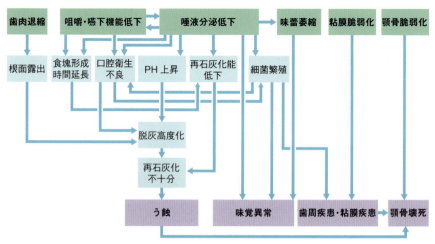

図❼　放射線治療による代表的な晩期口腔合併症の関連図

が訴える合併症です。

　唾液分泌障害は30〜45 Gyが回復の線量限界点であり、根治外部照射患者の大部分は治療後も回復せず[2]、QOLを低下させるばかりでなく、さまざまな口腔合併症を引き起こしたり増悪させたりします（図❼）。患者は照射開始後3日頃から唾液の粘稠感を訴え、14日頃には口腔乾燥感に変わります。対応として、唾液分泌促進剤であるピロカルピン塩酸塩（サラジェン®）を処方します。ピロカルピン塩酸塩で効果が不十分な場合は保湿剤を併用します。また、副作用等でピロカルピン塩酸塩の服用が困難な場合に白虎加人参湯、麦門冬湯等の漢方薬を処方することもあります。近年、IMRTによる耳下腺や顎下腺の線量軽減が試みられ、有効性が示唆されていますが[3]、さまざまな問題があり標準治療になるに至っていません。

　味覚異常はQOLを低下させるだけでなく、栄養状態や治療意欲を低下させるので、しっかり対応しなければなりません。患者は照射開始後7日頃から減退感を訴え、14日頃には消失感に移行し、治療後90〜180日で生活に支障ないレベルまで徐々に回復します。異常の程度は放射線による味蕾の萎縮だけでなく、唾液分泌低下や舌苔の付着にも影響されるので、保湿と舌磨きを含めた口腔衛生指導は必須であり、栄養士のカウンセリングによる食事の変更も重要です。また、亜鉛製剤であるポラプレジンク（プロマック®）の投与により、味覚異常の回復が早まるとの報告があり[5]、早期の保険適応が望まれます。

放射線う蝕、歯周病

　放射線治療後しばらくしてから発生する晩期合併症です（図❽）。放射線により、象牙質の微小硬さの変化、象牙細管の閉塞、歯根膜線維の密度低下と走行の乱れが生じますが、いずれも軽度であり、主に唾液分泌障害による二次的な合併症であると考えられています。また、放射線う蝕や歯周病は放射線顎骨壊死の最大の誘因なので、これらの予防のため、放射線治療後の継続した口腔管理・口腔ケアは必須です。

　放射線う蝕は、歯頸部と咬合面に好発します。これは露出根面と咬耗して露出した象牙質に発生することを示しています。とくに、放射線治療後は1～2mmのアタッチメントロスと歯肉退縮が起きるので、歯頸部う蝕は必発です。放射線う蝕は急速進行性で、全顎的に強い知覚過敏症状を出現させ、すぐに歯髄炎を引き起こします。また、放射線治療後は開口障害によりう蝕治療が困難になることがあるので、フッ素応用を中心とした予防が重要です。しかし、頭頸部放射線治療患者は、唾液分泌低下により再石灰化能が著しく低下しているので、フッ素応用のみでは予防困難です。近年、CPP-ACP複合体を利用した再石灰化を促進させるう蝕予防ペースト（MIペースト®）が開発され、これをフッ素応用に加えると低下した唾液中の再石灰化ミネラルが補われ、フッ素による放射線う蝕の予防

歯科管理・口腔ケアが行われなかった患者	歯科管理・口腔ケアが行われた患者
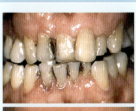 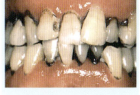	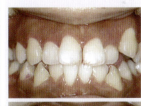 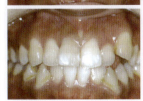
▪ 歯頸部う蝕が多発し歯肉腫脹が認められる	▪ 歯頸部に軽度の脱灰が認められるが、歯肉の状態は良好である

図❽　化学放射線療法（60 Gy）が行われた中咽頭がん患者の放射線治療前と治療1年後の口腔内

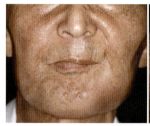
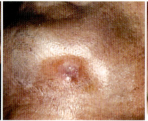
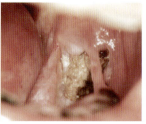

図❾　放射線顎骨壊死。中咽頭がんにて2年前に放射線治療（70 Gy）が行われた。6̄を中心とした放射線骨壊死および周囲炎。骨露出、外歯瘻と病的骨折による下顎偏位を認め、QOLは相当低下している

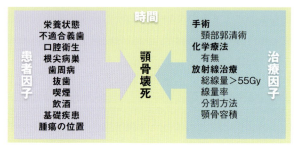

図❿　放射線顎骨壊死のリスク因子

効果を高めることがわかっています[6]。

　歯周病も急速進行性であり、支持歯槽骨や歯根膜の喪失により、歯の脱落を引き起こすことがあります。これは放射線による歯周組織の萎縮と、唾液分泌低下による口腔衛生状態の悪化がおもな原因であり、口腔衛生を良好に保つことにより安定させることが可能です。しかし、放射線による歯周組織の血流障害から歯肉の腫脹や発赤等の炎症所見が乏しいことがあるので、デンタルX線写真やパノラマX線写真での定期的な評価が必要です。

放射線顎骨壊死

　放射線治療後の顎骨壊死の発生率は約7～10％と低いものの疼痛、機能障害、顔貌の変化を引き起こし、QOLを相当低下させます（図❾）。下顎臼歯部に好発し、放射線治療後6ヵ月以内と3年以降に発生することが多く、おもに前者は治療因子と関連し、後者は患者因子と関連します。リスク因子（図❿）として重要なものは、抜歯（図⓫）、歯周炎や根尖病巣等の歯性感染（図⓬）、不適合義歯（図⓭）、総線量です。そのなかでも抜歯後の顎骨壊死の発生率は50％と高く、最大のリスク因子です。これは、放射線により骨細胞の減少、血流減少、低酸素化が顎骨に生じ、顎骨の易感染化と創傷治癒不全が引き起こされるためです。放射

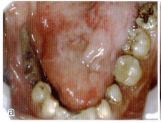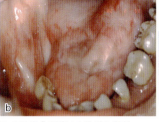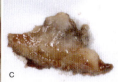

図⓫　化学療法併用組織内照射（Cs-137、75 Gy）を受けた舌がん患者
a：抜歯後、顎骨壊死を発症
b：保存的治療（局所洗浄と分離腐骨の除去）を繰り返し、約6ヵ月後には上皮で覆われ治癒した
c：分離腐骨

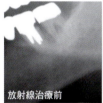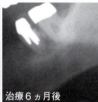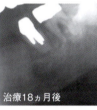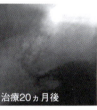

図⓬　放射線治療（70 Gy）が行われた中咽頭がん患者。￤6を中心に骨吸収が起き、最終的に、￤6 7は自然脱落し病的骨折を起こした。典型的な歯性感染による放射線顎骨壊死の経過である

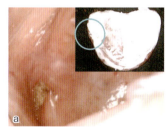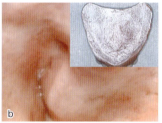

図⓭　重粒子線による放射線治療（56 Gy）を受けた上顎がん患者
a：右上顎結節頰側に顎骨壊死が認められ、義歯の辺縁が強く接触していた
b：義歯調整と局所洗浄を繰り返し、約4週後に腐骨が分離し上皮で覆われた

線治療後、これらの組織学的変化は進行性で回復しません。したがって、頭頸部放射線治療患者は、経時的に顎骨壊死のリスクが上昇すると考えられています。

確立した治療法はありませんが、考えられる誘因を極力除去し、局所洗浄や抗菌薬投与等の保存的治療に努めます。それでも制御困難な場合、高気圧酸素療法を併用し、顎骨離断術等の手術が行われますが、機能障害や顔貌の変化等でQOLは大きく損なわれます。

頭頸部放射線治療患者は、唾液分泌障害を伴い、う蝕や歯周病のリスクが

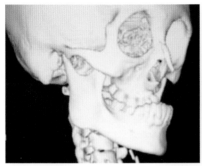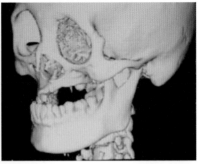

図⓮ 幼児期に放射線治療を受けた上顎骨肉腫患者(治療の詳細は不明)の3D CT画像。顔貌の醜形を主訴に来院。左上顎を中心に顎骨低形成と歯の欠損を認める

高くなります。また、顎骨壊死の最大のリスク因子である抜歯は、進行したう蝕や歯周病に対して行われることが多く、顎骨壊死のリスクは経時的に上昇するので、放射線治療後の継続した口腔管理・口腔ケアは必須です。

成長障害、形成不全

頭頸部放射線治療を受けた年齢が低いほど問題になり、成長に伴い、顎骨や歯の成長障害、形成不全(図⓮)は著明になります。とくに、永久歯の形成と萌出が盛んに行われ、顎骨の成長が著しい12歳以下の患者に影響が大きく現れます。顎骨や歯の成長障害や形成不全は、咬合不全や顔貌の醜形を引き起こし、機能障害だけでなく精神的な苦痛を患者に与えるので、長期間の経過観察と小児科医、精神科医、形成科医、歯科医等のチームによる対応が重要になります。また、形成不全歯は

う蝕のリスクが高いので、放射線治療後の継続した口腔管理・口腔ケアは必須です。

【参考文献】
1) 勝良剛詞、他:舌及び口底癌の術後放射線治療患者に対する口腔衛生管理―急性放射線粘膜炎に対する有効性―. 日放腫会誌, 12:229, 2000.
2) Möller P, et al:A prospective study of salivary gland function in patients undergoing radiotherapy for squamous cell carcinoma of the oropharynx. Oral Surg Oral Med Oral Pathol Oral Radiol Endod, 97:173, 2004.
3) Little M, et al:Reducing Xerostomia After Chemo-IMRT for Head-and-Neck Cancer: Beyond Sparing the Parotid Glands. Int J Radiat Oncol Biol Phys, 83:1007, 2012.
4) Pow EH, et al:Oral health condition in southern Chinese after radiotherapy for nasopharyngeal carcinoma:extent and nature of the problem. Oral Dis, 9:196, 2003.
5) Ripamonti C, et al:A randomized, controlled clinical trial to evaluate the effects of zinc sulfate on cancer patients with taste alterations caused by head and neck irradiation. Cancer, 82:1938, 1998.
6) 勝良剛詞、他:放射線口腔乾燥症におけるMIペーストの根面う蝕抑制効果―6ヵ月間の使用経験―. 新潟歯学会雑誌, 40:53, 2010.

5 頭頸部がん放射線治療患者の口腔管理・口腔ケア
②放射線治療患者への口腔管理と歯科治療

新潟大学医歯学総合病院 歯科放射線科　勝良剛詞

口腔管理を行うにあたって

　頭頸部放射線治療患者に対する口腔管理・口腔ケアの目的は、計画された放射線治療が滞りなく完遂されることと、QOLを著しく低下させる顎骨壊死のような晩期合併症を極力起こさないことです。これらの合併症のリスク因子や増悪因子の大部分は歯や口腔に関連するので、定期的な予防処置、すなわち口腔管理・口腔ケアが大切になります。また、照射野内の歯に対して行えない歯科処置があるので、口腔管理・口腔ケアを行うにあたり照射野の確認は必須です。また、3つのステージを考える必要があります。それらは、①治療前、②治療中、③治療後であり、目的はそれぞれ、①急性および晩期口腔合併症の緩和・予防のための土台作り、②急性口腔合併症の緩和・予防、③晩期口腔合併症の緩和・予防およびQOLの向上です。もっとも重要なステージは①であり、これがしっかりと行われていないと、②、③のステージが円滑に行えなくなり、治療中、治療後のQOLが大きく低下します。

　筆者が行っている口腔管理・口腔ケアのプロトコールを図❶に示します。

	治療前 (治療開始2週間以上前から開始)	治療中 (口腔セルフケアが基本)	治療後 (治療中の口腔セルフケアを継続)
目的	急性および晩期口腔合併症の緩和と予防のための土台作り	急性口腔合併症の緩和と予防、休止や中断の予防	晩期口腔合併症の緩和と予防、QOLの向上
内容	・患者教育 ・歯磨きを含めた口腔セルフケア指導 ・含嗽指導 ・粘膜炎リスク因子の除去 　①スケーリングと歯面研磨 　②歯の鋭縁の除去と研磨 　③不適合義歯の調整 　④矯正装置の除去 ・顎骨壊死のリスク歯や予後不良歯の抜歯(照射野内は必ず) 　①非外科的歯内療法が適応にならない残根 　②外科的歯内療法が適応 　③歯槽骨吸収度：≧70% 　　または 　　プロービングポケットデプス： 　　≧7mm[1] ・要治療歯の応急処置 ・スペーサー(散乱線緩和装置)の作成	・1日3～4回の口腔セルフケア ・週1～2回の診察および専門的口腔ケア ＊セルフケア困難時には1回/日の病棟看護師による口腔ケア 口腔ケアの内容 　①バス法による歯磨き 　②スポンジブラシによる粘膜清掃 　③処方された含嗽剤による頻繁な含嗽(2～3時間おき) 　④義歯洗浄	・最終歯科処置 ・1回/1～3ヵ月の歯科メインテナンス 歯科メインテナンスの内容 　①スケーリングと歯面研磨(毎回) 　②フッ素塗布(毎回) 　③歯周組織検査(1回/6ヵ月) 　④X線検査(1回/年) 　⑤場合によっては保湿指導と歯磨き指導および毎日のフッ素洗口

図❶　頭頸部放射線治療患者の口腔管理・口腔ケアの基本スケジュールと基本内容(参考文献[2])より引用改変)

近年の著しいがん患者の増加と、がん治療技術の発展によるがん生存率の向上により、がん生存者が増加の一途をたどっていることを考えると、ステージ①と③は、がん治療が行われる病院の歯科医師・歯科衛生士だけでなく、地域開業の歯科医院等の地域歯科医療機関が、それらの病院と連携して行われることが望ましく、とくに治療後の口腔管理・口腔ケアにおいて、地域歯科医療機関が重要な役割を担うことになると予想されます。

治療前の歯科治療

急性および晩期口腔合併症の緩和・予防のための土台作りの時期です。患者教育と口腔コンディショニング（口腔合併症のリスク因子を除去し、口腔を良好な状態に整えること）を行います。

▌患者教育

放射線治療による口腔合併症とそれらが起きる時期、合併症による弊害（治療への影響、患者への影響）、合併症対策の具体的な方法（口腔セルフケア、専門的口腔ケア）について説明します。口腔合併症の緩和・予防はセルフケアに依存する割合が大きく、成功のカギは患者教育ですので、時間を十分にとり、わかりやすい説明を心がけ、同時に信頼関係を築くようにします。

▌口腔コンディショニング

粘膜炎のリスク因子（p.213：図3参照）の除去、顎骨壊死のリスク因子となる歯や予後不良歯の抜歯、その他の口腔内感染源の除去を行います（図❷）。とくに、照射野内の歯の抜歯は照射後禁忌となるので必ず行います。また、抜歯創が上皮化する前に放射線治療が行われると、幼弱な肉芽組織が脱落し顎骨壊死を引き起こす可能性があるので、抜歯創がある程度上皮化するまでの期間を考慮し、少なくとも放射線治療開始2週前までに抜歯を終わらせることが推奨されており[3]、口腔管理・口腔ケアは放射線治療3〜4週前に開始するのが理想です。

放射線粘膜炎の口腔特有のリスク因子として、金属修復物や矯正装置があ

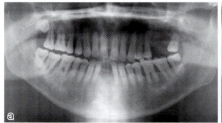 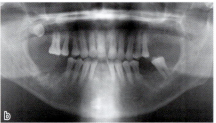

図❷ 化学放射線治療予定の中咽頭がん患者の初診時（a）と、口腔コンディショニング後（b）のパノラマX線写真。治療前の口腔管理・口腔ケアの基本内容にのっとり、顎骨壊死のリスク因子となる歯や予後不良歯の抜歯等が行われる

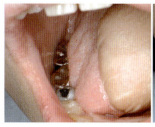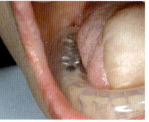

図❸ 金属修復物からの散乱線による粘膜線量増強を軽減するためのスペーサー。金属と粘膜との距離を物理的に離すことで粘膜線量の増強を軽減することを目的とする。筆者は、これに10mLのシリンジを咬ませ開口保持と舌の下方圧排をすることにより、不要な口腔粘膜を照射野から極力外すようにしている

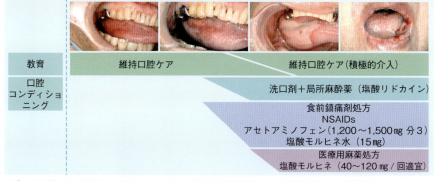

図❹ 粘膜炎の口腔管理・口腔ケアレジメン(第3回頭頸部がん支持療法研究会　静岡県立がんセンター歯科・口腔外科　大田洋二郎先生の資料を改変)

ります。とくに、矯正装置は粘膜外傷の原因となるので、必ず除去しなければなりません。可撤性義歯は放射線照射時に外し、それ以外の時間は使用可能です。鋳造冠等の金属修復物の除去は、放射線治療までの時間が限られる、治療中のQOLが低下する、問題のない金属修復物を除去し治療後再製作することは医療経済上問題があるので、除去を行わずにスペーサー(散乱線緩和装置: 図❸)を利用している施設もあります。これは、放射線照射時にのみ使用するもので、作製が容易で金属修復物を除去することによる諸問題が解決されるので、利用することをお勧めします。散乱線の影響は金属から3〜5mmの範囲なので、金属修復物周囲のスペーサー厚は3〜5mmにする必要があります。

治療中の口腔管理・口腔ケア

急性口腔合併症の緩和・予防の時期です。おもに放射線粘膜炎のコントロールを行います。放射線粘膜炎の確立した治療法はなく、維持口腔ケア(治療中の口腔を良好な状態に維持すること)を主軸に、粘膜炎症状の悪化に合わせた洗口剤の変更や鎮痛剤を併用する粘膜炎管理を行います(図❹)。

■ 維持口腔ケア

患者自身によるセルフケアと歯科医師、歯科衛生士による専門的ケアがあ

表❶　筆者の指導しているセルフケアの内容

起床時	うがい（アズノール）
	2時間間隔のうがいと保湿
朝食時	朝食直前、うがい（口を湿らせるのが目的、なんでもよい） 朝食後、歯磨きとスポンジブラシによる粘膜清掃（歯磨剤は使用せずアズノールで）と保湿
	2時間間隔のうがい（アズノール）と保湿
昼食時	昼食直前、うがい（口を湿らせるのが目的、なんでもよい） 昼食後、歯磨きとスポンジブラシによる粘膜清掃（歯磨剤は使用せずアズノールで）と保湿
	2時間間隔のうがい（アズノール）と保湿
夕食時	夕食直前、うがい（口を湿らせるのが目的、なんでもよい） 夕食後、歯磨きとスポンジブラシによる粘膜清掃（歯磨剤は使用せずアズノールで）と保湿
	2時間間隔のうがいと保湿
就寝直前	うがい（アズノール）と保湿

＊体調がすぐれないときの歯磨きは就寝前に行い、その他の時間帯は粘膜清掃、保湿のみで可

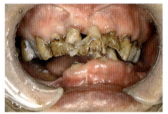
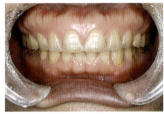

図❺　化学放射線治療（66 Gy）を受けた中咽頭がん患者の口腔内。継続した口腔管理・口腔ケアによりQOLは確実に上がり、顎骨壊死のリスクは確実に下がる

・口腔管理・口腔ケアされなかった患者（治療後10年）
・口腔管理・口腔ケアされた患者（治療後20年）

ります。セルフケアは、①歯面清掃、②粘膜清掃、③洗口、④保湿であり、専門的ケアは、①診察、②バス法とデンタルフロスによるPTC、③粘膜清掃、④保湿です。成功のカギは患者教育であり、筆者のセルフケアの指導内容を表❶に示します。維持口腔ケアが理想的に行われると、通常の放射線治療であれば、p.213の図❹c、dのような結果となります。

治療後の口腔管理・口腔ケア

晩期口腔合併症の緩和・予防およびQOLの向上の時期です。治療前に応急処置を行った歯の治療、抜歯部の最終補綴治療と放射線う蝕、歯周病、顎骨壊死の予防のための口腔管理・口腔ケア（以下、歯科メインテナンス）を行います。放射線顎骨壊死のおもな誘因は辺縁性または根尖性歯周炎であり、継続した歯科メインテナンスで放射線う蝕や歯周病の進行を緩やかにすることができるので、放射線治療後の歯科メインテナンスは非常に重要になります。歯科メインテンスが理想的に行われると図❺右のような結果になります。

■ 歯科メインテナンス

歯科メインテナンスには、フッ素塗

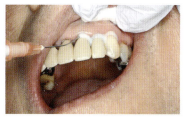

図❻ 頭頸部がん患者は歯冠修復物が多く、放射線う蝕は歯頸部や咬合面に好発するので、筆者はシリンジで歯周ポケットにフッ化物を流し込むようにフッ素塗布をしている。これにより歯冠修復物の辺縁う蝕や根面う蝕が減少した

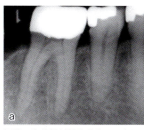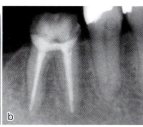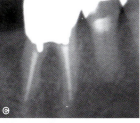

図❼ 術後放射線治療（60 Gy）を受けた右耳下腺がん患者。6は60 Gy照射されている
a：放射線治療後3年、6遠心マージンからの二次う蝕により歯髄炎を発症。近心根尖には根尖病巣が認められる
b：根管治療後1ヵ月、臨床症状なく近心根の根尖病巣が消失したので根管充塡を行った
c：根管充塡後10年、とくに問題なく経過している

布等のフッ化物応用が必須です。多くの頭頸部がん患者は壮年層であることから、歯冠修復物が多く、放射線う蝕の好発部位は歯頸部や咬合面であることから、塗布法にも工夫が必要です（図❻）。

う蝕治療

充塡物や合着セメントは、二次う蝕の予防を目的にグラスアイオノマー系のものを使用します。それ以外の特別な配慮は不要です。

歯内療法

照射野内の歯内療法（図❼）の成功率は90％以上であり、歯内療法による顎骨壊死発症の報告はありません[4]。しかし、歯内療法による顎骨感染を避けるため、リーマーや感染歯質等が根尖を超えないように注意します。また、根管貼薬剤のホルマリン・クレゾールは、根尖孔から過剰漏洩すると顎骨壊死を引き起こす心配があるので、漏洩させないように注意して使用するか、水酸化カルシウム製剤を使用します。

歯周治療

照射野内の歯周外科手術は、骨膜外傷を引き起こし顎骨壊死を生じさせる可能性があるので、歯周基本治療にとどめるべきです。筆者は、歯肉縁下のスケーリングとルートプレーニングに手用スケーラーは使用せず、超音波スケーラーで行っています。また、歯周ポケットの洗浄には、治療後の歯周病緩和に効果的であるとされるグルコン

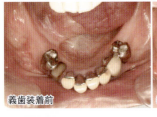
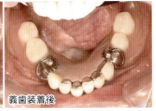

義歯装着前　　義歯装着後

図❽　術後放射線治療（60 Gy）を受けた左舌がん患者。頸部リンパ浮腫による口腔粘膜の腫脹に対応しやすいようにレジンアップを採用。レジンを厚くすることで手術で狭くなった舌可動域を補うことも可能である

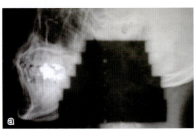
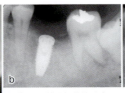
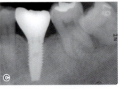

図❾　化学放射線治療（70 Gy）を受けた下咽頭がん患者。治療後2年に6̄が歯牙破折し、照射野外であったことから抜歯を行いインプラントによる補綴治療を行った
a：照射野を示すライナックグラフィー。7̄8̄ 遠心根尖部は70 Gy照射されているが、6̄は照射野外である
b：インプラント体埋入直後
c：インプラント体埋入後3年6ヵ月。臨床上もX線写真上も異常所見なく経過

酸クロルヘキシジンを用いています。

■ 補綴治療

鋳造冠や橋義歯は清掃性のよい形態を心がけ、二次う蝕の予防を目的にグラスアイオノマー系セメントで合着します。それ以外の特別な配慮は不要です。

可撤性義歯の過剰な粘膜負担が顎骨壊死を誘発することがあるので、こまめに調整する必要があります。また、放射線治療数ヵ月後に口腔粘膜の腫脹を伴う頸部リンパ浮腫を起こすことがあり、筆者はリンガルバーを使用せず、調整や修理が容易なレジンアップを多用しています（図❽）。

インプラント治療は、照射野外であれば制約なく行えます（図❾）。しかし、照射野内のインプラント治療は、オッセオインテグレーションの獲得が困難であることや、顎骨壊死誘発のリスクがあることが推測されることから、一般に推奨されていません。

■ 抜歯

放射線治療は局所治療なので、照射野外の抜歯は制約なく行えます。照射野内の抜歯による顎骨壊死誘発のリスクは、上顎よりも下顎が高いです。これは上顎が下顎よりも血流豊富であることが理由とされています。65 Gy以上照射された下顎の照射野内の抜歯は、骨壊死誘発のリスクが非常に高くなり[5]、原則禁忌です。顎骨線量が55 Gyから65 Gyの場合は中等度のリスクで、55 Gy未満の場合は抜歯による顎骨壊死誘発のリスクはあまり高くありませ

表❷　顎骨壊死治療のための高気圧酸素療法のプロトコール例（Marxのプロトコール）

	必要な処置	高気圧酸素療法プロトコール
Stage I	局所洗浄や壊死塊除去が不要	100％酸素濃度、2.4気圧、90分 局所洗浄や壊死塊除去をしながら30回 進行するようなら10回追加
Stage II	手術による広範な腐骨除去が必要	100％酸素濃度、2.4気圧、90分 術前30回　術後10回
Stage III	離断術と再建術が必要	100％酸素濃度、2.4気圧、90分 術前30回　術後10回

ん。いずれにせよ、照射野内の抜歯は顎骨壊死誘発のリスクがゼロではないので、安易な抜歯はお勧めしません。また、放射線治療後6ヵ月以降、脈管の閉塞、骨代謝の低下が経時的に進行するので、放射線治療から経過しているほど、抜歯による顎骨壊死のリスクは高くなります。抗菌薬の投与は通常の抜歯と同様で構いません。もし、抜歯が必要になった場合、抜歯による顎骨壊死のリスクを十分に説明し、抜歯創は歯槽骨の鋭縁をトリミングして極力閉鎖創にします。また、高気圧酸素療法（酸素濃度100％、2.4気圧、90分、抜歯前20回、抜歯後10回[6]）を併用すると、抜歯後の顎骨壊死の発生率が低下するので、連携医の施設等で高気圧酸素療法が利用できる場合は併用することをお勧めします。

■ 顎骨壊死

不幸にも顎骨壊死が起きた場合、考えられる誘因を極力除去し、局所洗浄や抗菌薬投与の保存的治療に努めます。それでも制御困難な場合、高気圧酸素療法を併用して顎骨離断術等の手術（**表❷**）を行いますが、QOLは大きく損なわれます。

顎骨壊死の重要なリスク因子は辺縁性または根尖性歯周炎、照射野内の抜歯ですので、放射線治療前の口腔コンディショニングと治療後の継続した歯科メインテナンスが重要です。

【参考文献】

1) K Katsura, et al：Relationship between oral health status and the development of osteoradionecrosis of the mandible—A retrospective longitudinal study—. Oral Surg Oral Med Oral Pathol Oral Radiol Endod, 105：731, 2008.
2) 勝良剛詞, 他：頭頸部放射線治療後の歯科的健康状態維持における歯科管理の効果. 頭頸部癌, 35：262, 2009.
3) Sonis ST, et al：Oral complications of cancer therapies. Pretreatment oral assessment. NCI Monogr 1990；9：29.
4) Jeffrey PL, et al：An evaluation of root canal treatment in patients who have received irradiation to the mandible and maxilla. Oral Surg Oral Med Oral Pathol Oral Radiol Endod 1998；86：224.
5) Nabil S, et al：Incidence and prevention of osteoradionecrosis after dental extraction in irradiated patients：a systematic review. Int J Oral Maxillofac Surg. 2011；40：229.
6) Marx RE, et al：Prevention of osteoradionecrosis：a randomized prospective clinical trial of hyperbaric oxygen versus penicillin. J Am Dent Assoc 1985；111：49.

6 薬剤関連顎骨壊死（MRONJ）

四国がんセンター 歯科　石川　徹

BRONJからMRONJへ

2003年に、初めてビスフォスフォネート製剤を投与されている患者に顎骨壊死が発生することが報告され、その後、わが国でも顎骨壊死の発生が多く報告されています。近年では、ビスフォスフォネート製剤だけではなく、その他の骨吸収阻害薬や血管新生阻害薬に関連した顎骨壊死の症例も増加していることから、米国の「Association of Oral and Maxillofacial Surgeons」では、ビスフォスフォネート製剤関連顎骨壊死から薬剤関連顎骨壊死（Medicated-Related Osteonecrosis of the Jaw：MRONJ）という呼び名に変更することを提唱しています。

本稿では、日本骨代謝学会、日本骨粗鬆症学会、日本口腔外科学会、日本歯科放射線学会および日本歯周病学会の5学会から共同で発表されたビスフォスフォネート製剤関連顎骨壊死に対するポジションペーパー（2012年に改訂追補）、および米国の「Association of Oral and Maxillofacial Surgeons」から発表されたMedicated-Related Osteonecrosis of the Jawのポジションペーパー（2014年改訂）をもとに、顎骨壊死の診断、治療および口腔ケア時の注意点について述べます。

顎骨壊死を引き起こす可能性のある薬剤

■ 骨吸収阻害薬

注射用ビスフォスフォネート（以下、BP）製剤は、悪性腫瘍に伴う高カルシウム血症および多発性骨髄腫、固型がんの溶骨性骨転移の治療に用いられます。経口BP製剤は、骨粗鬆症および骨密度の低下に対する治療薬として使用されます。がん治療におけるBP製剤の投与は注射用が大半ですが、長期間のホルモン療法が行われている患者では骨密度が低下するため、経口BP製剤の内服が行われている場合もありますので、注意が必要です。

完全ヒト型RANKL抗体であるデノスマブはビスフォスフォネート製剤と作用機序が異なり、破骨細胞の機能を障害することで骨吸収を抑制します。デノスマブは、多発性骨髄腫および固形がんの骨転移による骨病変に対して、4週間ごとに皮下注射を行います。また、デノスマブは骨粗鬆症の治療薬と

して、6ヵ月に一度皮下注射するものも発売されています。デノスマブはビスフォスフォネート製剤と異なり骨に結合することがないため、投与の休止によって骨のリモデリングに対する影響が6ヵ月で減弱することが報告されています。

■ 血管新生阻害薬

血管新生阻害薬は、血管新生にかかわるさまざまなシグナル分子に結合することによって、血管の新生を阻害します。わが国ではスニチニブ（スーテント®）、ソラフェニブ（ネクサバール®）、ベバシズマブ（アバスチン®）等が腎細胞がん、肝細胞がんおよび肺がん等の治療に用いられていますが、これらの薬剤によっても顎骨壊死が発生することが報告されています。

顎骨壊死の診断

■ 顎骨壊死の臨床所見

顎骨壊死の典型的な症状は、下顎骨または上顎骨の骨露出です。その他の症状としては、顎骨の疼痛や骨露出部からの排膿が挙げられますが、骨露出以外の症状が現れない場合もあります。下顎オトガイ部の知覚異常（Vincent症状）は、顎骨壊死の前兆症状と考えられ注意が必要です。初期症状としては歯肉や粘膜の腫脹、膿瘍または瘻孔形成および排膿、歯の動揺などが挙げられますが、このような症状は歯周病などの一般的な歯科疾患においても観察されることがあります。顎骨壊死の初期症状の場合には、標準的な歯科治療に反応せず、治癒傾向が認められないことが特徴です。

顎骨壊死は、抜歯などの侵襲的歯科治療や義歯不適合による歯肉潰瘍などにより、粘膜欠損、骨露出が生じて発生することが多いとされています。しかしながら、口蓋隆起、下顎隆起などの部位では歯肉や粘膜が菲薄なため、これらの誘因がなくとも骨露出がみられる場合があります。

■ 顎骨壊死の診断基準

次の3項目を満たした場合に、顎骨壊死と診断します。

①現在あるいは過去に、骨吸収阻害薬あるいは血管新生阻害薬による治療歴がある。
②顎骨への放射線照射歴がない。
③口腔・顎・顔面領域に骨露出や骨壊死が8週間以上持続している。

骨露出がみられない場合でも、8週間以上口腔内あるいは皮膚の瘻孔から骨を触知する場合や、抜歯窩の閉鎖不全、排膿、疼痛などが持続する場合には顎骨壊死ステージ0と診断するとされています。

診断にあたっては、治癒傾向がみられない骨露出を認めた場合は顎骨壊死を疑い、迅速に適切な評価および歯科治療を行います。さらに、8週間経過

しても治癒することがなく、上記の診断基準をすべて満たす場合に顎骨壊死と診断する2段階のアプローチが推奨されています。

■ 顎骨壊死と鑑別すべき疾患

顎骨壊死と鑑別すべき疾患としては、以下のものが挙げられます。

- がんの顎骨転移
- 顎骨骨髄炎
- 骨壊死を伴う帯状疱疹
- 良性病変による腐骨形成
- HIV関連壊死性潰瘍性歯周炎
- 原発性顎骨腫瘍
- 外傷性の歯肉あるいは粘膜の潰瘍

その他に副鼻腔炎、ドライソケット、歯周炎、根尖病巣、顎関節症なども鑑別が必要な疾患です。

がん治療で注射用BP製剤の投与を受けている患者の大半は骨転移がある患者です。したがって、がんの顎骨への転移を否定することが大変に重要です。画像所見などにより鑑別が困難な場合には、診断を確定するために病理検査を行います。検体の採取にあたっては、骨への侵襲を最小限とするように配慮する必要があります。

顎骨骨髄炎は顎骨壊死との鑑別診断が極めて困難です。また、義歯性潰瘍などの外傷性の歯肉、粘膜潰瘍は頻繁に遭遇する病態ですが、単純な外傷性潰瘍では、その原因を除去することによりすみやかに治癒傾向が認められます。しかしながら、適切な処置によっても治癒しない場合には、顎骨壊死を念頭に置いて治療を行うことが必要です。

■ 顎骨壊死の発生頻度

骨転移に対する注射用BP製剤とデノスマブの有効性を比較検討する国際大規模第3相試験の統合結果では、3年間の顎骨壊死の累積発生頻度はBP製剤1.3%、デノスマブ1.8%であり、デノスマブで顎骨壊死の発生が若干多い傾向にありますが、有意差はなかったことが報告されています。一方、経口BP製剤の顎骨壊死発生頻度は極めて低い（0.01～0.02%）とされています。

■ 顎骨壊死の発生原因

顎骨壊死の発生原因については骨のリモデリングの変化、骨吸収の抑制、微小骨折、先天的あるいは後天的な免疫機能障害、ビタミンD欠乏、軟組織に対する薬剤の毒性および炎症と細菌感染、その他に血管新生の抑制、血管閉塞、血流低下、上皮細胞の増殖、輸送の阻害等さまざまな説が報告されていますが、未だ解明されていない点が多いのが現状です。

顎骨壊死の治療

■ 顎骨壊死のステージング

顎骨壊死が発生した場合には、その病期を表❶に示すようにステージングし、それに基づいた治療法を行うこと

表❶ MRONJ病期のステージングに基づいた具体的な治療法(参考文献[1]より引用改変)

ステージング			治療法
ステージ0	骨露出/骨壊死は認めない。オトガイ部の知覚異常(Vincent症状)、口腔内瘻孔、深い歯周ポケットを認める。単純X線写真で軽度の骨溶解を認める	骨露出はみられないが、歯肉に瘻孔の形成を認める	・抗菌性洗口剤の使用 ・瘻孔や歯周ポケットに対する洗浄 ・局所的な抗菌薬の塗布・注入
ステージ1	骨露出/骨壊死を認めるが、無症状。単純X線写真で骨溶解を認める	骨露出を認めるが、無症状	・抗菌性洗口剤の使用 ・瘻孔や歯周ポケットに対する洗浄 ・局所的な抗菌薬の塗布・注入
ステージ2	骨露出/骨壊死を認める。痛み、膿排出などの炎症症状を伴う。単純X線写真で骨溶解を認める	排膿などの炎症症状を伴う骨露出を認める	・病巣の細菌培養検査、抗菌薬感受性テスト ・抗菌性洗口剤と抗菌薬の使用 ・難治例には、併用抗菌薬療法、長期抗菌薬療法、連続静注抗菌薬療法
ステージ3	ステージ2に加えて、皮膚瘻孔や遊離腐骨を認める。単純X線写真で進展性骨溶解を認める	 口腔内に炎症症状を伴う骨露出があり、顔面皮膚に瘻孔の形成を認める	・新たに正常骨を露出させない最小限の壊死骨掻爬 ・骨露出/壊死骨内の歯の抜歯 ・栄養補助剤や点滴による栄養維持 ・壊死骨が広範囲に及ぶ場合は、辺縁切除や区域切除を行う

が推奨されています。

■ 顎骨壊死の治療

現在までに顎骨壊死の治療について確立された方法はなく、経験に基づいた治療がなされているのが現状です。近年では顎骨壊死に対して外科的切除を行い、良好な結果を得た症例も報告されていますが、治療の原則は保存的なアプローチとされています。治療は顎骨壊死の進行を抑えるための抗菌薬投与、疼痛や知覚異常の緩和や感染制御、口腔内清掃の徹底と局所の洗浄ならびに含嗽に集約されますが、治癒は極めて困難です。具体的な治療は顎骨壊死の病期のステージに基づいて行われます（表❶）。

■ 顎骨壊死に対する抗菌薬

顎骨壊死の治療に使用される抗菌薬としては、広域抗菌薬であるβラクタム薬を第一選択とします。ペニシリン系薬剤にアレルギーの既往がある患者には、クリンダマイシン、ニューキノロン薬の投与が推奨されています。近年では、顎骨壊死に対してアモキシシリン、アモキシシリン・クラブラン酸、クリンダマイシン、レボフロキサシンなどを長期的に投与して良好な結果を得たとの報告も散見されています。

■顎骨壊死発生時の休薬

　がん患者における注射用BP製剤の投与は骨転移による疼痛の緩和ならびに病的骨折の予防に効果があり、その有益性は極めて高いとされています。そのため、がん患者ではがん治療を優先してBP製剤の投与は継続します。一方、経口BP製剤投与患者では、BP製剤の処方医と相談したうえでBP製剤の投与の休止、あるいはBP製剤以外の薬剤への変更を行います。

BP製剤、デノスマブ、血管新生阻害薬投与患者に対する口腔ケアの注意点

■薬剤投与開始前

　薬剤投与開始後の抜歯、歯科インプラント埋入、根尖外科手術、歯周外科等の侵襲的歯科治療は顎骨壊死発生のリスクを高めると考えられています。そのため、薬剤の投与前に綿密な口腔内診査を行い、保存不可能な歯の抜歯など侵襲的歯科治療はすべて終わらせておくことが重要です。このような侵襲的歯科治療を行う場合には、薬剤投与開始時までに創部が再生粘膜上皮によって完全に覆われる必要があるため、少なくとも薬剤投与開始の2～3週間前までに治療を終わらせておきます。また、口腔衛生不良や歯周病も顎骨壊死のリスクファクターですので、歯石除去など歯周病に対する治療も必要です。ブラッシング指導などを徹底し、患者の口腔衛生に対する意識を向上させることも重要です。義歯を使用している場合には、粘膜に義歯性潰瘍がないかを観察し、義歯調整を行います。

■薬剤投与開始後

　薬剤投与開始後は、定期的に口腔内診査ならびに歯石除去等の専門的口腔内清掃を行います。薬剤投与中は抜歯などの侵襲的歯科治療は避ける必要があります。しかしながら、歯科予防処置、歯周疾患治療、保存修復処置、補綴治療、根管治療などの一般的な歯科治療は機能的で健全な歯を維持するために必要ですので、これらの治療は薬剤投与中でも必要に応じて行います。なお、一般的歯科治療に際して、薬剤の投与中止、または特別な予防処置の必要はないとされています。口腔内の定期的な診査および清掃は、年に2～4回程度行うことが望ましいとされていますが、その際には骨露出の有無も確認します。顎骨壊死が認められた場合には、早急に処方医に連絡をすることが重要です。

■侵襲的歯科治療と休薬

　BP製剤投与中の侵襲的歯科治療は可能な限り避けることが望ましいとされていますが、実際には侵襲的歯科治療が避けられない場合もあります。注射用BP製剤投与中の患者に侵襲的歯科治療を行う場合には、原則的にBP

製剤の投与は継続します。経口BP製剤では、投与期間やリスクファクターにより休薬が望ましい場合があります。このような場合には、主疾患の状況、侵襲的歯科治療の必要性を踏まえたうえで、BP製剤の処方医と対応を検討する必要があります（図❶）。

BP製剤を休薬し、侵襲的歯科治療を行った場合のBP製剤投与の再開は、抜歯等の顎骨に侵襲が及んだ歯科治療の場合には、治療部位の骨のリモデリングが完了する2ヵ月目が投与再開の目安となります。しかしながら、早期にBP製剤の投与再開が望まれる場合には、抜歯窩がほぼ上皮で閉鎖され、感染の疑いがなければ2週間目での投与再開が可能であるとされています。

また、骨への侵襲がなく、軟組織のみに侵襲が及んだ場合には、創傷が治癒する2週間目がBP製剤投与再開の目安となります。

顎骨壊死の予後と治療のゴール

骨転移に対する注射用BP製剤とデノスマブの有効性を比較検討する国際大規模第3相試験の統合結果では、顎骨壊死が発生した患者の約36％で顎骨壊死の消失（骨露出の消失）が認められ、消失までの期間は平均8.2ヵ月であったことが報告されています。近年では、外科的治療によって顎骨壊死が

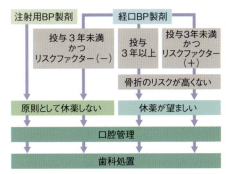

図❶　BP製剤投与中の患者におけるBP製剤休薬についての原則（参考文献[1]）より引用改変）

治癒した症例が多く報告されていますが、顎骨壊死に対する治療のゴールは以下に集約されます。

①顎骨壊死の進行を最小限にとどめる。
②疼痛や知覚異常の緩和、感染をコントロールし、患者のQOLを保護する。
③患者教育および経過観察を頻繁に行い、口腔内管理を徹底することにより再発を防止する。

【参考文献】
1）ビスフォスフォネート関連顎骨壊死検討委員会：ビスフォスフォネート関連顎骨壊死に対するポジションペーパー（改訂追補2012年版）．2012．
2）J Oral Maxillofac Surg. 2014 Oct: 72(10):1938-56.American Association of Oral and Maxillofacial Surgeons Position Paper on Medication-Related Osteonecrosis of the Jaw-2014 Update
3）米田俊之：骨粗鬆症の新しい診断基準と関連ガイドライン・ビスホスホネート関連顎骨壊死に対するポジションペーパー（2010年版と改訂追補2012年版）．The Bone, 28(1): 87-92, 2014．
4）Ann Oncol. 2012 May;23(5):1341-7. Saad F, Brown JE, Van Poznak C,et al.:Incidence, risk factors, and outcomes of osteonecrosis of the jaw:integrated analysis from three blinded active-controlled phase trials in cancer patients with bone metastases.
5）厚生労働省：重篤副作用疾患別対応マニュアル ビスホスホネート系薬剤による顎骨壊死. 2009.

7 緩和医療・終末期における口腔ケア

国立長寿医療研究センター 歯科口腔外科 **大野友久**

がんの治療時に口腔内合併症が出現することは広く知られてきており、その対応も多くの病院で実践されてきています。一方、がんが進行して治癒が見込めなくなった段階、すなわち緩和医療を必要とする終末期がん患者においても、口腔内合併症が出現します。しかし、こちらについては広く知られているとはまだ言い難い状況です。

おもに終末期がん患者が入所するホスピスと呼ばれる施設における実態調査では、入所患者の口腔に問題が高率に認められた、と報告されています[1]。また海外における報告でも、終末期がん患者に対して、口腔ケアの重要性が指摘されています[2]。

終末期がん患者においては、貧血、低栄養、がん性悪液質などさまざまな原因による全身状態の悪化と、オピオイド、ステロイドの投与や輸液量の制限などの治療の影響で、口腔乾燥、口内炎、義歯の不適合、口腔カンジダ症などの症状が出現することがあります。

つまり、病気と、それに対する治療、その両者が口腔に影響を与えるのです。

終末期がん患者における口腔の特徴と病態

■口腔乾燥

唾液分泌量が低下し、口腔粘膜が著明に乾燥します。終末期がん患者において、高率に認められる症状です。とくに死期に近づくにつれ、その症状は顕著となります。自覚的には口渇感があるため、多くの患者にとって不快な症状となります。原因としては、経口摂取量の低下、脱水、薬剤の副作用、呼吸状態の不良など、さまざまな要因が挙げられます。

■口内炎

口腔乾燥や易感染状態、また低栄養となるため、最も一般的なアフタ性口内炎だけでなく、ヘルペスなどのウイルス性口内炎も生じることがあります。また、終末期がん患者においては消化管閉塞の改善や食欲の改善、呼吸困難感の改善などを目的として、ステロイドが使用されていることが多く、易感染状態となり口腔カンジダ症も出現しやすくなります。さらに死期に近づくにつれ、ADL（Activities of Daily Living）やPS（Performance Status）が徐々に

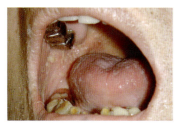

図❶　偽膜性口腔カンジダ症。口腔粘膜への白苔形成が認められる

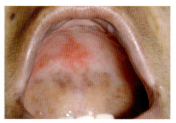

図❷　紅斑性口腔カンジダ症。口腔粘膜に発赤が認められる

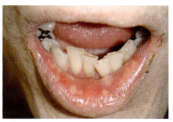

図❸　カンジダ性口内炎。カンジダが粘膜内部に入り込み口内炎となっている。疼痛が強い

低下するので、自力での口腔ケアが困難となります。したがって、口腔清掃状態不良による二次感染を防ぐためにも、介助による口腔ケアが必要となります。また、義歯不適合による義歯性潰瘍の発生も多く認められ、その他の口内炎との鑑別が必要です。

■ 口腔カンジダ症（図❶～❸）

　口腔内常在の真菌、カンジダによる真菌症です。終末期がん患者においては、全身状態の悪化やステロイドの使用、口腔乾燥等が口腔カンジダ症のリスクとなります。多くは粘膜への白苔付着が認められる偽膜性口腔カンジダ症ですが、口腔粘膜の発赤・萎縮、口角炎を生じる紅斑性・萎縮性カンジダ症、カンジダによる口内炎を発症する場合もあります。患者の訴えとしては、口の中がザラザラする、ピリピリする、味覚の変化、また疼痛に関してはあったりなかったりとさまざまです。

■ 義歯不適合

　全身状態の悪化に伴って進行する羸痩（るい）は口腔内にも影響し、顎堤の吸収が進行することがあります。そのため、義歯不適合や不安定になるケースが多く認められます。

■ 摂食・嚥下障害

　終末期がん患者は、全身状態の悪化や意識レベルの低下、さらに口腔乾燥や義歯の不適合、う蝕・歯周炎の進行など、口腔内の問題も加わって、摂食嚥下障害となる場合があります。

終末期医療における口腔ケアの実際

　終末期がん患者においては、当然ですが全身状態の回復はほとんど期待できません。また、疼痛を和らげる等、

全身にとって必要な治療が多く、たとえそれが口腔に悪影響を及ぼしていたとしても中止することは困難です。したがって、個々の症状に対しての対応、すなわち対症療法が対応法のメインとなります。

■口腔乾燥への対応

終末期がん患者の場合、脱水による口腔乾燥が疑われても、輸液は実施しにくいのが実情です。輸液は他部位の体液貯留症状（たとえば胸水、腹水、痰の貯留等）を悪化させることや、輸液による口腔乾燥改善が実証されていないこともあり、基本的に脱水の補正はしません。したがって、水分を摂取し直接口腔粘膜や咽頭を湿潤させる、口腔用保湿剤を用いる等の対応や、口腔ケアの実施がガイドラインでも推奨されています[3]。現在では、さまざまなメーカーから多くの口腔用保湿剤（図❹）が市販されています。

■口内炎への対応

アフタ性口内炎であれば、ステロイド外用剤を使用することもありますが、保湿や経過観察で対応することもあります。疼痛が強くて、広範囲に出現している、水疱症状を伴う、出血を伴う等、ウイルス性口内炎が疑われるときは、抗ウイルス薬の投与が必要です。点滴投与の考慮が必要ですが、軟膏塗布が可能であれば、アラセナ-A軟膏の使用もよいでしょう。

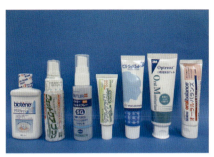

図❹　口腔用保湿剤

■口腔カンジダ症への対応

対応としては、口腔内の保湿・保清と抗真菌薬の使用です。口腔清掃状態が悪いとカンジダが増殖しやすいため、十分な口腔ケアや口腔清掃指導がなされるべきです。

また、義歯は材質的にカンジダが繁殖しやすいといわれており、義歯の保清と清掃指導も重要です。口腔カンジダ症に適応のある抗真菌薬は、アムホテリシンB、ミコナゾール、イトラコナゾールが挙げられます。イトラコナゾール製剤であるイトリゾール内用液は、味はよくありませんが、1日1回の服用であり、患者の服薬アドヒアランス（患者が治療の必要性を感じて薬をしっかり使うこと）がよく、体内吸収もよいです。

しかし、終末期がん患者の場合は意識や摂食・嚥下機能も低下していることが多いので、ミコナゾール製剤であるフロリードゲルを使用することも多いです。本来は内服薬ですが、性状が

ゲルのため口腔内塗布して使用することも可能です。もし咽頭に流れ込んだとしても誤嚥しにくいという利点もあります。

■ 義歯不適合への対応

余命が限られたなかでの対応になるため、義歯を新調することは稀で、義歯調整や修理、床裏装で対応することが多くなります。また、余命が2〜3ヵ月以内との予測であれば、余命と材料の劣化期間を考慮して、軟らかさがあり粘膜負担が少ない粘膜調整材（ティッシュコンディショナー等）を使用することも多いです。口腔カンジダ症のところでも述べましたが、義歯の管理が悪いと、口腔カンジダ症としての義歯性口内炎を生じるリスクがあるので、義歯清掃等、しっかりとした管理が必要です。

■ 抜歯

小さなう蝕や軽度の動揺があっても、苦痛がなければ処置はせず、口腔清掃を主とした口腔ケアのみで対応します。残根状態の歯についても、症状がなければ基本的に処置はしないことが多いです。しかし、歯の動揺が著明で誤飲・誤嚥のリスクがある場合や、その歯が原因となって疼痛などの不快症状を引き起こしている場合は、終末期がん患者であっても抜歯を検討します。

また、骨転移や高カルシウム血症に対し、ビスフォスフォネート製剤を使用していて顎骨壊死のリスクがあったとしても、余命が数ヵ月〜数週間程度であれば抜歯することもあります。

■ 摂食・嚥下障害

終末期がん患者においても、もちろん食事は大きな楽しみのひとつです。可能な限り最期まで口から食べるという人間の尊厳を守る意味でも、適切な摂食嚥下リハビリテーション（食物形態の工夫や摂食時の体位などの摂食条件設定）や歯科治療、口腔ケアが必要です。

◆

この領域は、従来歯科医療従事者が関与する機会が少なく、見過ごされてきた領域です。最期まで経口摂取を希望される患者は多く、口腔ケアも含めた歯科医療のニーズは実は高いのです。緩和医療に携わる医師、看護師など医科側の口腔への理解と、歯科医師、歯科衛生士など歯科医療従事者の緩和医療への積極的参加が望まれます。

【参考文献】

1) 岩崎静乃, 大野友久, 森田達也:終末がん患者の口腔合併症の前向き観察研究. 緩和ケア22: 369-373, 2012.
2) Sweeney MP, Bagg J: The mouth and palliative care. Am J Hosp Palliat Care, 17: 118-124, 2000.
3) 池垣淳一:4 輸液は口渇を改善するか?, 厚生労働省科学研究班「第3次癌総合戦略研究事業QOL向上のための各種患者支援プログラムの開発研究」班, 終末期癌患者に対する輸液治療のガイドライン第1版, 23-25, 日本緩和医療学会, 2007.

8 口腔がんと口腔に転移した腫瘍

札幌病院 歯科口腔外科 　上田倫弘

口腔とは

　口腔は空洞器官で、第一番目の消化器です。舌（前方2/3）、口底、頬粘膜、下顎歯肉、上顎歯肉、硬口蓋、軟口蓋から成り立ち、顔面形態の裏打ちを形成し、咀嚼、嚥下、構音の機能をもちます。以上のことから、口腔の形態は機能と審美性に直結しています。

口腔がんの疫学

　口腔がんは口腔領域に発生する悪性腫瘍の総称です。扁平上皮がんをはじめ、小唾液腺がん、肉腫、悪性リンパ腫、転移性がんがありますが、発生頻度は扁平上皮がんが最も高く、90％以上です。日本における口腔がん罹患者は、1975年では2,100人、2005年では6,900人と報告され、2015年には7,800人まで増加すると予想されています。男女比は3：2と男性に多く、原因は明らかではありませんが、人口の高齢化にも伴い、近年、口腔がんは増加傾向にあります[1]。部位別では、舌がんが最も発生頻度が高くなっています。口腔がん患者の約70％は、歯科医院が初診といわれています。

口腔がん発がんの原因

　前述のように、第一番目である消化器として、飲酒、喫煙、食物などの化学刺激[2]、う歯や義歯のような補綴物による機械的刺激、また、一部ではパピローマウイルスによる生物学的な因子[3]も原因とされています。いずれにしても、上記の発がん因子に特殊な環境、危険因子が複数かかわることによって発生するものと考えられています。

口腔がんの特徴

　口腔領域では一部の顎骨中心性がんを除いて、直接目で見て、触知できるのが特徴です。胃がんや肺がんなどの多臓器のがんと比べて、特殊な器械を用いて診断する必要がないのが大きな特徴です。進行の速度が早いことも特徴の一つです。初診時に進行がんとして受診する症例が多いのは、これが原因の一つであると考えられます。また、口腔の解剖学的複雑性から、隣接組織や骨、筋肉といった深部の臓器に浸潤しやすいことも特徴でしょう。

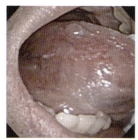 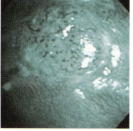

図❶　早期舌がんにおけるNBI(Narrow Band Imaging)

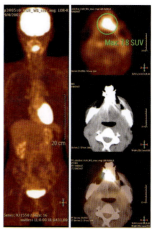
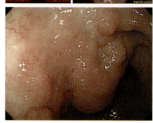

図❷　舌扁平上皮がん入院時検査におけるFDG-PET像と上部内視鏡検査。舌がんに加え胃がんの重複を認める。いずれもFDGの集積を認める

口腔がんの診断

1）口腔がんは、無痛性の潰瘍や腫瘤として確認されます。視診による診断では、粘膜の色調の変化（白板や紅斑）、潰瘍の性状（顆粒状、肉芽様、カリフラワー状等）をよく見極めることが必要です。近年では、NBIを用いた診断のように、特定の2波長を当てることにより、粘膜下の血管異型を診断し、超早期のがんが発見されるようになっています（図❶）[4]。

　最終診断として、生検による病理組織学的診断を行いますが、生検組織に不備があると診断が不確実になるため注意を要します。擦過細胞診による診断も用いられることが多いですが、最終診断には病理組織像が必要です。

2）口腔がんの診断がついた場合、がんの進展範囲、リンパ節転移、遠隔臓器転移、重複がんの精査のため初検査が行われます。局所の進展は、単純X線写真、造影CT、MRIを用いて行います。現在では、MRI拡散強調画像の進歩に伴い、正確な診断が可能になっています。頸部リンパ節転移の確認は、造影CT、MRI、FDG-PET（図❷）、超音波診断（elastgrphy[5]を含む）を総合的に加味して転移の有無を検討します。遠隔転移、重複がんの診断にはFDG-PET検査が必要不可欠となっています。しかし、早期がんの診断には適していませんので、重複がんが起こりやすいUpper aerodigestive tract領域である咽頭、食道、胃は内視鏡検査

表❶ 口腔癌取扱規約によるTNM分類、病期分類

T：原発腫瘍	TX：原発腫瘍の評価が不可能
	T0：原発腫瘍を認めない
	Tis：上皮内がん
	T1：最大径が2cm以下の腫瘍
	T2：最大径が2cmを超えるが4cm以下の腫瘍
	T3：最大径が4cmを超える腫瘍
	T4a：骨髄質、舌深層の筋肉(外舌筋)、上顎洞、顔面の皮膚に浸潤した腫瘍
	T4b：咀嚼筋間隙、翼状突起または頭蓋底に浸潤した腫瘍、または内頸動脈を全周性に取り囲む腫瘍
	＊下顎歯肉がんについては、T4aは下顎管分類を採用する
N：所属リンパ節	NX：所属リンパ節転移の評価が不可能
	N0：所属リンパ節転移なし
	N1：同側の単発性リンパ節転移で最大径が3cm以下
	N2a：同側の単発性リンパ節転移で最大径が3cmを超えるが6cm以下
	N2b：同側の多発性リンパ節転移で最大径が6cm以下
	N2c：両側あるいは対側のリンパ節転移で最大径が6cm以下
	N3：最大径が6cmを超えるリンパ節転移
M：遠隔転移	MX：遠隔転移の評価が不可能
	M0：遠隔転移なし
	M1：遠隔転移あり

	N0	N1	N2	N3	M1
Tis	0				
T1	I	III	IVA	IVB	IVC
T2	II	III	IVA	IVB	IVC
T3	III	III	IVA	IVB	IVC
T4a	IVA	IVA	IVA	IVB	IVC
T4b	IVB	IVB	IVB	IVB	IVC

が必須です。

3）上記の診断を行ったうえで、日本口腔腫瘍学会編「口腔癌取扱規約」に基づきTNM分類を行い、病期を決定します（**表❶**）。

口腔がんの治療

病期の決定、全身状態の評価、重複がんの検索を行った後に、治療方針が決定されます。標準的には、日本では口腔癌診療ガイドラインに記載されている口腔癌診療アルゴリズム（**図❸**）に従って治療が行われます。欧米では、NCCNガイドライン[6]が参考にされます。口腔がんは、切除可能例に対しては手術療法が中心になります。進行

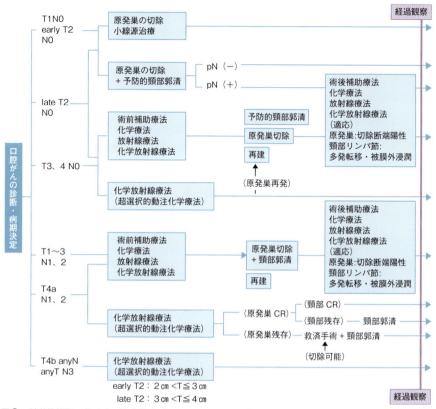

図❸　科学的根拠に基づく口腔癌診療ガイドライン2013年度版。口腔癌診療アルゴリズム

口腔がんでは、口腔の解剖学的複雑性や切除後の欠損による機能、形態の変化が大きく、切除不能の判定基準が曖昧であり、QOLを考慮した治療法にも重点がおかれています。そのため、亜部位の多様性も考慮すると、病期に沿った画一的な標準治療を確立することは比較的困難ながんかもしれません。

■ 外科的療法

1．原発巣切除

　原発巣の切除方法は、病巣の大きさ、浸潤状態、深達度、隣接した浸潤臓器によって決定されます。舌がんでは部分切除、半側切除、亜全摘、全摘に、下顎歯肉がんでは辺縁切除、区域切除に、上顎歯肉がんでは部分切除、全摘、拡大切除に分類されます。

　切除量に伴い、嚥下、構音機能の低下が認められます。機能、形態の低下を最小限に留めるのが再建手術です。

2．頸部郭清

　口腔の所属リンパ節は頸部リンパ節

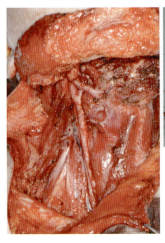
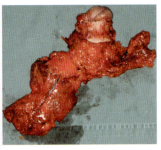

図❹ 舌扁平上皮がんに対するpull through operation。左は切除後。右は一塊として摘出された舌と郭清組織

です。口腔癌取扱規約では頸部のリンパ節はIA、IB、ⅡA、ⅡB、Ⅲ、Ⅳ、VA、VBに分類されており、原発巣、リンパ節の転移の状態によって郭清範囲を決定します。さらに転移の状態によって、副神経、内頸静脈、胸鎖乳突筋、顎二腹筋の温存、切除を決定します。明らかなリンパ節転移に対する頸部郭清を治療的頸部郭清、リンパ節転移のない症例に対して行うのが、予防的頸部郭清といわれます。予防的頸部郭清については、現在論議されているところです。余計な頸部郭清を防ぐ意味合いでセンチネルリンパ節生検を行う施設もあります[7]。原発巣の進行症例では、pull through operationによりリンパ流を考え、頸部郭清組織とともに一塊に摘出します（図❹）。切除に含める組織によって、さまざまな機能障害が生じます。副神経切断の場合は上肢の挙上障害、内頸静脈切断では顔面浮腫、胸鎖乳突筋切断では頸部絞扼感がみられます。

3．再建手術

　原発巣の切除量が多く、一期的な閉鎖や植皮、人工物の貼付では対応できない場合、再建手術を行います。再建には有茎皮弁、遊離皮弁を用います。有茎皮弁では煩雑な微小血管吻合を必要としませんが、再建できる組織量、皮弁の配置に制限があり、現在では、患者の全身的条件が満たされれば、遊離皮弁を使用することがほとんどです。しかし、遊離皮弁による手術は比較的長時間になる場合も多く、注意が必要です。皮弁は欠損部位と組織量を考慮して選択されます。軟組織のみの皮弁としては、前腕皮弁、腹直筋皮弁、広背筋皮弁、全外側大腿皮弁が用いられます。適正な組織量による再建により、良好な顔面形態、摂食、嚥下機能が回復されます。下顎骨切除後の再建には、

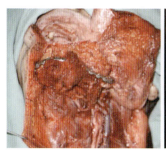
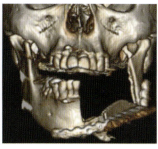

図❺ 下顎骨区域切除後の遊離肩甲骨複合皮弁による再建術。骨接合は再建プレートを用いる

遊離腓骨皮弁、遊離肩甲骨皮弁、遊離腸骨皮弁などが使用されます（図❺）。

予後不良が予想される症例や吻合血管がない場合、全身状態不良な症例等には、チタンメッシュトレーおよび腸骨海綿骨の使用による再建を考慮しますが、硬性再建そのものを断念する場合もあります。

皮弁を用いた再建術での問題点は、皮弁には触覚がないこと、分泌腺をもたないことが挙げられます。そのため自浄性が低下し、口腔清掃には十分な注意が必要です。

放射線治療

口腔がんに対する局所治療として放射線治療があります。扁平上皮がんの放射線感受性は高いといわれていますが、放射線治療のみで根治することは困難で、化学療法との併用療法や手術前後の補助療法として行われます。舌がんに対する根治的療法として放射線組織内照射がありますが、施設が限られること、小線源の製造の問題で施行される機会が減少しています。

しかし、再発がんや切除不能な局所進行症例に対する根治治療としての放射線治療が開発されてきました。現在では、腫瘍周囲の正常組織への照射線量を抑えることで合併症の程度を軽減し、腫瘍への線量を増加させる高精度放射線治療であるIMRT（強度変調治療）[8]が行われるようになってきています。また、難治性がんに対しては線源を変えた粒子線による治療効果が報告され[9]、最近ではホウ素を用いたBNCT（ホウ素中性子捕捉療法）による治療が開発されています。

化学療法

口腔がんに対して化学療法のみでの根治の可能性は低く、一般的には再発がんや切除不能な再発がんに対して、CDDPを併用した放射線療法が行われています。また、この療法は切除断端陽性症例やリンパ節被膜外浸潤例に対する術後療法として標準治療とされています[10]。局所進行がんに対して、化学療法の効果をさらに高めるために、腫瘍栄養血管へ超選択的に化学療法剤

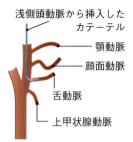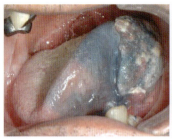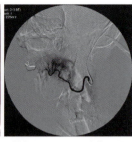

図❻　舌がんに対する放射線併用超選択的動注化学療法。左はカテーテル挿入のシェーマ。中央はインジゴカルミンによる腫瘍染色。右は血管造影。舌動脈が描出される

を動注し、放射線療法と併用することにより、機能温存や生存成績に良好な結果が得られていることも報告されています（図❻）[11]。切除可能ながんであっても遠隔転移のハイリスク例や、すでに遠隔転移を来している症例に対しては、TPF療法による導入化学療法が行われています[12]。術後療法として、切除断端陽性症例やリンパ節被膜外浸潤例に対するCDDPを併用した放射線療法が標準治療とされています。2012年からは抗EGFRキメラ抗体であるセツキシマブもわが国で承認され、その治療効果が紹介されています[13]。現在は、多数のレジメンが報告されていますが、わが国でのエビデンスレベルの高い臨床試験の結果が待たれるところです。

■ 支持療法

前述の手術療法、放射線療法、化学療法、いずれの治療においても大事なのは治療中の支持療法です。現在ではより高い治療効果を求めて、多剤併用

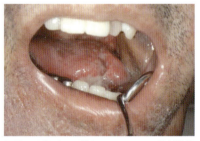

図❼　再発がんに対するCetuximab＋放射線治療中の口腔粘膜炎。難治性のびらんを形成し、口腔ケア介入が必要である

療法や放射線療法との併用で化学療法が行われています。治療効果の向上とともに、gradeの高い有害事象も頻発するようになりました。そのため、栄養管理（NST：栄養サポートチーム）、口腔ケア、制吐剤等の支持療法を行うことで治療を完遂させることが重要となってきています。とくに口腔粘膜炎の予防、改善には口腔ケアの重要性が増加しています（図❼）。

リハビリテーション

手術後はもちろんですが、放射線化学療法によっても、嚥下、発語機能は

低下します。治療後のリハビリテーションは社会復帰には重要な項目となっています。口腔ケアをはじめ、欠損に対する顎補綴や舌接触補助床（PAP）を用いることで、摂食、嚥下、発語機能を改善させることも行われています[14]。

予防、早期発見

口腔がん治療において、手術療法における技術革新、より高い制がん作用をもつ薬剤や放射線治療の開発はもちろん重要ですが、国民の口腔がん死亡率を低下させ、社会復帰を可能にするのは口腔がん予防と早期発見・早期治療です。そのために歯科医師は、発がんに関連する禁煙指導、節酒指導、カリエスや不良補綴物の治療を行うことが重要とされます。さらに、地方自治体と協力し、口腔がん検診を国民に啓蒙することも重要です[15]。

【参考文献】

1) 桐田忠昭, Zheng, Y., 他：わが国の口腔癌の疫学的検討－その推移と将来予測. 日口外誌, 43: 140-147, 1997.
2) Blot W J, McLaughlin J K, et al: Smoking and drinking in relation to oral and pharyngeal cancer. Cancer Res 48: 3282-3287, 1988.
3) Miller C S, Johnstone B M: Human papillomavirus as a risk factor for oral squamous cell carcinoma: a meta-analysis, 1982-1997. Oral Surg Oral Med Oral Pathol Oral Radiol Endod 91: 622-635, 2001.
4) 岩本 修, 楠川仁悟：特殊光観察型内視鏡システム（NBI, AFI, IRI）による口腔扁平上皮癌 stage I, II症例の観察. 口腔腫瘍, 25(3): 72-88, 2013.
5) 林 信, 山下徹郎, 他：頭頸部癌の頸部リンパ節転移診断におけるReal-time Tissue Elastographyの有用性. 頭頸部癌, 36:349-353, 2010.
6) NCCN Clinical Practice Guidelines in Oncology Head and Neck Cancers V.2. 2011, NCCN, Fort Washington (2011)
7) 長谷川正午, 小村 健, 他：口腔癌における新しい低侵襲治療　センチネルリンパ節ナビゲーション手術. 日歯医学誌, 27: 40-44, 2008.
8) Simone C B 2nd, Ly D, et al: Comparison of intensity-modulated radiotherapy, adaptive radiotherapy, proton radiotherapy, and adaptive proton radiotherapy for treatment of locally advanced head and neck cancer. Radiother Oncol 101: 376-382, 2011.
9) Mizoe JE, Hasegawa A, et al: Resukts of carbon ion radiotherapy for head and neck cancer .Radiother Oncol 103:32-37,2012.
10) Cooper, J.S., Pajak, T.F., et al: Postoperative concurrent radiotherapy and chemotherapy for high-risk squamous-cell carcinoma of the head and neck. N Engl J Med 350: 1937-1944, 2004.
11) Robbins K T, Kumar P, et al: Supradose intraarterial cisplatin and concurrent radiation therapy for the treatment of stage Ⅳ head and neck squamous cell carcinoma is feasible and efficacious in a multi-institutional setting: results of Radiation Therapy Oncology Group Trial 9615. J Clin Oncol 23: 1447-1454, 2005.
12) Vermorken JB, et al: Cisplatin, Fluorouracil, and Docetaxel in Unresectable Head and Neck cancer N ENGL J MED 357;17 October 25, 2007.
13) Vermorken JB, Mesia R, Rivera F : Platinum — based chemotherapy plus cetuximab in head and neck cancer. N Engl J Med 359 : 1116-1127, 2008.
14) 岡 享子, 石田 瞭, 他：口腔腫瘍術後の摂食・嚥下障害に対して舌接触補助床（PAP）適用した5症例. 日摂食嚥下リハ会誌, 9:76-82, 2005.
15) 小村 健, 戸塚靖則, 他：口腔癌検診のためのガイドライン作成. 日本歯科医学会誌, 25:54-62, 2006.

9 周術期口腔機能管理
①周術期口腔機能管理新設の背景

独立行政法人 国立がん研究センター 中央病院 歯科　**上野尚雄**

がんに立ち向かうためのこれからの医療には、多職種が有機的に繋がったチームアプローチが必要不可欠です。がん治療に従事する医師や看護師は、治療に伴う口腔合併症の予防・管理のために、歯科と連携することを望んできました。この声に応えるために、静岡県立静岡がんセンターをはじめ、国立がん研究センターなどのがん専門病院では、がん患者の歯科支持療法、口腔ケアを推進してきましたが、当初「がん患者への口腔ケア」という医療行為には診療報酬上の点数は反映されておらず、いわばボランティアに近い状態での診療が続いていました。口腔ケアが大事なことはわかっていても、目に見える診療報酬がないために病院運営上後回しにされ、十分な対応ができず悔しい思いをしていた地域病院の医療従事者も少なくありませんでした。

しかし、がん患者への口腔ケアを必要とする医療従事者からの声は確実に広まり、ついに行政サイドにこうした動きが反映され、2012年4月の歯科診療報酬改定で、がん患者の口腔を守るための連携が「周術期口腔機能管理」という保険診療上の項目で評価されるようになりました。本稿では、歯科医療従事者が行う「がん患者への口腔ケア」という診療行為が保険収載され、現在に至るまでの経緯を述べさせていただきます。

国立がん研究センターでの取り組み

がん患者の口腔を支えるため、がんの旗艦病院である国立がん研究センター中央病院では、県立静岡がんセンターの先駆的な取り組みをモデルケースとして、2008年から積極的にがん患者の口腔を支える歯科支持療法を開始しました。しかし、その当時の国立がん研究センターの歯科の現状は、残念ながらがん患者の支持療法を院内で十分に行えるマンパワーがない状態でした。このような院内の状況を解決するため、地域の歯科医療施設の力を借りてがん患者の口腔内をサポートする体制を国がんでも構築しようという声が病院上層部からあがり、日本でもっとも大きな歯科の職能団体である日本歯科医師会の協力のもと、地域の歯科医院と連携体制をとり、歯科治療や口腔の管理が必要ながん患者を地元の歯科医院に

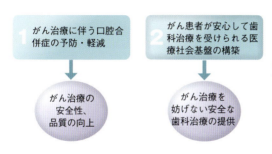

図❶ 日本歯科医師会と国立がん研究センターの協働の「がん治療を口から支える医科歯科連携ネットワーク構築事業」における2つの目的

表❶ 日本歯科医師会と国立がん研究センターによる連携講習会プログラム。3つの段階に分けて実施された

第一段階	がん手術を予定している患者を対象とした口腔ケア
第二段階	口腔粘膜炎や骨髄抑制を起こすおそれのある化学療法、造血幹細胞移植、長期にわたるビスフォスフォネート製剤の使用、頭頸部への放射線治療のがん治療予定者および治療既往歴のある患者を対象とした歯科治療・口腔ケア
第三段階	終末期、緩和医療のがん患者を対象とした歯科治療・口腔ケア

紹介して対応を行ってもらうシステムが構想されました（図❶）。

この連携事業のための運営委員会が日歯・国がんのメンバーにより構成設置され、2009年8月には国立がんセンターの院長、看護部長などの関係者が日本歯科医師会を訪問、正式に医療連携開始の要請を行い、2010年8月31日には「国立がん研究センターと日本歯科医師会とが共同してがん患者に対する歯科医療で連携体制を構築する」との事業合意の調印式が、多数のマスメディアの前で国立がん研究センター嘉山孝正理事長（当時）と日本歯科医師会 大久保満男会長（当時）によって行われました。

医科歯科連携事業の構築

地域の歯科医院とがん医科歯科連携を開始するにあたり、国立がん研究センター内での連携開始の準備と並行して、歯科医師を対象とした、がん患者の診療に必要な基本的な情報を提供する均てん化講習会を開催しました。この講習会は、連携歯科医師の質の担保を目的としており、受講者のなかから医療連携を希望する歯科医師を「がん連携歯科医院」として登録するシステムです。また、連携の対象もすべてのがん患者の連携を一気に開始するのではなく、歯科治療に際して全身的リスクの少ない患者から段階を踏んで広げていくことにしました。

連携プログラムの段階を表❶に示し

国がんと関東圏の歯科医療機関との連携モデルの構築

全国7ブロックの各地域で、1つ以上の都道府県がん拠点病院と地域歯科医療機関の連携事業開始

3 全国のがん診療連携拠点病院（375施設）と地域連携歯科医療機関の連携事業開始

図❷ 日本歯科医師会と国立がん研究センターの医科歯科連携事業の流れ。本事業は段階を踏みつつ全国へ拡大していく計画となっている

ます。段階は3つに分けられ、年度ごとにステップアップしていきました。また、講習会を受講できなかった歯科医師には、講習会を収録したDVDを聴講していただくことで、本講習会を受けたのと同等のステータスとして連携医登録を行い、知識の啓発普及に努めました。

行政への影響、連携事業のひろがり

このような形で準備が進められた日歯・国がんのがん患者の地域医科歯科連携は、2011年1月末より実際の連携が開始されました。がん手術前の患者を対象とした第一段階の連携からはじまり、2012年3月1日からは化学療法、ビスフォスフォネート製剤、頭頸部への放射線治療のがん治療予定者および治療既往歴のある患者に、2013年1月には在宅療養中、緩和医療を中心としているがん患者まで連携の対象を拡大しました。このがん医科歯科連携は現在も順調に継続されています。

この日歯・国がんの連携事業は、国の医療行政にも影響を与えました。厚生労働省は、がん患者の医科歯科連携が広く普及するようにと、がん患者の歯科管理の保険収載について、国立がん研究センターの関係者と相談を重ね、2012年の4月に行われた歯科診療報酬改定において、周術期口腔機能管理計画策定料、周術期口腔機能管理料といった形で、がん患者の歯科口腔管理に関する診療報酬が導入されました。

さらに2012年6月には「がん対策推進基本計画」の改定が行われ、そこには医科歯科連携による口腔ケアの推進、口腔ケア等のがん医療に専門的に携わる歯科医師医療従事者の育成などが明文化されており、わが国のがん治療の基本指針に初めてがん医療における歯科の役割が明確に示されました。

この医科歯科連携事業は、日本歯科

表❷　がん医科歯科連携の推進に対する医療行政の後押し

歯科口腔保健の推進に関する法律（平成23年8月公布・施行）
「口腔の健康が国民の健康で質の高い生活を営む上で重要な役割を果たす」

がん患者の医科歯科連携が歯科で保険収載（平成24年4月）
周術期口腔機能管理計画策定料、周術期口腔機能管理料など

がん対策推進基本計画（平成24年改訂）
「がん治療における医科歯科連携を推進する」ことが明記される

がん対策予算に「医科歯科連携事業」が新規追加（平成25年）
がん対策予算に医科歯科連携推進の事業が新規に計上される

がん診療拠点病院等の整備について（平成26年厚労省局長通達）
「必要に応じて院内または地域の歯科と連携し、がん患者に口腔ケアを実施することが望ましい」など、医科歯科連携推進について記載

周術期口腔機能管理が重点課題として充実化（平成26年4月）
管理料の点数増加、医科への加算の新設など

医師会と国立がん研究センターの間だけの連携にとどまらず、当初から連携のシステムを全国へ拡大させていくことを前提に企画立案されていました（図❷）。この計画に沿って、日本歯科医師会を中心にがん患者の医科歯科連携の輪をさらに全国に広げていく取り組みが進みました。

2012年には、研修会の質の向上のために厚生労働省の委託を受け、関連する医科・歯科・看護の学会の有識者が参集し、日本歯科医師会との連携講習会の内容をベースに、内容のコンセンサスを得た講習会テキスト（ナショナルテキスト）が、国立がん研究センター内にあるがん対策情報センターで作成されました。現在、日本歯科医師会はこのナショナルテキストを用いた連携講習会を全国で開催し、2015年4月の時点で、全国で1万2千人を超える歯科医師が講習会を受講し、連携医として登録されています。登録された「がん患者歯科医療連携登録歯科医」の名簿は、国立がん研究センターがん対策情報センターのホームページから閲覧することが可能になっています（http://ganjoho.jp/professional/med_info/dentist_search.html）。

2014年、がん診療拠点病院などの整備について提示された厚生労働省の局長通達では「必要に応じて院内または地域の歯科と連携し、がん患者に口腔ケアを実施することが望ましい」等、医科歯科連携の推進について記載され、同年の歯科保険診療報酬改定では、周術期口腔機能管理が重点課題としてさらに充実化されるなど、がんの医科歯科連携の推進に対して医療行政も大きく後押しをしています（表❷）。がん患者への口腔機能管理は、今後さらにがん支持療法の重要な一翼として展開していくものと思われます。

9 周術期口腔機能管理
②周術期口腔機能管理の内容

独立行政法人 国立がん研究センター 中央病院 歯科　**上野尚雄**

　平成24年から、がん患者の歯科口腔管理に関する診療報酬が保険収載された目的は、がん治療において歯科医師等によるチーム医療や医師等との連携を推進する観点から、歯科を有する病院や病院と連携した歯科医療機関における、がん患者等の周術期における歯科医師の包括的な口腔機能の管理等を診療として評価し、かつその質を担保することにあります。

　そのため、これら周術期の口腔機能の管理を行うにあたっては、一連の管理中は患者の主治医や看護師と連携し、歯科管理の実施内容や注意事項等の情報の共有に努めること、また口腔機能の管理を適切に行うため、定期的に周術期の口腔機能の管理に関する講習会や研修会等に参加し、必要な知識の習得に努めることが求められています。実際の周術期口腔機能管理計画策定料ならびに周術期口腔機能管理料の具体的な内容と、これらを算定するにあたっての一連の流れ（図❶～❸）について説明します。

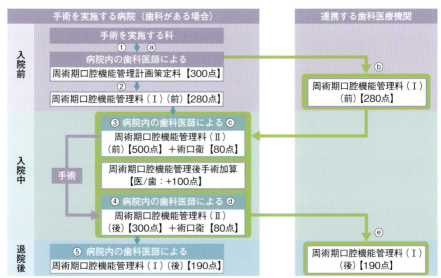

図❶　周術期における口腔機能管理連携の流れ(外科手術の場合：手術を実施する病院に歯科がある場合)。①～⑤の流れと@～@の流れなどが考えられる

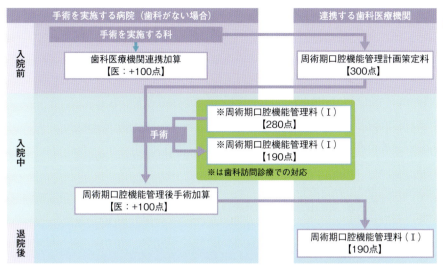

図❷　周術期における口腔機能管理連携の流れ(外科手術の場合:手術する病院に歯科がない場合)

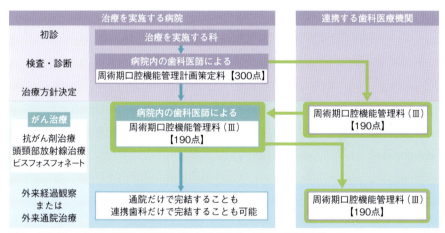

図❸　周術期における口腔機能管理連携の流れ(化学療法、頭頸部放射線療法、ビスフォスフォネート製剤による治療)。周術期口腔機能管理料(Ⅲ)は治療開始月より月1回の算定。➡と➡の流れなどが考えられる

■ がん主治医からの口腔管理の依頼

　がん患者の周術期口腔管理は、がん治療の開始前に医科の主治医が歯科へ口腔管理の依頼をするところが開始のトリガーとなっています。がん主治医からの依頼がなければ、連携は始まりません。

■ がん治療開始前の歯科チェック、歯科前処置

　がん治療の方針が決定すると、歯科

表❶　周術期口腔機能管理計画策定料

対象	がん等に係る全身麻酔による手術、放射線治療、化学療法を実施する患者
条件	手術等を実施する保険医療機関からの文書による依頼があること
	周術期の口腔機能の評価および一連の口腔機能の管理計画を策定する
	管理計画を文書（管理計画書）により提供する（同一病院内からの依頼の場合は不要）
	当該する一連の治療を通じて1回に限り算定できる

表❷　周術期口腔機能管理計画に記載する内容

①基礎疾患の状態・生活習慣
②主病の手術等の予定・実績
③口腔内の状態等（現症および手術等によって予測される変化等）
④周術期の口腔機能の管理において実施する内容
⑤主病の手術等に係る患者の日常的なセルフケアに関する指導方針
⑥その他の必要な内容
⑦保険医療機関名および当該管理の担当歯科医師名

へ口腔管理の依頼がきます。依頼を受ける歯科は、同じ病院内の歯科（あるいは歯科口腔外科）でも、院外の地域歯科診療所でも、どちらでも問題ありません。

がん治療の内容によって、口腔に関連する合併症の内容、リスクは異なります。患者がどのようながん治療を受け、その治療にはどのような口腔合併症があり、そのリスクはどの程度なのか、ということをしっかり把握しておかねばなりません。

依頼を受けた歯科医師は、がん患者の口腔内の状況を診察し、予定されるがん治療（手術、頭頸部放射線治療、化学療法）を踏まえて、治療によって引き起こされると予想される口腔内合併症や口腔内の変化を患者に説明し、対応策としての必要な歯科前処置や、日常的な口腔内セルフケアに関する指導を行います。これら一連の対応を、管理計画書として患者に文書で情報提示することにより、歯科では「周術期口腔機能管理計画策定料（300点）」を算定します（表❶❷）。

口腔管理の継続

がん治療に併わせて、歯科は包括的な口腔機能の管理を継続して行う必要があります。主病およびその治療により変化していく患者の口腔環境、口腔

表❸　周術期口腔機能管理料

（Ⅰ）①手術前 280点 ②手術後 190点		
（Ⅱ）①手術前 500点 ②手術後 300点		
（Ⅲ）190点		
対象		周術期口腔機能管理計画策定料を算定した患者 （Ⅰ）外科手術の外来患者 （Ⅱ）外科手術の入院患者　全身麻酔下で実施される頭頸部領域、呼吸器領域、消化器領域等の悪性腫瘍の手術　臓器移植手術または心臓血管外科手術等をいう （Ⅲ）化学療法、放射線治療、ビスフォスフォネート製剤による治療
条件	具体的内容	歯科医師が包括的な口腔機能の管理を行う 患者の口腔衛生状態や口腔内の状態の把握、手術にかかわる主病およびその治療に関連する口腔機能の変化に伴う日常的な指導
		管理内容に係る情報を文書により提供する。 文書は患者の状態に大きな変化がない場合でも3ヵ月に1回以上提供する ①口腔内の状態の評価 ②具体的な実施内容や指導内容 ③その他必要な内容
（Ⅰ）手術前は1回に限り、手術後は手術を行った日の属する月から起算して3ヵ月以内において、計3回に限り算定できる		
（Ⅱ）手術前は1回に限り、手術後は手術を行った日の属する月から起算して3ヵ月以内において、月2回に限り算定できる		
（Ⅲ）該当する治療等を開始した日の属する月から月1回に限り算定できる		

機能の状態を把握し、その変化に合わせて指導や処置を行います。

この一連の管理内容に係る情報を文書により提供することで、「周術期口腔機能管理料（190点～500点）」を算定します（表❸）。

周術期口腔機能管理の目的は「がん治療をなるべく安全に、苦痛を少なく最後までやり遂げることができるよう支援する」こと、「がん治療中はもちろん、治療が終わった後も、食べる・話すといった口腔の機能をできるだけ良好に保つことで、患者のQOLを維持する」ことです。「う蝕や歯周病といった口腔内のすべての感染源を治療すること」ではありません。周術期口腔機能管理は「患者を治す治療ではなく、支える治療」なのです。行うべき管理のさらに具体的な内容は他稿をご参照ください。

9 周術期口腔機能管理
③周術期口腔機能管理算定時の注意点

独立行政法人 国立がん研究センター 中央病院 歯科　**上野尚雄**

患者が安心して、安全にがん治療に臨めるよう口腔管理によって支援するためには、とくに大事なことが2つあります。

一つは、患者への適切な情報提示です。がん治療にあたり、なぜ口腔管理が必要なのか、自分のがん治療にはどのような口腔合併症が懸念され、その

図❶a　周術期口腔管理計画書の一例(表)
(県立静岡がんセンター歯科口腔外科 故・大田洋二郎先生のご厚意による)

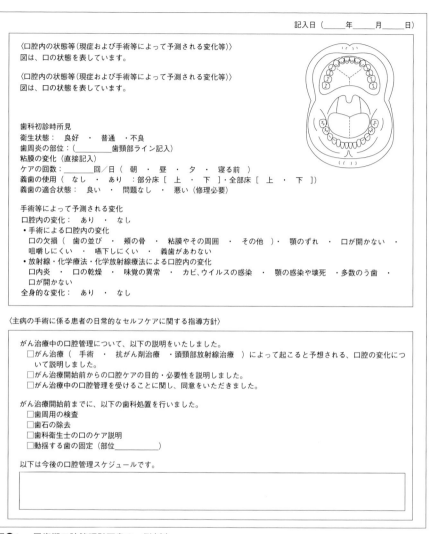

図❶b　周術期口腔管理計画書の一例(裏)
(県立静岡がんセンター歯科口腔外科 故・大田洋二郎先生のご厚意による)

対応にはどのような管理が必要かなど、有用な情報を提供し理解してもらうことで、少しでも安心して病気と戦うための武器としてもらうのです。

　もう一つは、がんの主治医と連携してあたることです。連携により患者やがん治療の適切な情報を共有することで、患者は安心して口腔管理を受けることができ、歯科も安全に適切な口腔管理を提供することができるのです。

　周術期口腔機能管理は、患者の口腔の情報や予想されるトラブルとその対

表❶　口腔管理の意義を伝える患者説明資料

全身麻酔の手術を受けられる方へ

口の中は、とても細菌の多い部位です。そのためがんの手術のような大きな手術を行うとき、口の中の細菌が様々な悪影響を及ぼすことが知られています。

手術に関連するものとして、以下のことが考えられます。

1）お口の汚れは、肺炎の原因になる可能性があります
全身麻酔の手術中は、口から喉の奥（気管の中）に人工呼吸器のチューブが入ります。口の中の衛生状態が悪いと、口の細菌を気管の奥に押し込んでしまい、肺炎の原因になる可能性があります。

2）しっかり口から食事をとることは、術後の回復を早めます。
術後なるべく早くお口からの食事を再開するには、あらかじめ口の中をよい状態に整えておくことも重要です。

3）手術の部位によっては、術後の合併症リスクを減らすことが期待できます。
口腔や咽頭、食道などの手術の場合、口腔内の細菌が傷口の感染の原因となったり、術後の肺炎などの呼吸器合併症を引き起こす原因となる可能性があります。

お口の合併症は、大事ながん治療の妨げになります。がん治療開始前にあらかじめ口腔ケア（口の中をきれいにし、細菌をできるだけ減らしておく）を行うことによって、発症を予防、あるいは軽くすることが期待できます。ぜひ入院前までにお口の中をよい状態にして、ご治療に臨んでください。

国立がんセンター中央病院　歯科口腔外科

がん化学療法を受けられる方へ

口の中は、とても細菌の多い部位です。そのため抗がん剤の治療のような大きな治療を行うとき、口の中の細菌が様々な悪影響を及ぼすことが知られています。

抗がん剤治療に伴って生じる口腔内合併症には、以下のようなものがあげられます。
- 口腔粘膜炎
- 骨髄抑制期の歯性感染
- 味覚異常
- 口腔乾燥症
- 疼痛（口内違和感、歯牙知覚過敏）
- 歯性病変（う蝕や歯肉炎）

これらお口の合併症は、それ自体がつらい症状を出すだけでなく、低栄養や脱水を引き起こして直接的・間接的にがん治療に悪影響を与えることが知られています。
がん治療中のお口の衛生状態・健康状態は、このような口腔合併症の発生率・重症度に関連することが研究により明らかになっており、とくに治療が始まる前にお口の状態を良好にしておくことが重要です。

お口の合併症は、大事ながん治療の妨げになります。ぜひがん治療開始前までにお口の中をよい状態にして、ご治療に臨んでください。

国立がんセンター中央病院　歯科口腔外科

表❷ 口腔管理の意義を伝える患者説明資料

頭頸部放射線治療を受けられる方へ

口の中は、とても細菌の多い部位です。そのため頭頸部放射線治療のような大きな治療を行うとき、口の中の細菌が様々な悪影響を及ぼすことが知られています。

頭頸部放射線治療に伴って生じる口腔内合併症には、以下のようなものがあげられます。

急性障害(治療中に起こるお口の障害)
- 放射線性口腔粘膜炎
- 放射線性口腔乾燥症
- 口腔内感染症
- 味覚異常

晩期障害(治療が終わってから起こるお口の障害)
- 放射線性骨髄炎、放射線性顎骨壊死
- 瘢痕形成、開口障害、軟組織壊死
- 放射線性う蝕

急性障害は避けられないものが多いですが、がん治療が終われば基本的に回復します。そこで治療中は口腔ケア(口の中をきれいにし、細菌をできるだけ減らしておく)によって症状を和らげ、悪化を防ぐことが重要になります。
晩期障害は起こってしまうと治療に苦労するものが多く、そのため**起こらないように予防することが重要**です。放射線治療の開始前に悪い歯を抜歯しておくなどの放射線性顎骨壊死のリスク軽減の処置が必要になります。

お口の合併症は、大事ながん治療の妨げになります。ぜひがん治療開始前までにお口の中をよい状態にして、ご治療に臨んでください。

国立がんセンター中央病院 歯科口腔外科

応を管理計画書や報告書という形で文書にして提示する必要があります。また、がん治療の内容によって口腔機能管理の内容も異なってくるため、それぞれに合った口腔管理の計画を用意する必要があります。

例として、県立静岡がんセンターで実際に使用している管理計画書(図❶ab)と、国立がん研究センターで使用している、患者に口腔管理の意義を説明する際に用いる資料(表❶❷)を掲載します。地域や病院の実情に合わせて、書式を作成いただければと思います。

9 周術期口腔機能管理
④医療連携

独立行政法人 国立がん研究センター 中央病院 歯科　**上野尚雄**

時代の進歩に伴い医療技術はめざましく発展し、それに伴う医療現場に対するニーズも多種多様化しました。患者は、治療に受け身ではなく、積極的に自分に合った医療機関を選択し、希望する医療を受けることが可能な時代となりました。

しかし一方で、患者が都市部の病院や高次医療機関に一極集中してしまう問題が浮き彫りになってきました。この患者が地域の中核病院へ集中してしまう傾向は、全国的（とくに地方の医療機関）にみられ、地域の中核病院へ患者が集中することで医療従事者への負担が大きくなり、本来病院がもっている最適な医療サービスを提供できなくなってしまうという問題や、退院後に地元に帰ったときの受け皿となる医療施設が少ないことで、患者に不利益をもたらすことが起こるようになりました。医療が進んだ現在、一つの施設ですべての医療を完結させることは不可能になってきたのです。

地域全体で地域医療を支える

各医療機関には、機能・規模によりそれぞれの特色・役割があります。地域の診療所（クリニック）などは、入院を必要としない程度の方を対象に医療を提供し、地域拠点病院や急性期病院は、生命に危険がある方を助ける三次救急医療や高度専門医療を提供します。

地域医療連携とは、それぞれの医療機関の機能を有効利用するために、病院と診療所、あるいは病院同士が有機的に繋がることで、患者に効率的で適切な医療を提供するシステムのことをいいます。

個々の医療機関がバラバラに医療サービスを提供するのではなく、地域の医療機関が連携し、それぞれの医療機関の特徴を活かし、自らの施設の実情や地域の医療状況に応じた医療を提供することで、地域全体が一つの医療システムとなって、患者を支える最適な医療サービスを提供できるのです。この地域完結型医療を実現するためには、患者の情報共有を確実に、円滑に行うことが最も肝要です。

医科歯科連携

地域連携の重要性は歯科領域でも同様です。地域の歯科医院と病院歯科や

歯科口腔外科では違う役割を担い、各々の特色をもって地域の患者の口腔を支える必要があります。

そして、歯科の連携には歯科-歯科間の連携だけでなく、「医科」との連携が重要です。

全身と口腔は別個のものではなく、全身疾患や生活習慣が原因となって口腔に悪影響を生じること、また逆に口腔内の状態が全身に影響を及ぼすことがあることが、さまざまなエビデンスとともにあきらかになりつつあります（**表❶**）。糖尿病、脳血管障害や認知症、がん治療や喫煙等、口腔に大きく影響を与える全身疾患や生活習慣病があり、また口腔の環境を良好に保つことで、全身状態にも良好な影響を与えることが明らかになった以上、口腔を通して患者の全身の健康に寄与するよう努めることは、歯科医療従事者として当然の責務といえるでしょう。

たとえば、糖尿病の患者を診察する医師の場合、「糖尿病により、歯周炎のリスクが高くなっています。歯を失うことのないよう、いまのうちに歯科を受診してください」あるいは「血糖コントロールを良好にする一助として、歯科を受診して歯周炎などの慢性炎症のコントロールをお願いします」と、歯科と連携することで、患者により高度で充実した医療を提供することができる可能性があります。また、歯科医

表❶　口腔に影響を与える全身疾患や生活習慣

糖尿病
免疫疾患
脳血管障害
認知症
栄養障害
がん治療
喫煙
不適切な食習慣　etc…

師側からも「治療への反応が悪い難治性の歯周炎があります。背景に糖尿病や免疫疾患が隠れている可能性も考えられますので、一度内科を受診してみませんか？」と、医科との連携により全身疾患のスクリーニングに貢献することもあるかもしれません。

今後、医科歯科連携はさらに重要性を増すと考えられます。そのなかで、より円滑な医科歯科連携のために、病院歯科医や歯科口腔外科医は、地域の一般歯科医院と医科との連携をサポートするコーディネーター、あるいはアドバイザーとしての役割を強く求められるようになると思われます。

がん患者の医科歯科連携

がん患者に対する歯科支持療法は、歯科医師が行う通常の歯科治療技術のほかに、特別な技術を要するものではありません。しかし、がん患者の現在の病態や現在の治療の内容、これからの治療の予定といった情報をしっかりと得ること、そして患者の情報を適切に

診療に生かせるように、がん治療における口腔合併症の対処法やがん治療中の歯科治療の留意点を理解することで、より安心してがん治療中の患者を診ることができると考えます。

前述のように、医科歯科連携の質を担保するためには、がん主治医との双方向の情報共有がもっとも大事です。がん治療を妨げない、安全な歯科処置を計画するために、医科側は患者の現在の全身状態や抗がん剤治療のスケジュール、今後の治療予定を歯科医師側にしっかり伝える必要があります。場合によっては、抗がん剤治療の休止や投薬量の変更を相談しなければなりません。歯科医師側は口腔内の情報に加え、歯科治療の緊急度や必要度、予定される歯科治療の侵襲の程度、必要な歯科治療期間（化学療法再開が可能となるまでの期間の目安）などを伝え、がん治療スケジュールに歯科治療を組み込んでもらい、医科側から供出された血液データの推移などをみて治療を行います。場合によっては侵襲のある歯科治療を行わなければならないこともあり、そのときにはさらに綿密な情報交換が必要になるでしょう。

このような医科歯科間の円滑な連携、情報共有を確実なものとするためには、医科と歯科という専門家同士の積極的な討議が必要です。国立がん研究センターでは、円滑な連携のためのシステムやツール（診療情報提供書のフォームや連携テキスト、連携歯科医院名簿など）を作成することで、連携の輪が全国に広がっていく際にも医療の質が落ちることがないよう努力を続けています。また、がん医科歯科連携介入のトリガーは医科からの依頼であるため、依頼状況は主治医の口腔に対する認識によって左右され、口腔管理を必要とするすべてのがん患者にケアを提供できずに後手に回るケースもあります。医科側、さらには患者へもがん治療における口腔管理の重要性を認識いただくための啓蒙活動や、よりレベルの高いエビデンスの構築も、これからの重要な課題と考えています。

いまや、がんは「治りさえすればよい」という時代ではなくなりました。がん治療をより安全に、より苦痛を少なく行うこと、患者のQOLを可能な限り良好に維持しつつ、そのうえで治療の効果も当然担保する治療が求められています。周術期口腔管理は、そのようながん治療に必要不可欠なものとなりつつあります。私たち地域の歯科医療従事者一人ひとりが、がん治療のチームの一員となり、がん患者の治療の開始からがんの終末期まで「口から自然な形でおいしく食べる」ことを支える、社会的使命を果たさなくてはならない時代がきたのです。

あとがき

「治らないがん患者さんを、どうして診るのですか？」

　がん治療は近年飛躍的に進歩しているものの、全がんの5年生存率はいまだ約6割という状況です。とくに進行がん・転移性固形がんにおいては治癒が期待できないため、化学療法等を行いながら、いかに生活の質（QOL）を保ちながら延命していくか、それが治療の目的となります。

　治癒の見込みのないがん患者とかかわることで、ストレスを感じる方もいると耳にしたことがあります。しかし、すべての命は有限であり、どんなに優れた医療でも変えることはできません。ゆえに、われわれすべての医療者が関与できるのは、患者が人生の最終章をどのように幕引きできるか、それだけと言っても過言ではないでしょう。

　がんは事故や血管障害と異なり、人生の最期の舞台を自ら演出する猶予を与えてくれる疾患です。その場合、根治が見込めない状況におけるがん治療は、目的ではなく手段となります。

　う蝕・歯周炎による疼痛、義歯不適合による口腔機能障害、終末期の口腔乾燥症による身の置きどころのない苦しみなど、口腔合併症に苦しんで治療を求めて医療機関をさまよう「がん歯科治療難民」として人生最期の時間を費やすことが、患者本人や家族が本当に心から望んでいることでしょうか？　患者は残された時間のなかで何がしたいのでしょうか？　何を社会や家族に残したいのでしょうか？　それを歯科医療従事者として最大限にサポートすること、すなわち「生きる力を支える生活の医療」を提供することがわれわれの務めであり、やりがいなのではないでしょうか。

　私がこの仕事に携わって10年間、最も多く受けた質問の答えを本書の「あとがき」とさせていただきました。これを機に初心に立ち返り、皆さんと共に学び、共に一人でも多くの患者さんを支えていきたいと思います。どうかよろしくお願い申し上げます。

臼渕公敏

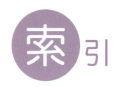

あ

- 悪性リンパ腫 ················ 124
- アセスメントの目的 ············ 147
- アセスメント表 ··············· 147
- アムルビシン ················· 151
- アルキル化剤 ················· 161
- アルブミンとRTP ·············· 60

い

- 医科歯科連携事業の構築 ········ 245
- 胃がん ······················ 75
- 腎がんに対する薬物療法 ········ 103
- 胃がんの組織型 ··············· 77
- 意識状態 ···················· 54
- 維持口腔ケア ················· 221
- 痛みの治療 ··················· 138
- 痛みの評価 ··················· 136
- 医療ソーシャルワーカーの役割 ····· 18

う

- う蝕治療 ···················· 223

え

- 易感染期の口腔管理 ············ 205
- 嚥下状態 ···················· 150

か

- 開口量 ······················ 150
- 外部照射 ···················· 24
- 下咽頭がん ··················· 131
- 化学療法 ················ 181, 241
- 化学療法におけるチーム医療の重要性 ···· 31
- 顎骨壊死 ···················· 225
- 顎骨壊死と鑑別すべき疾患 ······· 228
- 顎骨壊死に対する抗菌薬 ········· 229
- 顎骨壊死の診断基準 ············ 227
- 顎骨壊死の治療 ··············· 228
- 顎骨壊死の発生原因 ············ 228
- 顎骨壊死の臨床所見 ············ 227
- 過敏反応と
  インフュージョンリアクション ····· 42
- 肝移植 ······················ 81
- がん遺伝子 ··················· 11
- がん幹細胞 ··················· 11
- がん患者の医科歯科連携 ········ 257
- 看護師の役割 ················· 17
- 肝細胞がん ··················· 79
- 肝細胞がんの治療 ·············· 80
- 患者教育 ···················· 220
- 肝切除 ······················ 82
- がんの病期 ··················· 62
- がん抑制遺伝子 ··············· 11
- 緩和ケアの定義 ··············· 133
- 緩和と栄養 ··················· 141

き

- 義歯不適合 ··················· 233
- 義歯不適合への対応 ············ 235
- 急性白血病 ··················· 119
- 胸部食道癌に対する手術 ········ 109

け

- 形成不全 ···················· 218
- 経尿道的膀胱腫瘍切除術 ········· 98
- 経皮的動脈血酸素飽和度測定（SpO2）
  ··························· 54
- 頸部郭清 ···················· 239
- 頸部食道癌に対する手術 ········ 109
- 血圧 ························ 54
- 血管新生 ···················· 14
- 血管新生阻害薬 ··············· 227
- 血行性転移 ··················· 13
- 血小板減少症 ················· 42
- 原発巣切除 ··················· 239

こ

高悪性度リンパ腫	124
抗がん剤	28
抗がん剤治療のゴール	28
抗がん剤で生じる副作用	38
抗がん剤の臨床薬理	29
口腔衛生状態	149
口腔がん	130
口腔カンジダ症	233
口腔カンジダ症への対応	234
口腔乾燥	150, 187, 188, 232
口腔乾燥への対応	234
口腔がんの診断	237
口腔がんの治療	238
口腔がんの特徴	236
口腔がん発がんの原因	236
口腔管理の継続	250
口腔ケア	178
口腔コンディショニング	220
口腔内感染症	185
口腔内のアセスメントポイント	147
口腔内の合併症	194
口腔内評価	148
口腔粘膜炎	184, 188
口腔粘膜障害	197
口腔粘膜障害対策・粘膜保護	199
抗腫瘍性抗菌薬	163
好中球減少症	40
喉頭がん	131
口内炎	232
口内炎への対応	234
呼吸	54
呼吸器障害	44
国立がん研究センターでの取り組み	244
姑息手術	21
骨吸収阻害薬	226
骨転移	91

さ

サイコオンコロジー	50
在宅緩和医療	142
サルベージ手術	22

し

歯科メインテナンス	222
歯周治療	223
歯周病	215
支持療法	242
歯内療法	223
集学的治療	47
周術期口腔機能管理計画策定料	248
周術期口腔機能管理料	248
手術と放射線療法との併用	48
手術内容による肺炎リスク	192
手術における口腔トラブル	189
手術療法	20, 180
手術療法と薬物療法との併用	47
出血	186
術後化学療法	48
術後補助化学療法	22
術後ホルモン療法	89
術前化学療法	47
腫瘍崩壊症候群	127
腫瘍マーカー	89, 145
上咽頭がん	130
消化器症状	42
上顎洞がん	132
上皮性腫瘍	12
食道	105
食道胃接合部癌（腹部食道癌）に対する手術	110
食道癌	105
食道癌の集学的治療	111
食道癌の治療	108
食道癌の病因	106
食道癌の予後	112
腎がんに対する薬物療法	103
神経障害性疼痛	137
腎細胞がん	101
心不全	46

せ

成長障害	218
摂食・嚥下障害	233, 235

全人的苦痛とチーム医療‥‥‥‥‥ 133
全身評価‥‥‥‥‥‥‥‥‥‥‥‥ 148
全身麻酔患者の口腔管理‥‥‥‥‥ 195
全身麻酔後の周術期肺炎‥‥‥‥‥ 192
前立腺がん‥‥‥‥‥‥‥‥‥‥‥ 92
前立腺がんの治療‥‥‥‥‥‥‥‥ 93
前立腺がんの病期‥‥‥‥‥‥‥‥ 93

そ
造血幹細胞移植‥‥‥‥‥‥‥‥‥ 126
総合的栄養評価・指標‥‥‥‥‥‥ 62

た
第Ⅰ相試験‥‥‥‥‥‥‥‥‥‥‥ 35
体温‥‥‥‥‥‥‥‥‥‥‥‥‥‥ 54
第Ⅲ相試験‥‥‥‥‥‥‥‥‥‥‥ 36
代謝拮抗薬‥‥‥‥‥‥‥‥‥‥‥ 155
代謝拮抗薬の作用機序‥‥‥‥‥‥ 155
体性痛‥‥‥‥‥‥‥‥‥‥‥‥‥ 137
大腸がん‥‥‥‥‥‥‥‥‥‥‥‥ 84
第Ⅱ相試験‥‥‥‥‥‥‥‥‥‥‥ 35
第Ⅳ相試験‥‥‥‥‥‥‥‥‥‥‥ 36
唾液分泌障害‥‥‥‥‥‥‥‥‥‥ 213
タンパク代謝動態‥‥‥‥‥‥‥‥ 61

ち
チーム医療‥‥‥‥‥‥‥‥‥‥‥ 15
中悪性度リンパ腫‥‥‥‥‥‥‥‥ 124
中咽頭がん‥‥‥‥‥‥‥‥‥‥‥ 131
治療中の口腔管理・口腔ケア‥‥‥ 221
治療前の歯科治療‥‥‥‥‥‥‥‥ 220
チロシンキナーゼ活性‥‥‥‥‥‥ 121

て
低悪性度リンパ腫‥‥‥‥‥‥‥‥ 124
低侵襲手術‥‥‥‥‥‥‥‥‥‥‥ 21
低転移性乳がんの薬物療法‥‥‥‥ 90

と
頭頸部がん‥‥‥‥‥‥‥‥‥‥‥ 128
頭頸部がん周術期のトラブル‥‥‥ 190
頭頸部がんの化学放射線療法‥‥‥ 129
頭頸部放射線治療‥‥‥‥‥‥‥‥ 181

トポイソメラーゼ阻害薬‥‥‥‥‥ 151
トラスツズマブ‥‥‥‥‥‥‥‥‥ 78

な
内照射‥‥‥‥‥‥‥‥‥‥‥‥‥ 25
内臓痛‥‥‥‥‥‥‥‥‥‥‥‥‥ 137
内部照射‥‥‥‥‥‥‥‥‥‥‥‥ 25
内分泌療法薬‥‥‥‥‥‥‥‥‥‥ 169

に
日常生活動作の問診と観察‥‥‥‥ 54
乳がん‥‥‥‥‥‥‥‥‥‥‥‥‥ 88
乳房温存手術‥‥‥‥‥‥‥‥‥‥ 89

ね
粘膜の評価‥‥‥‥‥‥‥‥‥‥‥ 150

は
肺がんの遺伝子検査‥‥‥‥‥‥‥ 68
肺がんの疫学‥‥‥‥‥‥‥‥‥‥ 66
肺がんの組織型分類‥‥‥‥‥‥‥ 67
肺がんの治療‥‥‥‥‥‥‥‥‥‥ 70
肺がんの病期分類‥‥‥‥‥‥‥‥ 69
肺がんの予後‥‥‥‥‥‥‥‥‥‥ 74
バイタルサイン‥‥‥‥‥‥‥‥‥ 54
播種‥‥‥‥‥‥‥‥‥‥‥‥‥‥ 14
白金化合物‥‥‥‥‥‥‥‥‥‥‥ 153
白血病患者の歯科治療‥‥‥‥‥‥ 207
抜歯‥‥‥‥‥‥‥‥‥‥‥ 224, 235
発熱性好中球減少症‥‥‥‥‥‥‥ 201
歯の植立状態‥‥‥‥‥‥‥‥‥‥ 149
晩期障害‥‥‥‥‥‥‥‥‥‥‥‥ 46

ひ
微小管阻害薬‥‥‥‥‥‥‥‥‥‥ 159
非上皮性腫瘍‥‥‥‥‥‥‥‥‥‥ 12
ビスフォスフォネート製剤‥ 172, 226
皮膚障害‥‥‥‥‥‥‥‥‥‥‥‥ 45
非ホジキンリンパ腫‥‥‥‥‥‥‥ 126
表在リンパ節の腫脹‥‥‥‥‥‥‥ 125
標準治療‥‥‥‥‥‥‥‥‥‥‥‥ 34
ビンクリスチン‥‥‥‥‥‥‥‥‥ 159
貧血‥‥‥‥‥‥‥‥‥‥‥‥‥‥ 41

ふ

フィラデルフィア染色体・・・・・・・・・ 121
副作用・・・・・・・・・・・・・・・・・・・・・・・・ 37
副作用の評価（NCI-CTCAE v4.0）
・・・・・・・・・・・・・・・・・・・・・・・・・・・・・ 37
分子標的薬・・・・・・・・・・・・・・・・・・・ 164
分子標的薬で生じる副作用・・・・・・・ 39
分子標的薬の分類・・・・・・・・・・・・・ 164

へ

便潜血陽性・・・・・・・・・・・・・・・・・・・・ 84

ほ

包括的緩和医療・・・・・・・・・・・・・・・ 134
膀胱がん・・・・・・・・・・・・・・・・・・・・・・ 97
膀胱がんの原因・・・・・・・・・・・・・・・・ 97
膀胱全摘除術・・・・・・・・・・・・・・・・・・ 99
放射線う蝕・・・・・・・・・・・・・・・・・・・ 215
放射線顎骨壊死・・・・・・・・・・・・・・・ 216
放射線性骨髄炎および骨壊死・・・・・ 188
放射線治療・・・・・・・・・・・・・・ 23，241
放射線治療と薬物療法との併用・・・・ 48
放射線治療による合併症・・・・・・・・・ 27
放射線治療の成績・・・・・・・・・・・・・・ 26
放射線治療の特徴・・・・・・・・・・・・・・ 23
放射線粘膜炎・・・・・・・・・・・・・・・・・ 212
ホジキンリンパ腫・・・・・・・・・・・・・ 126
補綴治療・・・・・・・・・・・・・・・・・・・・・ 224

ま

慢性骨髄性白血病・・・・・・・・・・・・・ 122

み

味覚・・・・・・・・・・・・・・・・・・・・・・・・ 150
味覚異常・・・・・・・・・・ 186，188，213
味覚障害・・・・・・・・・・・・・・・・・・・・・ 203
脈拍・・・・・・・・・・・・・・・・・・・・・・・・・ 54

め

免疫生体反応薬・・・・・・・・・・・・・・・ 170

や

薬剤関連顎骨壊死・・・・・・・・・ 202，226
薬剤師の役割・・・・・・・・・・・・・・・・・・ 18
薬剤の投与順・・・・・・・・・・・・・・・・・・ 30

ゆ

有害事象・・・・・・・・・・・・・・・・・・・・・・ 37

ら

卵巣がん・・・・・・・・・・・・・・・・・・・・・ 113

り

リツキシマブ・・・・・・・・・・・・・・・・・ 121
リハビリ専門職の役割・・・・・・・・・・・ 18
リハビリテーション・・・・・・・・・・・ 242
臨床検査・・・・・・・・・・・・・・・・・・・・・ 143
臨床試験・・・・・・・・・・・・・・・・・・・・・・ 35
臨床心理士の役割・・・・・・・・・・・・・・ 18
リンパ行性転移・・・・・・・・・・・・・・・・ 14
リンパ節郭清・・・・・・・・・・・・・・・・・・ 20

A

ADLの評価指標・・・・・・・・・・・・・・・・ 55

B

BP製剤の機序・・・・・・・・・・・・・・・・ 174

E

EBMとガイドライン・・・・・・・・・・・・ 32

G

G-CSF製剤・・・・・・・・・・・・・・・・・・ 171

O

ODA・・・・・・・・・・・・・・・・・・・・・・・・ 59

P

PSA（前立腺特異抗原）・・・・・・・・・・・ 92

S

SGA・・・・・・・・・・・・・・・・・・・・・・・・ 59

編・著者略歴

臼渕 公敏（うすぶち まさとし）

1970年	北海道生まれ
1995年3月	奥羽大学歯学部卒業
1995年4月	福島県立医科大学附属病院 歯科口腔外科勤務（2002年3月まで）
2002年5月	医療法人渡部会ららら歯科医院 院長（2011年4月まで）
2011年6月	宮城県立がんセンター歯科勤務
2013年4月	宮城県立がんセンター歯科科長、現在に至る

2005年～2009年　厚生労働省　がん研究助成金19-20
「がん治療による口腔内合併症の予防法及び治療法の
確立に関する研究」浅井班研究協力者

Dd隣接医学シリーズ がんと歯科治療

発行日	2015年8月1日　第1版第1刷
編・著	臼渕公敏
発行人	湯山幸寿
発行所	株式会社デンタルダイヤモンド社 〒113-0033 東京都文京区本郷3-2-15 新興ビル 電話 = 03-6801-5810(代) http://www.dental-diamond.co.jp/ 振替口座 = 00160-3-10768
印刷所	株式会社エス・ケイ・ジェイ

©Masatoshi USUBUCHI, 2015

落丁、乱丁本はお取り替えいたします

● 本書の複製権・翻訳権・上映権・譲渡権・公衆送信権（送信可能化権を含む）は㈱デンタルダイヤモンド社が保有します。
● [JCOPY]〈㈳出版者著作権管理機構 委託出版物〉
本書の無断複写は著作権法上での例外を除き禁じられています。複写される場合は、そのつど事前に㈳出版者著作権管理機構（TEL：03-3513-6969、FAX：03-3513-6979、e-mail：info@jcopy.or.jp）の許諾を得てください。